国家社科基金
GUOJIA SHEKE JIJIN HOUQI ZIZHU XIANGMU
后期资助项目

国家社科基金后期资助项目(17FZX025)研究成果

宋明理学与中医理论嬗变

姚春鹏　姚　丹　著

山东大学出版社
SHANDONG UNIVERSITY PRESS
·济南·

图书在版编目(CIP)数据

宋明理学与中医理论嬗变/姚春鹏等著. —济南 :
山东大学出版社,2021.10（2022.6重印）
ISBN 978-7-5607-7163-2

Ⅰ. ①宋… Ⅱ. ①姚… Ⅲ. ①理学—研究—中国—宋代②理学—研究—中国—明代③中医学—理论研究 Ⅳ. ①B244.05②B248.05③R22

中国版本图书馆 CIP 数据核字(2021)第 207450 号

责任编辑　毕文霞
封面设计　王秋忆

出版发行　山东大学出版社
社　　址　山东省济南市山大南路 20 号
邮政编码　250100
发行热线　(0531)88363008
经　　销　新华书店
印　　刷　济南乾丰云印刷科技有限公司
规　　格　720 毫米×1000 毫米　1/16
　　　　　18.75 印张　341 千字
版　　次　2021 年 10 月第 1 版
印　　次　2022 年 6 月第 2 次印刷
定　　价　68.00 元

国家社科基金后期资助项目
出版说明

后期资助项目是国家社科基金设立的一类重要项目，旨在鼓励广大社科研究者潜心治学，支持基础研究多出优秀成果。它是经过严格评审，从接近完成的科研成果中遴选立项的。为扩大后期资助项目的影响，更好地推动学术发展，促进成果转化，全国哲学社会科学工作办公室按照“统一设计、统一标识、统一版式、形成系列”的总体要求，组织出版国家社科基金后期资助项目成果。

全国哲学社会科学工作办公室

序

在中华大地上，并存着两种医学，一种是以中医学为代表的中国传统医学，另一种是与现代科学技术同步发展的西医学。西医学是当代世界的主流医学，其优势自不必说；中医学的优势不只在于中药、针灸的卓越疗效，更因其深得中国传统文化之精髓，具有独特的理论体系和彰显着整体观的医学模式。因而，中医学能够历数千年而长盛不衰，几遭排挤打击仍屹立不倒，至今在防治“非典”“新冠肺炎”等重大疾病中发挥着巨大作用，并已走向世界。两种医学理应优势互补，协同发展，交相辉映，共同承担维护全国人民健康的重任。

最能体现中国传统文化的医学经典著作，当首推《素问》和《灵枢》（两书又被合称为《黄帝内经》）。两书吸纳了先秦儒道等诸家学说之长，采用精气学说和阴阳五行学说诠释复杂的生命现象，探求疾病的发生发展规律，在天人关系的大背景下，建构了医学理论体系。中国古代哲学重宏观、重整体、重联系、重变化的特性，充分展示于这一体系之中。东汉末年，张仲景撰著《伤寒杂病论》，开创了临床医学辨证论治的规范。此后，自魏晋至隋唐的近千年中，方证医学大兴，各种方书积累至厚，但医学理论的发展相对不足，是一缺憾。

至宋代，思想领域出现了程朱理学，为儒学的新动向；医疗领域，由于王冰在《素问》中补入“七篇大论”，五运六气之说兴起，经宋朝官方的大力提倡，一时竟成显学。面对不能回避的运气学说，医家都须表明自己的态度，或赞同，或质疑，成为学术论争的一个起因。寒凉学派代表人物刘完素既著《素问玄机原病式》，接纳运气学说的病机理论并加以改造，但又指出，“世传运气之书……皆歌颂钤图而已，终未备其体用，及互有得失，而惑人心志也”。易水学派创始人张元素也说：“运气不齐，古今异轨，古方新病不相能也。”（《金史》）他们在学术争鸣和理论创新中，多以理学为据，而不离于医易。金元的医派形成延至明代，薛己、孙一奎、赵献可、张介宾和李中梓等医家皆深受其影响，发挥太极阴阳命门水火之说。宋明理学影响了医学理论的走向，宋金元明的医学领域，继《内经》之后掀起了医学和哲学相结合的又一高潮。古今许多学者对这一时期医家争鸣的哲学背景皆有所关注，但尚无全面和系统的阐述。

本书作者姚春鹏，在20世纪80年代本科学习阶段就对《内经》产生了浓厚的兴趣，其后如愿以偿地成为内经专业硕士研究生，问学于我。后又跨学科专业考取北京大学中国哲学专业，师从李中华教授，攻读博士学位，为从哲学的高度研读中医经典著作打下了坚实的基础，在医学哲学领域获得了更多的发言权。其博士学位论文《黄帝内经医学哲学思想研究》及日后出版的《黄帝内经——气观念下的天人医学》《元气论：自然国学的哲学与方法论基石》《细读黄帝内经》等多部著作，皆显示出其医学和哲学两方面的学养和功力。在研究《黄帝内经》的基础上，他继续追踪中国哲学在中医发展史上的作用，博士后研究期间，以“宋明理学与中医学”为题，以期对中医学理论的历史发展与逻辑建构有充分的了解。博士后出站后，在繁忙的教务中，他不忘对此课题进行深入研究，并以“宋明理学与中医理论嬗变”之名，获批国家社科基金后期资助项目。

中医学理论的发展离不开中国文化母体，而中国哲学的影响尤为深刻。本书全面梳理了两宋理学大家周敦颐、张载、二程、邵雍、朱熹和明代心学名家陆九渊、王守仁的自然哲学思想，详尽介绍并论证了刘完素、张从正、李杲、朱丹溪、孙一奎、赵献可、张介宾等各医学流派代表人物引入宋明理学自然哲学范畴的过程和各自的成就，指出理学对中医学的影响，首先表现为引易入医，发展医易学。最早自觉地以易理全面解说医理的是刘完素，而集理学家与医学家于一身的朱丹溪，将周敦颐太极论和朱熹理学及张载气学的思想，比较系统地引入医学，创新了医学理论，为引理学入医学的第一人。宋明理学的诞生和发展，促进了宋以后中医学的发展，直接引发了中医理论一定程度的嬗变。

本书拓展了中国哲学和中医学的研究领域与深度，丰富了宋明理学在中医学进展中的画面，阐明了宋以后中医学理论嬗变的基本脉络，对中医理论与临床实践的发展均有一定的理论和实践价值。

相信本书对中医理论研究者、中医临床工作者、中医学子和关注医学哲学的读者诸君，都会有所裨益。

辽宁中医药大学　赵明山
2021年仲夏于沈阳

前 言

在我国，现代医学与传统中医学是维系人民健康的两大医学体系。总体而言，现代医学与当代科学紧密结合，具有鲜明的科技属性；传统中医学与中国传统思想文化紧密相连，似乎具有更多的文化属性。正因为中西医学各自呈现出不同的文化属性，在近代以来中西文化之争中，质疑、否定中医学的声音一直不断，中医学走过了艰难的百年历程。在近百年，中医学虽然在困境中坚持下来，在某些方面也取得了一定成就，但总体上处于弱势、守势，甚至是颓势。与西医比较，中医在规模、技术装备、接受人群等方面差距甚大。造成此种局面的原因是很复杂的，但其中文化的变迁、思想观念的变化是影响人们接受、认同中医学的重要原因。近年来，随着国学的升温，中医学也渐渐为更多的国人所认可与喜爱，民间中医热兴起，养生受到大众的追捧。这一切都为中医学的振兴发展提供了契机。特别是在此次新型冠状病毒肺炎全球大流行中，中医药更是展现了其独特的抗疫效果。

一方面，中医学受到民间乃至国家层面的重视，呈现出蓬勃发展之势，固然是好事。但另一方面，我们也需要从思想文化、哲学思维方式等方面对中医学的本质、特征作出深刻的反思，使人们能够更准确地理解中医学，为中医学发展提供更现实可能的路径。与西医学相比，中医学具有更鲜明的文化属性。中医学自形成理论体系的《黄帝内经》以来，就与古代哲学自然观水乳交融，《黄帝内经》中就浸透着老庄道家、儒家易学的深厚底蕴，散发着诸子百家的丰富信息。及至中国古代哲学高度发展的宋元明时代，中医学更是为当时的社会精英所眷顾，宋代多位帝王重视医学，宋徽宗甚至亲撰《圣济经》，敕令群臣编撰《圣济总录》，以惠济苍生。宋以后的中医形成了普通医家之外的儒医、道医两大文化医派，对中医学理论的发展极具促进作用。自药王孙思邈倡“不知易不足以为太医”以来，历代著名医家都非常重视儒道之学对中医学的辅助作用。刘完素云：“易教体乎五行八卦，儒教存乎三纲五常，医教要乎五运六气。其门三，其道一。”（《素问玄机原病式》）朱丹溪认为，《素问》载道之书也，非吾儒不能读。李时珍的《本草纲目》被看作“性理之精微，格物之通典”。可以说，自古以来，中医学就与儒学、道学、易学密不可分，接受其濡养，著名医家同时也多是造诣颇深的哲学家。由此而不断推动中医学向前发展。

本书尝试从宋明理学与中医学关系亦即哲学与医学关系的角度来理解中医学及其理论的发展变化。刘完素、张从正、李杲把易学思维引入中医学，以易理解医理，开理学与医学结合之先河。这是宋明理学影响中医学的第一阶段。朱丹溪是朱熹四传弟子许谦之徒，集理学家与医学家于一身，是宋明理学与中医学关系史上的关键人物。朱丹溪把周敦颐太极论和朱熹理学以及张载气学的思想比较全面、系统地引入医学，创新了医学理论，成为引理学入医学的第一人。进入明代，理学与医学的互动向着更深入、实质的方向发展，出现了很多理学与医学兼通的儒家和医家。其中，在理论方面做出创造性贡献的是孙一奎、赵献可和张介宾。他们把理学自然哲学的核心概念——太极，引入中医学而发展出太极命门理论。到张介宾提出“太极三说”，标志着理学与中医学互动的逻辑终结。

中医学理论的发展受制于中国文化，特别是中国哲学对其产生深刻影响。宋明理学的诞生和发展促进了后期中医学的发展，直接引发了后期中医理论某种程度的嬗变。理学的主要观念和观点，如太极论、格物致知论、理（德）欲论、先天后天论都为中医学所吸收，成为后期中医理论体系中重要的甚至是核心的内容，如受启于太极论而创造的命门太极论。同时，明清医家对无形的三焦及相火的重视与其倡导命门太极说有密切联系。理学的太极观念引入中医学是由朱丹溪开始到张景岳而完成的一个辩证发展过程。其标志性的成果在于张景岳“太极三说”的提出。这也是宋明理学与中医学理论有机融合的完成和标志。此后，中医学与理学的结合都是在此基础上的深化和发展。

黄海不孤儒　姚春鹏

辛丑五月于曲阜师范大学日照校区静远斋

目　录

绪　论

理学是盛行于我国古代社会后期，主要是宋明时期的哲学思潮。其讨论的主要问题仍然是传统的天人问题，但由于理学是在批判融汇儒释道三教的基础上形成的，虽然仍然以儒学倡导的人伦道德为指归，但克服了传统儒学疏于形上学建构的缺陷，其理论体系之精深博大，思辨色彩之细密浓厚，已非传统儒学可匹敌。宋明儒学善于对天人之道、性命之源的哲学思考亦即对世界本原的思考，由此成立了一种自然哲学。

医学由于其关系到人类生命的特殊性，在自然科学的诸门类中是发生较早的一门学科。作为医学研究对象的人体生命又是异常复杂的，需要各个学科的综合知识，而古时人类科学门类还比较少，特别是自然科学的许多学科还未发生，或尚处于早期阶段，不能给医学以强有力的支持。由此，我们就发现一种普遍的现象，在历史上，不同民族、不同地域的医学总是受到其时其地哲学的深刻影响，具有特色鲜明的民族、地域特色及自然哲学的特征。中外科技史、医学史的研究表明这是一个普遍规律，作为有着悠久历史的中医学也不例外。

在中医学的发展史上，自然哲学全面向医学渗透并产生深刻影响有两次。第一次出现在诸子百家之学发生之后的秦汉时代，其结果是中医学摆脱了上古巫术鬼神世界观的影响，建立了以气论为指导的天人合一的医学理论体系。其具体表现就是出现了《黄帝内经》（简称《内经》）这一集大成之作。第二次出现在宋明理学发生之后的宋金元明时期。这次渗透使得中医学理论在《黄帝内经》的基础上，更加细密深刻，形成了发轫于金元医学争鸣的医学理论与实践蓬勃发展的壮观局面，出现了中医学发展史上的又一座高峰。

本书的主旨是探讨宋明理学与中医学的关系。从客观的实际情况说，宋明理学与中医学之间存在着相互作用的复杂关系，而不是单一的宋明理学影响中医学或中医学影响宋明理学的情况。本书所要着力解决的问题是宋明理学对中医学产生的各种影响，至于中医学对宋明理学的影响问题则不在讨论之列。

恩格斯说过："自然科学家尽管可以采取他们所愿意采取的态度，他们还得受哲学的支配。问题只在于：他们是愿意受某种蹩脚的时髦哲学的支配，还是愿意受某种建立在通晓思维历史及其成就的基础上的理论思维形式的支配。"① 可见任何自然科学都离不开一定的哲学思维的指导，都要受制于一定的哲学理念。可以说，一定的哲学思维决定的理论框架是任何科学得以成立的先决条件和最本质的深层结构。古代中西医学的发展，证明了恩格斯这一论断的科学性。

从中医学来说，中国古代哲学成为其理论体系的基础，古代哲学的基本观念成为中医学建立理论体系的基本元件。从一定意义上说，中医学理论就是一种自然哲学，如同科学心理学产生前的心理学称为哲学心理学，中医学也可以称为哲学医学。中医学理论的发展高峰与中国古代哲学发展的两次高峰相呼应。第一次是随着先秦诸子学的勃兴，建立了以《黄帝内经》为代表的中医学理论体系；第二次是随着宋明理学的兴起，中医学理论在《黄帝内经》理论的基础上嬗变与发展。因此，从哲学与中医学的关系角度探讨中医学理论的发展，对于我们正确认识中医学的本质，进而发展中医学有着特别重要的意义。

在这里，我们再讨论一下哲学与科学关系的老话题。从一般意义上的哲学与科学的关系来探讨哲学与医学的关系，从现代的意义上说，主要是思维方式和方法论的影响；而从西方古代的意义上说，则是考察自然哲学如何渗透和影响医学理论的建构；在中国古代的意义上，则是考察"道"是如何决定和影响"术"的形成和运作的。但是宋明理学与后期中医学的关系所涉及的方面则远较上述复杂。

按照一般的理解，科学是关于不同领域，特别是不同自然领域的事物及其运动规律的理论知识体系；而哲学则是对包括自然科学在内一切人类知识领域的理论成果进一步的概括和总结。具体科学为哲学的概括总结提供了不同学科的材料，而哲学则对具体科学的发展具有指导作用。这就是恩格斯说的"自然科学家……得受哲学的支配"。

从古希腊时期开始，哲学就被视为总体性的科学，哲学被理解为"爱智慧"。从哲学这个中文译名可以看出，哲学与其他学科是很不同的。其他学科都能从学科命名上看出其研究的领域，而哲学则看不出，或者说没有具体的研究领域。哲学的"哲"，是聪明、智慧之义。哲学这个"名"

① 恩格斯：《自然辩证法》，北京，人民出版社，2018，第69页。

揭示的是学习哲学所收获的结果——智慧。哲学没有自己独特的研究领域，或者说是以所有领域（整个世界）为自己的研究对象。这样，哲学既不是某一种具体科学，又与所有具体科学有关系，具体科学中都渗透着哲学。

在西方古代，哲学与科学还没有分化而是混融在一起的，统称为“哲学”。在没有产生现代的实验科学之前，关于自然的知识主要是以哲学思辨的方式形成的，被称为“自然哲学”。如古希腊医学的理论基础就来源于自然哲学。恩培多克勒（Empedocles）不仅是一位自然哲学家，而且是一名著名的医生，是西西里医学派的创始人。

在哲学上，恩培多克勒提出组成万物的四个根（元素）是土、火、水、气。他认为，人体和一切生物一样，也由土、火、水、气这四根组成。人体的健康就是四元素的和谐，而疾病则是四元素的混乱或不和谐所致。恩培多克勒的观点为当时多数的医家和哲学家所接受，影响极大，并成为其后持续两千多年的希波克拉底（Ἱπποκράτης）的液体病理学的基础。

希波克拉底认为生命有机体决定于四体液：血液、黏液、黄胆液和黑胆液。这四种体液的比例、能量和体积配合得当，并且完善地混合在一起时，人就有完全的健康；当体液比例不当，某一体液过多或缺乏时，人就会生病。可见，四体液就是四元素在生物学上的引申和发展。

以科学实验为基础的现代科学产生后，传统意义上的与自然科学相当的自然哲学就没有意义了。不过，自然哲学并没有完全消失，而是演变为当今的科学哲学，即对科学本身的哲学思考。甚至不同的自然科学门类都有自己的部门哲学，如物理哲学、化学哲学等。

在现代，哲学和科学分属两个不同的领域。科学是以实验、实证的方法研究自然和社会的规律，而哲学是以思辨的方法研究自然、社会、人生乃至思维的一般规律。哲学的成果对科学具有指导或借鉴意义，科学的成果可以为哲学思考提供更广阔的领域和材料。

中国古代思想文化中哲学与科学的关系和西方古代或现代的哲学与科学的关系有同也有异。哲学和科学这两个概念是源自西方文化的，并不是中国传统思想文化中固有的概念。严格的原本意义上的哲学和科学在中国传统思想文化中是不存在的。作为智慧之学，“哲学”在中国古代是存在的，孔子就曾经自称“哲人”。但是西方形态和方法的哲学，在中国古代是没有的。西方哲学是以思辨和逻辑推理为根本方法的。中国古代思想文化不能说没有思辨的和逻辑的东西，但与西方意义上的思辨和逻辑差距还是相当大的。这就是自黑格尔（G. W. F. Hegel）到德里达（Jacques Derrida）都不承认中国存在哲学的原因。

如果从哲学是关于宇宙、人生的根本知识的角度说，中国古代当然是存在哲学的。从科学的字面意思——分科之学来说，中国古代当然有科学。当然从这个意义上说有科学意义不大，因为任何人类社会中都不可能没有一定的分科知识。现代科学是以实验和形式逻辑为基础的思维方法和科学方法。也就是说，科学总是用实验的方法获得感性资料，以理性能力形成对事物本质和规律的认识，并运用形式逻辑的思维方法构造出严密的科学理论体系。这个意义上的科学，中国古代是没有的。这就是20世纪中国学术界普遍承认的中国没有科学的原因。如果换一个角度，从科学的功用说，现代科学是以认识自然规律以改造自然，获得人类发展的物质条件为主要目的。这种意义上的科学，中国古代是存在的，如中国古代的天文、地理、物候、历法、农学、医学等。

与哲学和科学相当的中国古代的概念是“道”与“术”。“道”与“术”的关系是“道”决定“术”，“术”表现“道”。“道”是“术”的灵魂，“术”是“道”的载体。道术一体不可分离。孔子说过：“志于道，据于德，依于仁，游于艺。”（《论语·述而》）这里的“艺”就是“术”。在古代，“艺术”是一个比现在含义广泛的概念，泛指一切技艺、技术；而现在的艺术则仅指文学、文艺，并不包括科学技术。

中国古代的“道”与“术”的关系与西方古代的哲学与科学的关系有相似处，也有不同点。相似处在于西方古代科学是以哲学为世界观基础的，甚至有些基本理论就是哲学理论的推演；而中国古代的“道”即哲学世界观、自然观，也是古代科学即“术”的基础，“道”就体现在“术”中。不同点在于，虽然在西方古代哲学与科学不分，科学也被包含在哲学这个总名之中，但相对还是有着明确的学科分界。如亚里士多德（Aristotle）哲学中的第一哲学，相当于现在狭义的哲学；其中的物理学，相当于现在的关于自然的各门具体科学；而灵魂学，相当于心理学等。这是因为西方自古以来就有一个追求系统的纯粹知识的传统，而中国古代并没有专门的“道”学。

关于“道”即所谓世界观、人生观、价值观一类的“哲学”内容是包含在具体的各种道术之中的。按照现代的观点，人们往往把儒、释、道看成是哲学。严格说来，这种看法并不准确，儒、释、道本身并不是哲学，他们也没有把自己叫作哲学。当然，这还只是名谓的问题，关键是儒、释、道并不是像西方哲学那样纯粹的、专门的系统理论知识，而是有着强烈的实践指向。这一点倒类似于“科学”。所以，儒、释、道也自称“术”。我们现在之所以把儒、释、道看成是中国古代哲学的主体，是因为古代哲学主要包含在儒、释、道中。其实，在儒、释、道之外，其他的传统学术如天文、兵学、医学、农学等学科中也包含着丰富的哲学思想。

自近代西方科学从哲学中不断分化出来之后，科学与哲学的关系就变得更加疏远和间接了。各门具体科学都有自己独特的元概念，而不再依赖于哲学概念了。哲学则主要作为思维方式和方法论给科学以指引。中国古代的哲学（道）与科学（术）的关系则较西方哲学和科学的关系密切得多，甚至是难以割裂的。这与中国古代哲学（道）的特点有关。

我们说，西方哲学是纯粹的思辨哲学，而中国哲学则不纯粹是思辨的，而且是以实践为基础的。我们以中西方古代占统治地位的“原子论”和“元气论”哲学为例来说明。

“原子论”哲学是在对古希腊自泰勒斯（Thales）以来以“水”“气”“四元素”“理念”“实体”等各种哲学的逻辑辩难中最终形成的。“原子论”哲学家为了能够解释世界万物的形成和运动，而且不产生逻辑矛盾而设定了将“虚空”（不存在）和“原子”（绝对的存在）作为最后的本原。所谓“原子”是不能再分割的最后的绝对充实，“虚空”则是空无一物的纯粹空间。“虚空”虽然不存在，但它是“存在”（原子）活动，形成世界万物的场所。“原子”在“虚空”中运动，由于相互碰撞而形成有形的世界万物。显然，“原子”也好，“虚空”也好，其都是不能直接感知的，是理性思辨的结果，但这种理论可以对宏观世界作出让人接受的理论解释。而“元气论”（或称为“气论”）的形成则与此完全不同。

现在学术界普遍承认“元气论”是中国古代独特的自然观。“元气论”自然观决定了中国古代思想文化及科学技术的独特风貌。毫无疑问，“元气论”自然观一定是由多种因素交互作用而产生的，但其中最重要甚至可以说具有决定性作用的是中国古代先哲气功修炼过程中出现的特异生命体验。正如刘长林教授指出的，“气”不是思辨的概念，而是心灵发现的实际存在。“无形真灵之气就是以主客相融的方式，通过‘心灵’对世界的发现。关于‘气’生化天地万物的理论，自当包含着想象的成分，但真灵之气绝不是思辨和想象的产物，也不是一种抽象，而是宇宙之中独立的实实在在的存在。”① 中国哲学史家多把“元气论”哲学看成是与古希腊哲学中的朴素唯物论相似的一种古代唯物论哲学。如张岱年先生有“元气

① 刘长林：《中国象科学观——易、道与兵、医》，北京，社会科学文献出版社，2008，第661页。

论”导源于物质三态之气态的著名观点。这种观点实质上是把中国古代的“元气论”哲学的“元气”或“气”看成是与古希腊哲学的“原子”一样的思辨产物。

张岱年先生说：“在中国哲学中，类似西洋所谓原子论的，是惠施的‘小一’说。……惠子的思想，可谓一种原子论。惜文献不足，惠子学说的详细内容如何，不可得知。就今所知，在中国哲学中，注重物质，以物的范畴解说一切之本根论，乃是气论。中国哲学中所谓气，可以说是最细微最流动的物质，以气解说宇宙，即以最细微最流动的物质为一切之根本。西洋哲学之原子论，谓一切气皆由微小固体而成；中国哲学之气论，则谓一切固体皆是气之凝结。亦可谓一种对照。”在［附注］中张岱年先生说：“管子书中有精气之说。……精气说也可以说是原子论的一种形态。”[①] 可见，张岱年先生把气论看成是中国的原子论。但仔细研究，恐怕不能这样简单类比。

原子论的原子在化学的原子发现之前是哲学思辨的产物。古希腊哲学家发现宏观世界中的物体是可以分割的，而分割之后的部分仍然可以分割。但古希腊人认为这种分割不能是无限的，总会有分割到最后不能再分割的时候。这种最后的不能再分割的最小存在就是“原子”。所谓“原子”就是构成事物的最本原的“分子”。这种“原子”一定是绝对充实的，否则就是可以继续分割的，就不是最后的绝对充实。“原子”以各种方式组合而构成我们生活于其中的宏观世界。

可见，“原子”是经过思辨分析而形成的概念，是可以理解的，但不能直接感知。所以，“原子”只是解释世界的哲学学说，在化学原子发现之前并没有对人类的现实生活产生实际的影响。以原子为基本概念的化学虽然对人类的现实生活产生了重大影响，但严格说来，化学的原子并非是哲学上所谓的原子，不过是借用了古老的原子之名而已，二者并非一回事。相反，中国古代的“元气”则不仅是哲学，而且是各门古代科学的基本范畴，对人们的实际生活产生过极其深远的影响。也就是说，“元气”不仅是用来解释世界的原理，而且是现实的存在。

所以，从现代学术视野看，“气”兼具哲学和科学概念两种属性。说“气”是哲学范畴是由于“气”是解释天地万物生成、发展、消亡的最终根据，具有绝对的普适性；说“气”是科学范畴是由于中国古代大部分的科学技术都是以“元气”作为基本概念建立起来的，“气”概念具有可操

---

① 张岱年：《中国哲学大纲》，北京，中国社会科学出版社，1982，第39页。

作性。如中医学认为疾病发生的根本原因在于阴阳二气的失调，治疗就是调整失调的阴阳二气。“气”之所以能成为具有可操作性的科学概念，在于“气”的实存性而非思辨性。从现代西方哲学实证主义的观点看，只有可以用经验实证的概念才是科学的概念；相反，不能用经验实证的概念则是形而上学的概念，也就是一般所谓的哲学概念。这样，就把哲学和科学作出了明确的划分，即科学是可以实证的而哲学是不能实证的。科学概念所指称的研究对象是实在的，哲学概念是哲学家总结人类各种知识的高度抽象概括的产物。哲学概念可以用来解释世界，但哲学概念是思辨的产物而不是科学发现的结果。

中国古代哲学和科学与现代西方哲学和科学的区别在于：中国古代科学概念一定具有实在性或可操作性；中国古代哲学概念则并非是或者并非完全是思辨性的，而是和科学概念一样具有实在性。这样说似乎是矛盾的，既然西方哲学的概念是思辨性的，中国哲学的概念何以不是思辨性的？

这是因为东西方哲学发生的原因不同。本来中国古代并没有哲学这门学问，现代学者比照西方学术体系，把中国传统思想文化中关于宇宙、人生等总体性的知识称为哲学。其着眼点在于这些知识的普适性方面，这一点与西方哲学解释的普适性是一致的。但西方哲学的基本概念是逻辑思辨的产物，而中国哲学的基本概念如“元气”并不是思辨而是体验的产物。因此，中国哲学的“元气”就兼具科学和哲学概念的两重性。从其普适性说，属于哲学概念；从其体验性以及可以成为具体科学的操作概念说，属于科学概念。

现在，很多中医学者把“气”看成是纯粹的哲学概念，根据现代哲学与科学分离的原则，而主张将“气”从中医学中剔除。这是不懂得气观念兼具哲学与科学的两重性，简单以西方学术的标准裁剪中国古代学术的错误行为。这里需要说明的是，“元气”概念的实证性与现代科学概念的实证性不同。现代科学概念是外向实践的产物①，因此，其实证一般是通过科学实验来进行；而“元气”概念是内向实践的产物，因此，其实证要通过气功修炼在人体内进行。

由上述可见，中国古代哲学与科学的关系远较现代哲学与科学的关系更为复杂。因此，对中国古代哲学与科学中的宋明理学与中医学的关系的

---

① 外向实践：作者认为人类实践可以分为内证实践和外证实践，或曰内向实践和外向实践两种。所谓外向实践，即我们理解的一般意义上的实践，这种实践是指向外部世界的；而内证实践则是包括古代内功修炼及宗教内修等在内的内在实践，是指向主体内部的。

探讨是令人神往和富有趣味的。宋明理学虽然是在继承儒、释、道基础上创新的一种新哲学，但中国古代自然哲学范畴的既具有哲学属性又具有科学属性的特点并没有改变，宋明理学的新范畴或者说对传统范畴的新理解中所蕴含的科学属性很快为中医学所吸收，成为创新中医学理论的重要理论资源。这是宋明理学影响或渗透中医学最重要的方面。此外，在质疑与创新精神、科学研究方法、伦理道德修养等方面，宋明理学都对中医学产生了重要影响，使得后期中医学无论在理论还是实践层面都呈现出不同于以往的蓬勃发展局面。这样一个壮丽的历史画卷，在本书接下来的篇章中，将比较全面地展现在读者面前。

第一章　理学与后期中医学关系简论

中国学术文化，特别是哲学思维在经过上古几千年积累酝酿的基础上，发展至春秋战国之际终于演化成以“百家争鸣”为形式的学术发展高峰。“百家争鸣”虽然在表现形式上是伦理政治的向度，但其背后实际上是隐藏着一个思维方式和哲学理念的重大转变。因此，这场运动不仅对社会政治产生了深远影响，而且对包括医学在内的古代科技的发展也有着巨大的推进作用。嗣后，中国学术经过由汉至唐近千年的发展，中历儒、佛、道三教的冲突融合，终于形成了融摄三教的新的学术形态——理学。如同第一次学术高峰缔造了古典形态的中医学，第二次学术高峰在一定程度上决定了后期中医学的理论形态与实践发展，使宋元以来的医学发展呈现出有别于之前的新面貌。

一、理学的形成、名称与目的

理学的形成。在汉末经学儒学衰落后，学术文化领域成为玄学、佛学、道教哲学的舞台，各领风骚数百年。但如同政治上，中国自秦汉之后就形成了统一的帝国，虽然中间有短暂的分裂，但一统已成为不能改变的事实一样；在思想文化观念上，儒学也已成为中国人的基本价值认同。经过长期的冲突融合，儒学终于在融摄三教的基础上再次复兴，并成为中国古代社会后期占统治地位的意识形态，这就是宋明理学。

儒学是在继承三代以来道德实践与社会管理实践经验的基础上，由以孔子为代表的鲁国士人创立的以道德实践为内在目的，以治国平天下为外在目标，以道德、政治为主，包容丰富思想内涵和实践操作技能的学术体系。“儒”这个字本来的意思是助人相礼的职业。周公制礼作乐，我国自西周以来即以礼乐治国。礼作为以祭祀为主的各种仪式活动，其内容程序是非常复杂的，因此要有专门的人员来辅助。这种人就称为“儒”，孔子就是以此为业的“儒”。

我们现在把孔子说成是思想家、哲学家，其实孔子在办学授徒时，并没有打出什么“哲学”“思想”的旗号，而是以“六艺”为名的。“六艺”即礼、乐、射、御、书、数六种实用技术。如果打出“哲学”“思想”这种空洞的旗号，恐怕是无人问津的。但孔子办学也不只是纯粹教授一些实用技术而已。孔子是有理想追求的人，把他的人生理想、社会理想贯穿在其教学和思考之中，最终创立了自己的思想学术体系，人们就以其曾经的职业而称之为“儒”或“儒学”。

孔子之后，孟子、荀子继之而起，积极阐扬、传播儒学。不过，由于儒学以道德修养为治国的根本手段，在战国时代并不能对争雄的列国产生富国强兵的直接效果，而不为各国所采纳。法家的“耕战”之策显示了威力，帮助秦国在列国中脱颖而出统一了六国。但法家的严刑重罚并不符合人性，结果秦国虽然横扫寰宇，平定天下，却二世而亡。

汉朝建立后，随着国力的发展，到汉武帝时代，经过董仲舒发展改造的新儒学终于登上了中国古代政治的舞台。以儒学为主治国，成就了两汉的繁荣，也奠定了儒学在中国两千多年中历史作用的基调。

随着汉帝国的灭亡，儒学也走入了低潮。魏晋南北朝时期，在先前具有重要影响的道家学派又以玄学的面目重新出现在世人面前。随着佛教的内传，形成了佛、玄（道）互动的学术局面。到了唐代，由于帝王的倡导，佛、道大盛，特别是随着佛教中国化，佛学达到了发展的最高峰。而这时则是儒门淡泊，仅有坚决反佛、倡导儒家道统的韩愈及其弟子李翱出现在历史的舞台上。不过，儒学并没有消亡，正在为其复兴积蓄着力量。到赵宋王朝建立，儒学在沉寂了几百年之后，在与道、佛的互动中，终于以理学的新面目重新在中国思想文化和政治生活中崛起，并主导了中国古代社会后期的发展。

理学能够在宋代兴起与当时的历史条件有关。宋代在我国历史上虽然不如汉唐强盛，北方一直有少数民族政权的对峙与压迫，也就是说宋代的“武功”不强，但在“文治”方面却胜过很多朝代。宋代从太祖开始就重视文教，而继承太祖之位的太宗在“武功”方面失败，则全身心地投入文教之中。由于帝王的重视、倡导，宋代的文化事业发展迅速。此外，理学也是为解决当时的社会问题而产生的。宋王朝的建立，结束了自唐末、五代以来长期割据分裂、连年混战的局面。长期的社会分裂和战乱，造成了伦理和道德的败坏。为了扭转这种局面，收拾人心，理学应运而生。

理学之名。宋明理学也称宋明道学。从发生学的角度看，道学出现得早而理学出现得晚。道学之名北宋即已出现，主要指称周、程、张、朱一派的学问。陆九渊的心学、二苏（苏轼、苏辙）的蜀学、陈亮和叶适的事功学等是不在道学之内的。理学之名是明代出现的，成为专指宋代以来形成的学术体系的概念，包括周、程、张、朱的道学，也包括陆九渊等人的心学。陈来先生说："'宋明理学'是指宋明时期占主导地位的儒家思想形态；宋明理学的体系中主要有两大派，一派为'理学'，一派为'心学'。因此所谓理学有广、狭两种意义，广义的理学是宋明占主导地位的儒家思想体系的统称，如'宋明理学'的用法；狭义的理学则专指与陆王'心学'相对的程朱派'理学'。"① 现代中国哲学史研究者在"理学""心学"基础上又分出"气学""数学""性学"等具体的学派，本书探讨宋明以来儒家哲学与中医学的关系，取广义的用法，宋明理学指宋明以来占主导地位的儒家思想体系。

理学之目的。理学的勃兴与发展，从思想史的角度说是儒、释、道三教相互争鸣、激荡，以儒为主综合释、道的结果。其具体发生过程则是为了扭转唐末五代以来的人伦道德败坏，恢复儒家道德理想的一场运动。理学要实现这一目标的进路如何呢？

从朱熹和吕祖谦合编的《近思录》一书，可窥其端倪。此书章次的编定、材料的取舍，都体现了其为学进路。此书共编十四卷：①道体；②为学大要；③格物穷理；④存养；⑤改过迁善，克己复礼；⑥齐家之道；⑦出处进退辞受之义；⑧治国、平天下之道；⑨制度；⑩君子处事之方；⑪教学之道；⑫改过及人心疵病；⑬异端之害；⑭圣贤气象。②

朱熹在《书近思录后》中说："盖凡学者所以求端用力，处己治人之要，与夫辨异端、观圣贤之大略，皆粗见其梗概。"（《朱文公文集》卷八十一）据此，宋明理学的性质和内容可概括如下：第一，以探讨"道体"为核心；第二，以"格物穷理"为精髓；第三，以"存天理，灭人欲"为存养功夫；第四，以修身、齐家、治国、平天下为己任；第五，以"成圣"为终极目的，辟佛老，辨异端。

姜广辉先生从哲学角度把宋明理学的内容分为四个方面：①形上学；②自然哲学；③心性论及伦理学；④以正心诚意为根本的教育与政治方案。③ 与后期中医学发展密切相关的是形上学、自然哲学和伦理学中的部分内容。从《近思录》编列的十四个方面的内容看，与中医学相关的主要

① 陈来：《宋元明哲学史教程》，北京，生活·读书·新知三联书店，2010，第22页。

② 朱熹：《朱子语类（七）》，北京，中华书局，1986，第2629页。

③ 姜广辉：《理学与中国文化》，上海，上海人民出版社，1994，第3～4页。

是道体、格物穷理和“存天理，灭人欲”的存养功夫。

形上学是关于世界本原问题的讨论，主要有理气、性气、道器等范畴。这是张载以及程朱等人讨论的比较多的话题，而陆王以心为其哲学的最高范畴，所以把形上学与心性论合并来讲。自然哲学是对自然界现象所作的解释与假说。这部分内容可以反映理学家的科学素养，张载、朱熹等少数理学家对此问题较重视。

形上学与自然哲学和世界观、自然观关系密切，而中医学是以一定的世界观、自然观为基础的，因此，这部分内容与中医学关系最密切。格物穷理是为学的方法，医学要解决疾病治疗问题必须研究疾病的发生机理，因此，格物穷理的为学方法对中医学的意义不言而喻。人的养生与疾病的发生和治疗与道德修养有一定关系，所以，理学心性论及伦理学对中医学也有重要影响。

理学作为儒学复兴运动并非一朝一夕之事，而是多少代人经过几百年的努力才完成的事业。韩愈为了对抗佛教势力的日渐强大，最早提出了儒家的道统说，力主排佛、抑佛。其弟子李翱的“复性”说成为理学的思想先驱。以“北宋三先生”（胡瑗、孙复、石介）为起始，在众多学人的努力之下，北宋学术理论界终于升起了周（敦颐）、邵（雍）、张（载）、程（程颢、程颐）五颗耀眼的明星，即所谓“北宋五子”。

“北宋五子”各有建树，周敦颐以其词约意丰的《太极图说》为理学的发展定下了基本方向；邵雍在理论上倡导先天“象数”学，为“数”学的代表；张载持“虚空即气”的“气本”论；二程以“天理”为最高范畴。彼此之间展开了友好的学术争鸣。虽然各家之间的学术理论不同，但其最终目的却是一致的，即都是为如何培养合乎社会的道德要求与政治需要的人而作的理论思考与操作设计。就是说其指向都是伦理与政治的，也就是传统的“内圣外王”之道。用理学家的话说就是学做人、做圣人。

关于宋明理学的内涵、形成以及目的，我们已经作了概要的论述，读者对宋明理学应该有所了解了，这里再对“后期中医学”的概念作一简单的交代。中医学有着悠久的历史，有的学者已经把中医学的历史追溯到甲骨时代。李良松对甲骨文中的医学基础知识、甲骨医学与历史背景、甲骨文中的诊疗方法及甲骨文中的临床各科知识作过系统论述。[①] 而一般的医学史则把周秦作为中医学的开端，把医学史分为上古、中古和近世三个时期。陈邦贤的中国医学史把从医药起源到周秦时期称为上古医学，汉代至

① 参见李良松：《甲骨文化与中医学》，福州，福建科学技术出版社，1994。

金元称为中古医学，明清为近世医学，明清之后为现代医学。① 这种划分基本是依据历史年代而来的，没有反映出中医学自身衍变的特点，而且其“现代医学”部分已经不完全是中医学自身的历史了。本书从中医理论的衍变着眼，把中医学分为在诸子百家之学基础上的，以《黄帝内经》《伤寒杂病论》等为代表的，以中医学理论形成为开端的早期中医学和受宋明理学影响而使中医学理论发生了某种程度的嬗变的后期中医学。

二、怀疑创新精神与格物穷理的为学方法

从总体上说，宋明理学对后期中医学发展的影响大致有为学方法，自然哲学的范畴、命题与中医学理论的结合，以及理学的道德修养论对医学伦理的影响几方面。为学方法是宏观的影响，理学的范畴命题与中医理论的结合则是具体而直接的影响。这部分是本书讨论的核心。而理学的道德修养论对医学伦理的影响则是与中医理论本身关系不大的外围的影响。现作一概要说明。

宋明理学作为中国古代社会中后期形成的思想流派是在对此前思想文化成果的质疑与批评的基础上产生的。这一学风与此前一直以来的继承传统很不一样。宋学的质疑、批评精神和格物致知的传统作为一种思想方法论深深影响了后期中医学。此外，宋明理学并不是一般的哲学思潮，而是与道德人伦密切相关的人生修养哲学。作为一种以伦理道德为学术主旨的思想流派，宋明理学本身与医学关系非常密切。当然，更主要的还是宋明理学中基本的自然哲学观念及范畴和命题对后期中医学的理论演变产生了重要影响。因此，宋明理学与后期中医学的关系包括：①思想方法、学风的影响；②哲学范畴、命题对中医学理论嬗变的影响；③伦理道德修养的影响。

理学是为了回应释、道的挑战，解决道德败坏，重建社会秩序而产生的。要完成这样的历史任务，必须以创新为首要条件。理学被称为新儒学，也就是说理学仍然属于儒学的范畴，而称新儒学必然是对旧儒学的创新和发展。儒学自孔孟创立之后，至汉代，在以董仲舒为代表的儒生努力之下，终于成为官方主流意识形态，此后一直主导着中国古代政治、道德的大局。但在宋明理学兴起之前，儒学在思想理论上并没有什么新的建

① 参见陈邦贤:《中国医学史》,上海,上海书店,1984,目次。

树，在这方面反而不如释、道二教。宋以前儒学的传承重视儒经，重视师法。

先秦儒家经书毁于秦火，幸亏秦王朝短命，汉初尚有经师健在。由经师口授，弟子记录，复得经书。当时没有印刷术，经书没有统一版本，师徒传经依靠口授，准确性成了最突出的问题。因此，遵循师法、家法成为传经的首要前提。皮锡瑞说："汉人最重师法，师之所传，弟之所受，一字毋敢出入。背师说即不用，师法之严如此。"① 马宗霍也说："师法、家法，为汉儒所最重……其不守师法者，则师门相与攻之，朝廷亦不之用。"②

虽然汉代重视严守师法、家法，但师法、家法也是变化的。随着社会的发展，客观上需要扩大经学的解释范围。又因为立于学官的博士有限，经师们不甘居于下位，相互竞争，往往改变师法，标新立异，以至于说经之文愈演愈多。这种情况到郑玄时才略有改变。郑玄晚出，不拘师法、家法，注经取诸家之长，集汉学之大成。此后学者都以郑学为宗，经学由分而合，出现了一个小一统时代。

经学虽然从郑玄开始有了一个小一统，但是经师代出，每有新解。然年代久远，经注之义渐渐隐晦，又需要义疏。唐太宗诏孔颖达与诸儒拟定五经义疏，这就是《五经正义》，依此考试。唐至宋初几百年，士人皆谨守官书，不敢异议。经学的本性在于保守，经学统一乃属经学的黄金时代。但思想学术的发展贵在创新，学术思想的进步必须突破原有经学体系，开辟自己的发展道路。汉唐经学是训诂章句之学，于义理并无太多发挥，为宋儒所鄙视。宋儒多学有根柢，章句训诂并不能让他们满足，因此倡言义理。范仲淹出，不负天下之望，标举儒家义理，一时儒者归心，胡瑗、孙复、石介、欧阳修、刘敞等起而与汉儒立异。如刘敞作《七经小传》，改变了汉儒的淳朴之风而崇尚新奇。

唐、宋科举考试的内容也完全不同。唐朝取士有进士、明经两科。明经科专考记诵，不求其义；而进士科考诗赋辞章，流于肤浅。宋代王安石变法，废除唐朝的进士及明经二科而代之以其所撰《三经新义》，颁行天下，考试诸生，谓之"墨义"。所谓"墨义"是以经义为题，令考生发挥义理，考中者为进士。由此天下学风大变。皮锡瑞说："科举取士之文而用经义，则必务求新异，以歆动试官；用科举经义之法而成说经之书，则必创为新奇，以煽惑后学。经学宜述古，而不宜标新。以经学文字取人，

① 皮锡瑞著，周予同注释：《经学历史》，北京，中华书局，2004，第46页。

② 马宗霍：《中国经学史》，上海，上海书店，1984，第49～50页。

人必标新，以别异于古。一代之风气，成于一时之好尚。”[①] 义理之学大兴，经学由此走上了创新之路。

创新并不能凭空而来，一般都是在前人基础上的发展。具体有两种形式，一种是对前人的深化，一种表现为对前人的否定。虽然是对前人的否定，但问题本身却是前人提出的，因而否定性的创新也离不开对前人成果的继承。所以，创新与继承是辩证统一的关系。没有对前人的继承就没有创新，没有创新就没有发展。

很多研究者都发现，中国古代学术思想的发展与西方学术思想的发展形式不同。西方思想文化的发展表现为否定性的形式，即后来的思想文化是以否定前人的面目出现的；中国思想文化的发展则表现为肯定性的形式，即后来的思想文化是以肯定前人的面目出现的。具体说来，中国古代学术是以注经的形式向前发展的，在对经书的注疏中表达作者的新思想。在宋代之前，儒家思想的发展一直以注疏经书的方式进行，不过到了宋代，思想学术界出现一股疑经风潮，成为中国思想文化发展史上引人瞩目的现象，对思想文化的发展具有积极的推动作用。

其实，在先秦原始儒家那里是反对把学术思想定于一尊的僵化态度的。孔子的君子九思中就有“疑思问”，有疑惑就要询问，不能简单接受。孔子说过很有意思的话：“吾与回言终日，不违如愚。退而省其私，亦足以发。回也不愚。”（《论语·为政》）意思是我与颜回讲话，从头到尾也没有一句反驳我的话，像个愚笨的人。我回去反思颜回的行为却足以启发我，颜回不愚笨啊！颜回虽然没有直接发表不同于孔子的意见，但从其行为可以看出是对孔子思想有深刻领悟的。颜回之于孔子颇有后来玄学家“目击而道存”的味道。

儒家是反对对思想学术作教条化的理解的。主张敢于疑问、辩难，以推进思想发展。可以说，宋儒复活了先秦儒家的精神。陆游对此有一段著名论述：“唐及国初，学者不敢议孔安国、郑康成，况圣人乎！自庆历后，诸儒发明经旨，非前人所及。然排《系辞》，毁《周礼》，疑《孟子》，讥《书》之《胤征》《顾命》，黜《诗》之序，不难乎议经，况传注乎？”（宋代王应麟《困学纪闻》卷八引）

前已言及，汉儒治经严守师说，不敢越雷池半步。这种现象到唐代中叶已有所改变，疑古惑经之气兴起，一些学者开始舍弃师法，大胆提出自己的学术见解。到宋代，宋儒则完全摆脱了汉唐师法的束缚，以独抒己见

① 皮锡瑞著，周予同注释：《经学历史》，北京，中华书局，2004，第200页。

为荣，以雷同他人为耻。为发挥自己的观点，他们不仅敢于舍传，更敢于疑经；不仅敢于疑经，更敢改易经文。这种情形，到宋仁宗庆历年间，已充分表现出来，尤以欧阳修、刘敞和后来的王安石最为突出。

欧阳修著有《易童子问》三卷。在此书中，他力辩《易传》自《系辞》以下非孔子所作。欧阳修还著有《诗本义》十六卷，在此中，他专门攻击毛传、郑笺的失误，并以己意断之，自主发挥，为研治《诗经》开辟了新途径。欧阳修不仅怀疑《诗》和《易》，也怀疑《周礼》。嘉祐二年(1057年)，欧阳修权知礼部贡举，在其策问中，就对《周礼》提出了质疑。欧阳修认为，所谓经古文不足为训。因为“自秦之焚书，六经尽矣。至汉而出者，皆其残脱颠倒，或传之老师昏耄之说，或取之冢墓屋壁之间，是以学者不明，异说纷起。况乎《周礼》，其出最后，然其为书备矣”①。六经在古代社会具有至高无上的地位，欧阳修敢于对经书提出激烈的质疑，需要一定的勇气。宋代大规模疑经也正是从欧阳修开始的，他在宋代疑经方面是有开创作用的。

刘敞是北宋继欧阳修后疑经派的又一代表人物。他的疑经新作《七经小传》开宋人以议说经，自出己意阐释经典的先例。他在《七经小传》中，突破了欧阳修疑经的程度，从“疑经”发展到“易经”，采用自出新意、增字为释或改经就义等办法来对待经文。好以己意改经，体现了宋代经学的创新精神。宋代另一位向经典提出挑战的是王安石。王安石在变法时期，亲自撰写《三经新义》作为变法的依据。他撰写经义，虽不像刘敞那样改易经文，但对先儒传注，却完全废弃，并断以己意。

宋代的疑经，风靡于庆历、元祐之际，大多数的文人士人大都参加了思想文化的变革运动。皮锡瑞在《经学历史》中说：“元祐诸公，排斥王学，而伊川《易传》，专明义理；东坡《书传》，横生议论。虽皆传世，亦各标新。排《系辞》谓欧阳修，毁《周礼》谓修与苏轼、苏辙，疑《孟子》谓李觏、司马光，讥《书》谓苏轼，黜《诗序》谓晁说之。此皆庆历及庆历稍后人，可见其时风气实然，亦不独咎刘敞、王安石矣。”② 质疑是创新的前提，正是这种疑古惑经之风，促成了自两汉以来中国思想文化史上罕见的活跃氛围。在这种气氛下，促成了理学的酝酿和产生。

宋儒的质疑并不局限于传统的儒家经传范围，而且对中医经典《黄帝内经》的作者与成书年代也提出怀疑。按照传统说法，《黄帝内经》是黄帝与岐伯等医学六臣所作。司马光认为《黄帝内经》与黄帝无关。他说：

---

① 欧阳永叔：《欧阳修全集》，北京，中国书店，1986，第326页。

② 皮锡瑞著，周予同注释：《经学历史》，北京，中华书局，2004，第156页。

“谓《素问》为真黄帝之书，则恐未可。黄帝亦治天下，岂可终日坐明堂，但与岐伯论医药针灸耶？此周、汉之间医者依托以取重耳。”（《传家集·书启·与范景仁书》）在司马光看来，黄帝的主要工作应该是治理天下，哪有时间整天讨论医药针灸呢？一定是两周至汉以来的医者为了获得人们的重视而托名所作。

程颐也认为《黄帝内经》非黄帝作。他说：“观《素问》文字气象，只是战国时人作，谓之三坟则非也。”（《二程遗书》卷十九）王冰在《素问注》序中说，依据孔安国的说法，“三坟”是伏羲、神农、黄帝之书，是言大道的书。程颐认为从《素问》的文字气象（应该包括文字表达的特点以及讨论的深度等方面）看，只是战国时期的作品，不是三坟。因为《素问》“其气运处，绝浅近”。（《二程遗书》卷十八）这一看法也得到了理学中人的承认。朱熹说：“至于战国之时，方术之士，遂笔之于书，以相传授，如列子之所引，与夫《素问》《握奇》之属，盖必有粗得其遗言之仿佛者，如许行所道神农之言耳。”（《朱子文集》卷七十二）陆九渊也指出：“《素问》之书，乃秦汉以后医家之书，托之黄帝、岐伯耳。上古道纯德备，功利之说不兴，医卜之说亦不如是。”（《陆九渊集》卷十）

宋儒的这种质疑、创新精神逐渐波及儒学之外的其他传统学术领域，其中以中医学特别明显。纪晓岚曾经说过，儒之门户分于宋，医之门户分于金元。这里不但明确指出了儒、医分派的事实，而且还暗含着两者之间的内在联系。医学的分派在很大程度上是受儒学分派影响的结果。儒学的分门立户是此前儒学发展累积的结果，其动力是宋儒质疑创新的精神。这种精神影响到医学自然需要一定时间才能显现其效验，所以医学的分派出现于金元时期。

中医学自《黄帝内经》《神农本草经》《难经》及张仲景的《伤寒杂病论》产生以来的发展，主要表现为量的积累，除了临床实践经验的累积之外，也出现了一些继承性的著作，如孙思邈的《千金要方》《千金翼方》，王焘的《外台秘要》等，但在学术理论的建树方面并没有太多的成就。金元以来，中医界思想渐趋活跃，不满足唐以前只重积累经验而荟萃方药的做法，认为仅凭具体的治病之“术”不足以云学，于是转而注重理论（道）研究，使中医从经验积累进入理论概括的阶段。

金元时期的著名医家，大多能突破经方和《神农本草经》的限制，提出了富有革命性的口号。如金代张元素认为：“运气不齐，古今异轨，古方今病，不相能也。”[①] 就是说由于五运六气的变化导致气候的差异，完全墨守过去的成规，并不能解决当今的治疗问题。因而主张创新治法。金代张从正明确提出“古方不能尽治今病”。元代朱丹溪则说：“操古方以治今病，其势不能以尽合。”[②] 在这种创新思想指引下，金元医家们研究了实践中的新问题，对医学经典理论作了新的发挥，提出了新的观点，总结了新的治法。

河间刘完素一反仲景伤寒为病、辛温发表的治法，创立了“六气皆从火化”的火热病机，以寒凉为治。张从正深刻地总结了汗、吐、下三法，力主病由邪生，攻邪已病之说。张元素自成从脏腑寒热虚实分析病机的脏腑辨证学说，制定标本虚实寒热用药式，提出了药物归经、引经报使的新学说。其他如李东垣专主脾胃论病，以温补脾胃见长。朱丹溪提出“阳有余，阴不足”之说，善用滋阴降火。王好古发明阴证。

金元时期医学的创新，丰富了中医学理论，使医学发展出现了新局面和新形势。直至明清，这种学术争鸣的风气仍然延续不断。继金元各派之后，明代又出现了温补派、新安医学派等。医学上的这种争鸣创新，是继理学争鸣之后出现的，是在新儒学思想解放的大背景下发生的。

“格物致知”为中医学提供了一个有益的认识原则。宋儒不满汉儒辨章析句的繁琐学风，主张把握经典的核心实质，开创了讲求义理的新风。义理之学的根本精神就是不以名物训诂为意，以出新意、创新说为尚，倡导怀疑与创新，形成了宋代学术的疑古思潮。表现在哲学上，宋儒普遍倡导格物穷理精神。

气本论创始人张载说：“天地之气，虽聚散攻取百涂，然其为理也，顺而不妄。”（《正蒙·太和》）“万物皆有理。”（《语录》）主张穷理。朱熹更以为理为天地万物的本原，主张“人人有一太极”“物物有一太极”，太极即理。“格物致知”原为《大学》中的一句话，起初也许并未有深旨，经程朱理学的发掘遂成为宋明哲学认识论的重要话题。朱熹训“格”为“至”，以《易传》“穷理”释“格物”。“穷至事物之理，欲其极处无不到也。”（《大学章句》）

理学“格物穷理”之说蕴含着面向客观实际的精神。无论生产实践还是科学实践都应面对客观实际，实事求是，不应唯书本、唯经验是从。在客观实际中纠正深化已有认识的不足与缺陷，根据变化的实际创立新的学

---

① 脱脱等：《金史·方伎》，北京，中华书局，1999，第1882页。

② 戴良：《丹溪翁传》，刘时觉、林乾良、杨观虎编著：《丹溪学研究》，北京，中医古籍出版社，2004，第439页。

说。这种思想无疑对后期中医学的发展产生了积极的促进作用。格物致知也成为医学家的主要话题。

程朱理学重视格物致知之学，与其基本哲学观念有关。为了给成圣成贤提供哲学本体论的根据，程颢提出了天理的观念。他说："吾学虽有所受，天理二字却是自家体贴出来。"（《外书》卷十二）"天理"二字是他自己体会出来的，是他哲学体系的最高范畴。他认为这个"理"是永恒的，是客观存在的。这一观念为其弟和后来的朱熹所接受，经过后人的弘扬成为宋明理学的主流。

程朱理学认为，"理"是自然界的最高原则，也是社会的最高原则。程颐说："凡眼前无非是物，物物皆有理，如火之所以热，水之所以寒。至于君臣父子间，皆是理。"（《遗书》卷十九）这"理"也就是君臣父子等社会伦理关系。又说："天地之间，无适而非道也。即父子而父子在所亲，即君臣而君臣在所严。以至为夫妇，为长幼，为朋友，无所为而非道。"（《遗书》卷四）

朱熹说："如一所屋，只是一个道理，有厅有堂；如草木，只是一个道理，有桃有李；如这众人，只是一个道理，有张三李四，李四不可为张三，张三不可为李四。"（《语类》卷六）就是说，没有理就不成其为事物。朱熹也认为理包括君臣父子这些社会的伦理。他说："未有这事，先有这理。如未有君臣，已先有君臣之理；未有父子，已先有父子之理。"（《语类》卷九十五）

总之，在程朱看来，理包括人类社会的伦理（人理）与自然万物的道理（物理）两类，二者统一于最高的理——天理。程朱认为"理"是超越的独立存在，理赋予事物，就是理气结合而生万物。理在万物即万物之"性"，在人即人性。虽然理是决定天人万物的根据，但由于气质的蒙蔽，理并非是直接显现的具体事物，需要"格物"的功夫才能掌握。程颐认为人心中就有知，但由于气质蒙蔽，心不能直接认识自己，必须用格物功夫，才能达到对自己的认识。他说："知者吾所固有，然不之致，则不能得，而致之必有道，故致知在于格物。"（《遗书》卷二十五）程颐对《大学》的格物提出新的解释，以"格"为"至"，"格物"即"至物"，即就物而穷理。穷理的主要途径是读书讨论和应接事物，有时也研究自然界。如说："语其大，至天地之高厚；语其小，至一物之所以然，学者皆当理会。"（《遗书》卷二十五）虽然程颐主张研究自然物理，但他更注重内省功夫："致知在格物，格物之理，不若察之于身，其得尤切。"（《遗书》卷十七）

朱熹继承了程颐的观点，他认为，人的心中生来就含有一切事物之理，心虽含有万理却不能直接自己认识自己，必须通过“格物”功夫，就事物加以研究，然后才能达到自我认识，从而对于天地万物之理就无不了然了。

理学家虽然也主张研究物理，或者说不反对研究物理，但对物理的研究并非其目的，理学家的最终目的是对人理（伦理）的把握，对物理的研究最终要服务于对人理的研究。而人理在理学家看来，是由上天赋予人心，就存在于人心之中。因此，认识方向最终必然指向人心，理学家普遍重视“内省”的格物功夫。这样，认识过程就分为两段，第一段是“即物穷理”，就事物加以尽量研究。程颐认为，“一草一木皆有理，须是察”（《遗书》卷十八），因此要“随事观理”（《遗书》卷二十五）。第二段是“豁然贯通”，了然一切之理。在研究物理、内省人理的基础上，“用力之久”则“豁然贯通”，对“吾心之全体大用”了然明白，对“心中之理”大彻大悟。

理学家之所以不反对认识物理，是因为在他们看来，天理普遍存在于万物之中。对物理的认识有助于对天理的认识，但终究不如对人理的认识来得真切。需要说明的是，理学家无论对物理还是人理的认识方法，都不是今天的观察、实验等科学方法，而是体验、直觉的方法，特别是“豁然贯通”，主要是直觉、心悟的结果。这一点，对中医学的影响极其深远。元明清医学著作以“心悟”“心法”“心传”名篇者不下二十种。

理学形成之后，格物致知的认识方法对中国传统科技，特别是中医学产生了深刻影响，推动着医学家坚持不懈地研求医理。虽然在今天可见的金元之后的医学文献中，并非每位医家都使用过“格物致知”的字眼，但“格物致知”的精神却深入每位医家的思想深处。

较早就受到“格物致知”影响的是南宋著名法医专家宋慈。他说：“所以治学重实事求是，对每一事物，必穷究真理。”① 认为“狱事莫重于大辟，大辟莫重于初情，初情莫重于检验”②，强调亲身察验。在治学方面主张泛观博览，他著《洗冤集录》就是“博採近世所传诸书，自《内恕录》以下凡数家，会而粹之，釐而正之，增以己见，总为一编”③ 而成的。

---

① 俞慎初：《福建四大名医》，内部资料，第 7 页，转引自常存库：《理学认识论对中医治学精神和方法的影响》，《贵阳中医学院学报》1987 年第 2 期。

② 宋慈：《洗冤集录》，原序，转引自常存库：《理学认识论对中医治学精神和方法的影响》，《贵阳中医学院学报》1987 年第 2 期。

③ 宋慈：《洗冤集录》，原序，转引自常存库：《理学认识论对中医治学精神和方法的影响》，《贵阳中医学院学报》1987 年第 2 期。

在金元以来的医家中，朱丹溪是较早自觉地将理学引入医学的人。这缘于他的特殊经历。丹溪是朱熹四传弟子许谦的学生，深受理学的浸染。丹溪认为“医为吾儒格物致知之一事”，医学是士人不能出仕的情况下，实现人生理想的最佳手段。他说：“士苟精一艺，以推及物之仁，虽不仕于时，犹仕也。”① 他认为，医学绝不是一般的“艺”，天人一理，天人一道，儒家讲的天人性命之理，与医家并无二致，所以说“医为吾儒格物致知之一事”。他将《素问》与仲景遗书目以载道之书。他说“《素问》，载道之书也”②，“仲景之书，载道者也”③，“故非吾儒不能读”④。

明代著名医家张景岳在其著述中多次提到“格物致知”，认为格物致知是从事医学研究的基本途径。他说：“至若医家之本在学力，学力不到，安能格物致知?”（《类经·十二卷·论治类》）在《类经图翼》序中，他又说：“盖人之有生，惟天是命，天之所毓，惟人最灵。故造化者天地之道，而斡旋者圣人之能，消长者阴阳之机，而燮理者明哲之事，欲补天功，医其为最……凡此四者，缺一不可，必欲备之，则惟有穷理尽性，格物致知，以求圣人之心斯可也。”景岳认为医学是参赞化育、裨补天功的最好办法，但医学绝非可以轻易谈论，必须具备“精敏之思”“果敢之勇”“圆融之智”和“坚持之守”四种能力，而这一切都需要“穷理尽性，格物致知”。

明代著名医药学家李时珍在《本草纲目·凡例》中说：“虽曰医家药品，其考释性理，实吾儒格物之学，可裨《尔雅》《诗疏》之缺。”意思是《尔雅》《诗经》虽为儒家经典，但包含了许多医药知识；而《本草纲目》作为药学著作，却深究格致之学。李时珍在其书中就引用了《程氏遗书》《朱子大全》《性理大全》《王浚川雅述》等理学名著的篇目，并一再指出“古人重格物”⑤，“医者贵在格物也”⑥，“物理万殊若此，学者其可不致知乎”⑦，可见其重视程度之深。李时珍主要汲取了程朱等人多识多闻的认

---

① 戴良：《丹溪翁传》，刘时觉、林乾良、杨观虎编著：《丹溪学研究》，北京，中医古籍出版社，2004，第439页。

② 朱丹溪：《格致余论序》，叶川、建一编纂：《金元四大医学家名著集成》，北京，中国中医药出版社，1995，第682页。

③ 朱丹溪：《局方发挥》，叶川、建一编纂：《金元四大医学家名著集成》，北京，中国中医药出版社，1995，第672页。

④ 朱丹溪：《格致余论序》，叶川、建一编纂：《金元四大医学家名著集成》，北京，中国中医药出版社，1995，第682页。

⑤ 李时珍：《本草纲目》，北京，中国书店，1988，第27页。

⑥ 李时珍：《本草纲目》，北京，中国书店，1988，第6页。

⑦ 李时珍：《本草纲目》，北京，中国书店，1988，第48页。

识方法，泛观博览，通考诸说，“上自坟典，下及传奇，凡有相关，靡不备采”①。在写作《本草纲目》的过程中，他参阅了八百多种书籍，对自古以来的药物种类作了尽可能详尽的归纳。王士祯在《本草纲目原序》也说该书“实性理之精微，格物之通典”②。张绍棠在《重订本草纲目序》说：“古之学者始格物，物有形有质有气味，纷然犖然，不格无以致吾知也。”③

明代医家孙一奎在《赤水玄珠·凡例》中说：“医寄生死之关，非知性命者，不足与有言也。儒之穷理尽性，以至于命，固当取以折衷；而老氏性命兼修，释氏明心见性，道理自可参观，故兼采二氏为翼；夫知三教之所以者，于医学思过半矣。”孙一奎认为医关乎人之生死，不知性命之理者，不能言之。而儒家的格物穷理尽性之学，是究性命之理的关键。他认为儒、释、道于医学均有裨益，但以儒学为最。与李时珍一样，孙一奎在其“采用群书目”中引用了《伊洛渊源》《性理大全》《陆象山年谱》《陈白沙文集》《王文成文集》《传习录》《王龙溪语录》等理学名著。

《刘纯医学全书·医之可法为问》记载说：“或问丹溪朱彦修先生曰：医之为事，切脉察病用药，先生必以读儒书者能之，何也？曰：非四书无以穷理尽性，成格物致知之功；非《易》无以知阴阳造化功用，消长生成之道，升降浮沉之理。孙真人曰：不知《易》者，不足以言太医。”

可见，历史上许多著名医家都在自己的著作中提到“格物致知”对医学研究的重要意义，自觉地运用“格物致知”的方法探讨医学问题。以程朱理学为代表的宋明道学成为我国古代社会后期的官方哲学，得到广泛传播，成为知识分子求取功名的必须科目。宋明以来的医家特别是著名医家大多有早年习儒的经历，后来或因科场失意，或因亲人罹患，或因其他原因，便在“不为良相即为良医”的思想影响下，以儒入医，以求一技而行天下。这些人有着良好的儒学基础，深谙格物致知、穷理尽性之旨，从医后自觉地将格物致知的认识方法引入医学，促进了医学的发展。

由上述可知，理学家的“格物致知”，通过对物理的研究，最终是要达到对人理的认识，为道德修养、成圣成贤提供理论根据；而医家所要研究的医理则包括人体生理、病理、药理以及自然万物之理，为人体养生保健、疾病治疗提供理论指导。可见理学家所研究的理与医家所研究的理并不相同，一个是道德之理，一个是自然（生理、病理）之理。但理学家对

---

① 李时珍：《本草纲目》，北京，中国书店，1988，第28页。

② 李时珍：《本草纲目》，北京，中国书店，1988，第25页。

③ 李时珍：《本草纲目》，北京，中国书店，1988，第1页。

研究物理的包容，为医家研究医理提供了可能。很多医家都将医学研究看成“吾儒格致之余事”，将医学看成儒学的一部分。医家研究的生理病理虽然与理学家研究的道德伦理不同，但又都是关于“人”的理。我们知道，古人有天人合一的思想，认为天地万物及人类是一理相通的，何况又都是关于“人”的理呢？在缺乏自然科学相关学科充分发展的条件下，中医学的发展只能依赖于自然哲学的发展。随着理学思想的形成，医家自觉地将理学的天人性命之理引入医学研究之中。

据戴良的《丹溪翁传》记载：“一日，门人赵良仁问太极之旨，翁以阴阳造化之精微与医道相出入者论之……是盖以道相告，非徒以医言也。赵出语人曰：翁之医，其始橐籥于此乎！”朱丹溪将“阴阳造化之精微”与“医道”结合讨论，认为是“太极之旨”的体现。丹溪医学是以太极之旨为基础的，即所谓“其始橐籥于此”。在理学格物致知认识方法的指导下，后期中医学摆脱了隋唐时期重经验、轻理论的风气，加强了对医理的研究。后期中医学出现了蓬勃发展的新局面，如医易学的兴起，对太极的争论，治疗上先后天的争辩以及养生上的理欲（德欲）之辩的引入等，这一切都与理学有着密切的关联。当然，医家也不只是简单地引入理学的思想，而是结合医学的实际作出了新的发展。一方面丰富了中医学的理论，另一方面为理学的发展提供了新的材料。格物致知作为一种认识方法成为后期中医学发展的巨大推动力，具有重要的意义。

纲目分类为中医学提供了一个有效的研究方法。《资治通鉴》是司马光总结历代成败，为帝王治国提供参考的一部重要史学著作。但该书多达三百万字，虽然较总计三千万字的历代史书少了十分之九，但仍然是短时间内难以读完的。鉴此，朱熹与其弟子仿《春秋》书法作《资治通鉴纲目》。其书起讫，一依《资治通鉴》之旧，而从《资治通鉴》中节取事实，编为纲目。纲为提要，顶格大书，模仿《春秋》；目以叙事，低格分注，模仿《左传》。《资治通鉴纲目》是朱熹的史学代表作，它不仅是中国古代纲目编年体通俗史学读物的创始，也是古代社会后期官方历史教科书，其影响甚为深远。

此书在体例上有不同于以往一般史著的两大特点：一则先立详尽的写作凡例，二则采用了纲目编年体新体裁。朱熹的这种纲目分类法在当时出现并非是偶然的，从根本上说是人的思维逻辑本身的必然要求。人的思维在认识和掌握知识时要求知识的系统性和逻辑性。只有系统条理的知识才容易被理解，而杂乱无章的东西则难以被掌握。中国传统文化在唐宋之前积累的文献资料相对较少，在没有印刷术之前，知识传播范围也有限，所以问题还不突出。随着文献资料的大量积累和知识传播范围的扩大，如何有效地掌握知识就成为突出的问题了。这就更需要符合人思维的新的研究和书写方法。朱熹的“纲目”方法适时产生了。这就顺应了时代潮流，满足了长期以来在社会各阶层形成的希望史书简约易读的要求。按纲目分类方法进行系统的完善的归纳整理，既为人们阅读研究提供了方便，又为史学及包括中医学在内的其他学科的研究方法提供了很好的借鉴。

宋元之后，中医学的发展进入了一个全新的阶段。由于医药学经验积累，各类医药学文献大量增加，加之社会发展，中外交流频繁，大量的外国医学知识及药物传入中国。然而，由于缺乏有效的方法，许多医药学资料形式杂乱，内容重复，急需进行系统有效的归纳与整理。深受朱熹理学熏陶的后世医家，开始逐步把纲目分类法运用于医学研究之中。

以纲目分类法研究的医学典籍首推元代浙江萧山楼英、楼全善的《医学纲目》。其鉴于以往医书分类欠妥，而选择按人体脏腑表里关系及分科进行分类。本书纲举目张，秩序井然。《医学纲目》四十卷，共分十部，对病证用一种主要证候为纲，其余则列于其下为目，如以血证为纲，吐血、尿血等为目；在治法上，以《黄帝内经》原法为纲，以后贤续法为目，使诸家异同得失，了如指掌，所以为医学类书中最有法度的典籍。

药学典籍以李时珍的《本草纲目》为典型代表。李时珍看到历代本草收录紊乱，不仅分类无理，而且有许多错误，因此决心对本草进行一次全面系统的整理。其研究方法，也是仿朱熹《资治通鉴纲目》中“以纲挈目”“纲举目张”的编写方法，无论在内容、编排体例或是药物分类上，均有较大改进与提高。对各种药物进行“析族区类，振纲分目”，把全部药物分为矿物药、植物药和动物药，其中每项又分若干部，每部之下又分若干类。《本草纲目》把全部药物共分为十六部六十二类。这种分类，层次分明，重点突出，排列从无机至有机，从简单至复杂，从低级到高级。这种分类方法，既符合自然演化系统，也符合朱熹纲目分类的基本原则，达到了较高水平，为后人所效仿。

古代医学经典的整理也受朱熹纲目分类原则的影响。在《内经》方面，如元代滑寿的《读素问钞》、明代张介宾的《类经》、李中梓的《内经知要》、罗天益的《内经类编试效方》都是对《内经》分类研究的专著。在《伤寒论》的研究方面则更多，如清代沈金鳌的《伤寒论纲目》，以《伤寒论》原文为纲，以历代诸大家注释为目，列于有关原文之下。这部书是对《伤寒论》研究资料的系统整理，十分便于后学者研习。

这里要多说两句。自明代方有执始，《伤寒论》研究分为错简重订派、维护旧论派和辨证论治派。但细究其方法，则无出朱熹的纲目原则。方有执虽然认为《伤寒论》错乱不堪，非仲景原貌，其虽志于“心仲景之心，志仲景之志，以求合于仲景之道”，但终究不得复睹仲景原书。因此，其所欲求的“合于仲景之道”也只能从自己对《伤寒论》的理解出发。从其所倡的“三纲鼎立”的方法看，仍不离纲目分类原则。当然，这一方法自有其合理性，其他的维护旧论派和辨证论治派亦复如是。

其他还有对妇科、外科、温病、针灸的分类研究，以及对历代医案和历代方药的分类总结研究，均成功地运用了纲目分类法，并得到了不同程度的发展。在妇科方面，武之望著《济阴纲目》十四卷。据文献载，武之望还著有《济阳纲目》和《慈幼纲目》。

清代吴瑭的《温病条辨》是以纲目分类法研究温病的专著。该书以三焦为纲，病名为目，论述了九种温病的证治，是对温病的总结性研究，使温病理论趋于系统化。

据文献记载，明代王乾曾著《伤寒纲目》，清代张志聪也曾写过一部《伤寒论纲目》。总之，中医学在纲目分类法的影响下获得了长足的进步，这都是应该加以肯定的。

三、宋儒研易与医易学

孔子创立的儒学以人伦道德和社会治理为根本指向，缺乏系统的哲学形上学的建构。孔子晚而喜易，读易韦编三绝。有人因此而认为孔子学术思想的发展经历了早期的“礼学”、中期的“仁学”和晚期的“易学”，但在这方面终究还缺少形式化的表达。因此，子贡才有“夫子之言性与天道，不可得而闻”之叹。

虽然孟子言“尽心知性而知天”，荀子更写作了著名的《天论》，但总体上看，儒家在形上学方面尚嫌粗疏。正如司马谈在《论六家要旨》中所言：“儒者博而寡要，劳而少功。”所谓“寡要”即儒家之学缺乏统摄的总纲。从传统哲学的天人之辩说，儒学重人事，而疏于天道。所以，在释道之学勃兴之后，儒学缺少与之抗衡的能力而处于劣势。这就是从唐中期开始儒学复兴运动的思想史根源。

理学中人大多有出入佛老，返于六经的过程，充分汲取了佛老的思想素养与理论资源。但要创建“宏深粹密”的新儒学，毕竟不能直接以释道的思想作为根据，必须在儒家自身的经典系统中寻找。理学的开创者不约而同地找到了《周易》与《中庸》。这是因为在儒家经典系统中，这两部著作是最富有形上学蕴涵的。理学家一般都有说易、解易之作，并以易学为根据，创建自己的学术体系。

据《宋史·艺文志》记载，北宋解易者就有六十多家，其中著名的有欧阳修、李觏、胡瑗、周敦颐、邵雍、张载、王安石、司马光、程颢、程颐、苏轼等人。这一时期研究易学的基本特点是深入挖掘《周易》特别是《易传》中蕴涵的微言大义，从总体上把握易学的精神，把《周易》的思想高度哲理化。

宋代易学研究大致分为象数和义理两大派别。《周易》与一般仅以文字表达思想的著作不同，除了文字之外还有一个象数符号系统。所谓“象”，主要是卦爻象。《周易》以阴爻（⚋）和阳爻（⚊）两个基本符号组成卦象，如乾（☰）和坤（☷）。而卦象的生成又是以五十根蓍草根据一定规则，随机组合排列而成。这就是《周易》的“数”。《易传》说：“极其数，遂定天下之象。”象数不仅是一些抽象的数字、符号，而且可通过一定的数字符号表达一定的思想道理，这就是所谓的“义理”。研究易学强调从象数入手的就是象数派，忽视象数直接研究义理的就是义理派。象数派的代表是周敦颐和邵雍，义理派的代表是张载和程颐。

周敦颐的解易著作是《太极图说》和《易通》。据说周敦颐从道士陈抟那里得到了秘传的《太极图》。南宋时期的朱震说：“陈抟以《先天图》传种放，放传穆修，穆修传李之才，之才传邵雍。放以《河图》《洛书》传李溉，溉传许坚，许坚传范谔昌，谔昌传刘牧。穆修以《太极图》传周敦颐，敦颐传程颢、程颐。”（《宋史》卷四三五《儒林传·朱震》）周敦颐以陈抟的《太极图》为根据建立了他“无极而太极”的宇宙衍化论。

邵雍的易学很受后来学者的重视。邵雍把《易传》关于八卦形成的说法与陈抟的《先天图》结合起来，构造了一个完整的宇宙生成图式和思想体系，来推演解释自然与人事的变化，形成了他的象数学。

张载的解易之作是《横渠易说》，此外在其他篇章中也充满了易学思想，特别是《正蒙》更是张载以其把握的易学精神写成的。张载善于以阴阳二气解易，于《易传》特别重视《系辞》。其易学思想体系主要是通过阐释《系辞》建立起来的。他说：“其阴阳两端，循环不已者，立天地之大义。”又说：“天道不穷，寒暑也；众动不穷，屈伸也；鬼神之实，不越二端而已矣。”“两不立则一不可见，一不可见，则两之用息。两体者，虚实也，动静也，聚散也，清浊也，其究一而已。”又说：“感而后有通，不有两，则无一。故圣人刚柔立本，乾坤毁则无以见易。”（《正蒙·太和》）阴阳就是相互对立的两端，包括寒暑、屈伸、鬼神、清浊等。这些对立的两端存在于统一之中才能相互作用，没有两就没有一。易就是乾坤刚柔的相互变异，而一就是太极、太虚，是气的本然状态。

程颐虽然受学于周敦颐，但并不以周敦颐的象数学解易，不讲太极，而以理为最高范畴。程颐《易序》云：“易之有卦，易之已形者也；卦之有爻，卦之已见者也。已形已见者可以言知，未形未见者不可以名求。则所谓易者，果何如哉？此学者所当知也。”这里程颐提出了“易”是什么的问题，但没有明确说明，而是要求学者认真去研究。其实，这就是他的哲学最高范畴——理。

他在解释恒卦《彖》文“观其所恒而天地万物之情可见矣”时说：“此极言常理。日月，阴阳之精气耳。唯其顺天之道，往来盈缩，故能久照而不已。得天，顺天理也。四时，阴阳之气耳。往来变化，生成万物，亦以得天，故常久不已。圣人以常久之道，行之有常，而天下化之，以成美俗也。观其所恒，谓观日月之久照，四时之久成。圣人之道，所以能常久之理……非知道者，孰能知之？”（《周易程氏传》）这是说，理无论在自然界还是在人类社会，都是具有决定性的东西。自然界的事物顺应天理才能日月盈缩，久照不已，往来变化，生成万物；圣人顺应天理，才能化成天下，以美风俗。自然与人事皆为理所主宰。这就是有理则有气的理本论。程颐的这种观点为朱熹所继承。

朱熹在易学方面主要是继承了程颐、张载的义理学，同时又吸收了邵雍的象数学，所以，朱熹易学在形式上有象数学的体系。因此，在他的主要易学著作《周易本义》中载有邵雍、刘牧的“先天图”“河图”“洛书”。朱熹以“太极”为其易学和整个哲学的最高范畴。其释“易有太极”说：“易者，阴阳之变；太极者，其理也。”（《周易本义》卷三）又说：“阴阳只是阴阳，道是太极。程子说所以一阴一阳者，道也。”（《朱子语录》卷九十四）这是解释程颐对《易传》“一阴一阳，之谓道”的理解。这是程颐的独创性理解，也是其哲学的根基。

一般认为“一阴一阳之谓道”说的是阴阳之间的相互作用就是道，而程颐则认为阴阳是气，道是理，道是阴阳的所以然者，是道决定了阴阳。朱熹又提出“人人有一太极，物物有一太极”。《太极图说解》云：“盖合而言之，物物统体一太极也；分而言之，一物各具一太极也。”又云：“太极只是个极好至善的道理。人人有一太极，物物有一太极。”朱子认为太极是最高的理，也是万物成长的根据，人人物物都是禀受了太极之理而存在的。朱熹易学对后世产生了深远影响，后人论易多兼论象数。

《周易》被称为“群经之首，大道之源”，在中国思想文化史占据极其重要的地位。《四库总目提要》说：“易道广大，无所不包。旁及天文、地理、乐律、兵法、韵学、算术，以逮方外之炉火，皆可援《易》以为说。”可见，《周易》对中国古代的各门学术都有或多或少的影响。这与《周易》自身的性质和中国古代学术的特点有关。《庄子·天下》篇说：“易以道阴阳。”《周易》分为《易经》和《易传》。《易经》是以阴阳二爻为基本符号，推演八卦、六十四卦的卦爻图像系统，并辅以解说性的文字，以阐明宇宙与人生基本道理的书。《易传》则是儒家对《易经》的解释性著作，突出了儒家的道德伦理特色。《周易》被奉为五经之首，似乎成了儒家的专利。从历史的角度看，情况并非如此。

《易经》的产生据说早在伏羲时期，古史载伏羲画卦之说；至迟也在文王时期，古人说文王居羑里而演《周易》。应该说，易学思想的萌芽在伏羲时期，而《易经》成书在文王时代。《易传》则是战国时儒家所作。儒家的诞生始于孔子，距今两千五百余年；而《易经》的产生至少已三千年。从源头看，《易经》不属于儒家，而是中国文化的元典。不过，由于儒家在中国文化中的崇高地位，遂使人们认为《易经》专属儒家。实际上，《易经》属于中国传统文化各家共同的思想资源。所以，有道家易、佛家易、医家易等。不过，由于儒家的重要影响力，其他各家言易者也不能不受其影响。

中国古代的各门具体学术与西方学术有一个很大的不同是中国学术以求同为主，西方学术以求异为主。同异问题是哲学讨论的重要话题，世界上的万事万物既有同也有异。世界上的万物以及人自身具有不同层次和层面，因此，对世界万物以及人自身的研究必然有不同的领域和不同门类的学术。西方学术虽然也有共同的世界观、方法论，但更侧重于从各个领域的差异来研究，是同中求异；而中国学术则更倾向于从各个不同领域的共性方面来研究，是异中求同。中国古代学术没有西方学术那种明确区分自然与人类、人文与社会的传统。因此，中国古代的各门学术就不仅需要共同的世界观、方法论的指引，而且以共同的事物运动规律为学术研究的基本框架。换言之，中国古代各门具体学术多有共同的学科元概念，如元气、阴阳、五行等。而《易经》正是以天地万物基本运动规律为研究对象的学问，所谓“易以道阴阳”，“易”为“大道之源”就是这个意思。这样，易学自然成为中国古代各门学术形成、发展的共同的学术理论基础。各门具体学术都或多或少，自觉不自觉地渗透着易学原理。

就中医学来说，由于易学和各门具体学科的天然联系，易学对中医学产生一定影响也是必然的。我们在中医学最早的经典《黄帝内经》中也确实能够发现易学影响的踪迹。如《灵枢·九宫八风》篇出现了八卦之名，而且以八卦为框架论述八风对人体的影响。《素问·天元纪大论》的有关论述明显化裁于《周易》乾卦的《文言》，并引用《易传》“一阴一阳之谓道”等内容。但是《黄帝内经》的作者并没有明确地把易学引入医学的意识。这可能是因为在当时的作者看来，引易论医是自然的事情，无需说明。因此，有学者否认易学与医学的关系。

在中医界最早明确提到易学与医学关系的是唐代著名医药学家孙思邈。孙思邈认为，要成为道德高尚、技艺精湛的“大医”，除了谙熟《内经》等医学经典外，“又须妙解阴阳禄命，诸家相法，及灼龟五兆，周易六壬，并须精熟，如此乃得为大医”（《千金要方·大医习业》）。孙思邈对医家的要求在精神实质上与《内经》是一致的。《内经》多次讲“道者，上知天文，下知地理，中知人事，可以长久”。也就是说作为一个高明的医家，不能仅仅知道一些治病的方药和病人的病症，还必须通晓天地人的大道理，才能成为上工。而《周易》正是究明大道的书。另外，隋唐时期的杨上善在其《黄帝内经太素》、唐王冰在其《重广补注黄帝内经素问》中都曾经多次引用《周易》思想来阐发医理。

入宋以来，理学家为了建构理论体系的需要皆深研《周易》，前面已经论及，理学家大多都有研易之作。理学重视《周易》的风气逐渐波及各个学术领域，医学自不例外。况且，医学与易学本来就有内在的本质联系，受理学影响，医家谈易之风日盛。金元医家中最早谈易的当属四大家之首的刘完素。他在《素问玄机原病式》序中说：“自古如祖圣伏羲画卦，非圣人孰能明其意？二万余言，至周文王方始立象演卦，而周公述爻，后五百余年，孔子以作《十翼》，而《易》书方完。然后《易》为推究，所习者众，而注说者多。……易教体乎五行八卦，儒教存乎三纲五常，医教要乎五运六气。其门三，其道一，故相须以用而无相失，盖本教一而已矣。”明确提出易、儒、医三位一体的观点。

金元四大家之攻下派中坚张子和也善以易理论医理。在其《儒门事亲》一书中多次引易解说药理、病理。他说：“夫方者，犹方术之谓也。《易》曰：方以类聚。是药之为方，类聚之义也。”（《儒门事亲·七方十剂绳墨订一》）张子和认为中医方剂并不是药物的简单堆积，而是依一定的类别汇聚而成的。在讨论口眼㖞斜时，引用了观、颐两卦。“七窍惟口目㖞斜，而耳鼻独无此病者何也？盖动则风生，静则风息，天地之常理也。考之《易》象，有足相符者。震巽主动，坤艮主静。动者皆属木，静者皆属土。观卦者，视之理也。视者，目之用也。目之上纲则眨，下纲则不眨，故观卦上巽而下坤。颐卦者，养之理也。养者，口之用也。口之下颔则嚼，上颔则不嚼，故颐卦上艮而下震。口目常动，故风生焉。耳鼻常静，故风息焉。”（《儒门事亲·证口眼㖞斜是经非窍辨十八》）子和能以观、颐两卦巧妙地解释口眼㖞斜的机理，显然是对《周易》有深入研究的人。

补土派创始人李杲则以易象讲药理。李杲的老师易水张元素先生治疗脾胃虚损，用枳实、白术二药，以荷叶包裹，烧饭为丸。李杲说当时未解其义，至老年才明白：荷叶之物，中央空，象震卦之体。震者，动也，人感之生。足少阳甲胆者，风也，生化万物之根蒂也。认为荷叶具有震动生发之性，能振奋脾胃之气。

朱震亨是四大家之集大成者，且是理学中人，更善以易理论医。根据戴良的记载，朱丹溪的医学“乃以三家之论，去其短而用其长，又复参之以太极之理，《易》《礼记》《通书》《正蒙》诸书之义，贯穿《内经》之旨，以寻其指归”[①]。这里的“三家”即指金元四大家之前三家的刘（完素）、张（子和）、李（杲）三人。这是对中医学内部前贤学术思想的继承。而《易》《礼记》《通书》《正蒙》则是儒书，且主要是研究太极易理的。所以，易学思想在丹溪医学中是占有重要地位的。金元四大家的学术创新与易理的引入发挥应该是有一定关系的。

到了明代，医易互动有了进一步的创新性发展，形成了系统化的医易学。明代很多医家都做出了重要贡献，其中以孙一奎、赵献可和张介宾贡献犹巨。孙一奎是医易学的发轫者，首次把太极与命门结合起来，提出命门太极说。赵献可则发展了孙一奎的理论，提出命门真主说。张介宾则集此前医易研究之大成，创立医易学，并倡导太极三说。

孙一奎说：“《易》理明，则可以范围天地，曲成民物，通知乎昼夜。《灵》《素》《难经》明，则可以节宣化机，拯理民物，调燮札瘥疵疠而登太和。故深于《易》者，必善于医。精于医者，必由通于《易》。术业有专攻，而理无二致也。斯理也，难言也。非独秉之智不能悟，亦非独秉之智不能言也。……故曰：不知《易》者，不足以言太医。惟会理之精，故立论之确，即通之万世而无弊也。”[②] 孙一奎认为，《易》理是贯通天地万物的根本道理，而《素》《难》之医理则能节宣化机，拯民于太和之域；

---

① 戴良：《丹溪翁传》，刘时觉、林乾良、杨观虎编著：《丹溪学研究》，北京，中医古籍出版社，2004，第 440 页。

② 韩学杰、张印生主编：《孙一奎医学全书》，北京，中国中医药出版社，1999，第 648 页。

二者之理是一致的，只有明易理才能更知医理，才能成为太医。

张介宾则将医易关系发挥到极致。他说："《易》之为书，一言一字，皆藏医学之指南；一象一爻，咸寓尊生之心鉴。"（《类经图翼·医易义》）又说："天之变化，观《易》可见；人之情状，于象可验；病之阴阳，有法可按。"（《类经图翼·医易义》）认为《易经》是研究医学的指南，《易经》中蕴含着医学的根本原理。所以，他又说："虽阴阳已备于《内经》，而变化莫大于《周易》。故曰：天人一理者，一此阴阳也；医易同源者，同此变化也。岂非医易相通，理无二致？可以医而不知《易》乎？"（《类经图翼·医易义》）认为医易相通在于天人一理，同此变化，知《易》是知医的必要条件。张介宾的"医易相通""医易同源"说，为此后的医家研易吹响了号角。在张介宾的影响下，很多医家深入研究易学，把医理与易理结合起来，推进了中医学的发展。

最后，我们对宋儒研易与医家研易以及宋明理学的关系略作探讨。有人可能会认为，宋儒谈易与医家谈易可能只是外在的对应关系而未必有必然的联系，与宋明理学也未必有什么关系。

前面说过，在中医理论的建构时，在《黄帝内经》中我们可以找到医家引易、用易的直接证据。但张仲景之后，中医学多偏于临床实证方面的记述，而较少有医理方面的讨论。直到理学发生后，理学家兴起研易之风，才看到医家也兴起了论易的热潮。表面上看，这似乎是一种外在形式的影响。世界上的各种事物处于普遍的联系之中，彼此之间经常发生各种各样的作用和影响。有些时候事物之间的影响是外在的、表面的，并不会改变事物的根本性质和发展方向；而有些时候的影响则是深刻的，足以改变事物的性质和发展方向。宋儒研易与医家研易不仅具有外在的呼应关系，而且前者对后者的影响是内在的，影响了医家的世界观及方法论。

前面说过，理学家论易是因为儒家疏于形上学的理论建构，宋儒汲取了佛道善于形上思辨的优长，在儒家思想资源中选择了《周易》和《中庸》来加以深入阐释，建立起更加精致的哲学理论，以此为儒家道德哲学树立起坚实的形上学基础以抗衡佛老之学。因此，虽然传统上《周易》包括象、数、理、占四学，但宋儒着力阐释的主要是"理"（天人性命之理），对于象与数的探讨也是围绕着"理"来展开，对于"占"则基本不顾。也就是说，宋明理学研讨的"理"，很大程度上是以《周易》的"理"为思想资源的，是借助于《周易》之理来支撑起理论大厦的。

中医学在《黄帝内经》形成之后乃至隋唐时代，其理论与整个中国哲学特别是儒学一样，还显得比较粗糙，不是那么精细。医学的发展需要更为精细的理论，但是古代医学理论的建构缺乏现代科学的支撑，所依赖的主要是自然哲学，在自然哲学没有得到发展之前很难有所突破。这不是古代医家自身就能够解决的，而有赖于整个思想文化和哲学思维的发展，就如同《黄帝内经》的产生是建基于先秦哲学发展的基础上一样。经过宋儒特别是像张载、邵雍、二程、朱熹等人的阐发，中国古代自然哲学确实得到了长足发展。如张载对“阳阳”的论述达到了前所未有的高度。这一点，我们把《黄帝内经》中论“阳阳”最著名的《阳阳应象大论》拿来比较就可以看得清楚。由于理学家深刻地阐发了易学之理，这种对“理”的深入探讨很快就为处于饥渴中的医家所汲取。

本来在《黄帝内经》时代，医学与易学就有过互动关系。在宋儒研易的启发下，医家研易理以启迪医理的活动就变得更自觉、更明确了。在中国古代思想文化的求同思维背景下，古人坚信天人一道、天人一理，自然与人事、肉体与精神一理相通。医学家坚信儒家所阐发的易学天人性命之理也就是人体自然生命之理。如丹溪认为医为吾儒格致之余事，王世贞认为李时珍的《本草纲目》实性理之精微，格物之通典。因此，医学家认为儒家对易学天人性命之理的探讨经过适当的转化就可以用来理解人体自然生命之理，为养生治病提供理论基础。

前引金元四大医学家之首的刘完素就明确地提出了“大道”和“常道”的区别。他认为伏羲、神农、黄帝之三坟（包括易经）讲的是大道，而后来的五典讲的是治理社会的常道。大道与常道是体用关系，掌握了大道、常道，天下一切的事情都可以迎刃而解。再后来的老子精通大道，创立道教；孔子精通常道，创立儒教。儒、道二教其实都归宗于三坟一教。刘完素认为，易教体乎五行八卦，儒教存乎三纲五常，医教要乎五运六气。其门三，其道一。可见，刘完素明确地认识到医学与易学、儒学都是本于同一个道。“道”也就是“理”。因此，刘完素自觉地将易学的天人之理作为自己医学的理论基石，阅读刘氏的著作能够感觉到浓厚的易理底蕴。其他如张从正、李杲也是如此。丹波元胤的《医籍考》说张从正“讲明奥义，辨析玄理”“以为惟儒者能明辨之”。李杲也极言“至微者理也，至著者象也”，以“太极”为医学之源。到了明代，医学家则直接引太极概念入医，仿周敦颐太极图说作命门图说。当然，医学家引易入医、以易阐医有一个逐渐深入、明朗的过程。至于金元以后易学在中医学中的具体运用和发展以及与理学的关联，我们将在后文详细展开论述。

我们可以总结说，宋儒研易与医家研易是宋明理学与宋金元明医学在形式上的呼应关系，而对易理的研求则是二者之间内在的本质联系。其根据在于易理是天人之理，是既包含人伦之理也包含自然之理的普遍之理。正如朱熹云："易者，阴阳而已，幽明、死生、鬼神皆阴阳之变，天地之道也。"①

四、理学自然哲学范畴、命题对后期中医学发展的影响

理学之所以成为理学，其根本在于提出或重新解释了传统哲学的范畴和命题，建构出了新的、更加缜密和富于思辨的思想体系，为儒学提供了更有说服力的解释和说明系统，使古代儒学的发展达到了最高水平。理学中的有关范畴和命题，特别是自然哲学的范畴和命题渗透到中医学里，推动了后期中医学的发展和理论嬗变。这是宋明理学影响中医学发展的最重要和实质性的部分。如果没有这部分内容，我们就很难说理学与中医学有内在的实质性联系。

（一）太极、阴阳论

太极是宋明理学的核心观念。"太极"一词，首见于《庄子》，但以《易·系辞》之"易有太极，是生两仪"最为人知。周敦颐作《太极图说》《通书》，对太极作了新的解释，太极成为宋明理学的核心话题。虽然宋明理学对太极有理本、气本、心本等不同理解，但皆以太极为宇宙万物的本原和哲学的最高范畴。太极理论影响医学，引发了太极命门水火之辨。

丹溪作为朱熹四传弟子许谦的学生，是自觉将理学自然观引入医学，以儒理阐释医理的第一人。其医学理论体系的建立即曾"参之以太极之理"。所谓"参之以太极之理"，体现在丹溪的《相火论》中。《相火论》是丹溪发挥《内经》的君火、相火之说，提出的重要学术思想。丹溪提出这一思想是把《内经》的君火、相火与"太极之理"结合、创新的结果。所以，《相火论》是以周敦颐的《太极图说》开始的。丹溪说：

> 太极，动而生阳，静而生阴。阳动而变，阴静而合，而生水、火、木、金、土。各一其性，惟火有二。曰君火，人火也；曰相火，天火也。火内阴而外阳，主乎动者也。故凡动皆属火。以名而言，形气相生，配于五行，故谓之君。以位而言，生于虚无，守位禀命，因

① 朱熹：《朱子全书》第一册，合肥，安徽教育出版社，2002，第126页。

> 其动而可见，故谓之相。天主生物，故恒于动。人有此生，亦恒于动。其所以恒于动，皆相火之为也。

“太极之理”就是“动而生阳，静而生阴。阳动而变，阴静而合，而生水、火、木、金、土”。“阳动而变，阴静而合”，周敦颐原文作“阳变阴合”。丹溪特别增加了“动”“静”二字，是为了突出“阳动”，是为了讲“君火”“相火”，特别是“相火”的动。在五行中，木火属阳、主动，金水属阴、主静。木属少阳，火属太阳，为阳动之极，所以有君相二火。这就是丹溪结合《内经》君相之火，发挥太极阳动之理而得出的结论。

《内经》的君火、相火原来指的是自然界六气中的少阴、少阳，与人体没有关系。过去只有心属火之说，丹溪据“太极之理”认为君相二火不仅存在于自然界，而且存在于人体。这样，心为君火，而相火则广泛分布于其他脏腑。他说：

> 见于天者，出于龙雷，则木之气；出于海，则水之气也。具于人者，寄于肝肾二部，肝属木而肾属水也。胆者，肝之腑；膀胱者，肾之腑；心胞络者，肾之配；三焦以焦言，而下焦司肝肾之分，皆阴而下者也。天非此火不能生物，人非此火不能有生。天之火虽出于木，而皆本乎地，故雷非伏，龙非蛰，海非附于地，则不能鸣、不能飞、不能波也。鸣也、飞也、波也，动而为火者也。肝肾之阴悉具相火，人而同乎天也。

可见，丹溪认为除心以外，肝、肾、胆、膀胱、心包络、三焦皆藏相火。实则是人身无处没有相火，因为“人非此火不能有生”。根据太极阳动之理，以火性善动，而产生了丹溪的“相火论”。另外，丹溪亦曾以朱熹“物物有一太极”的理论论述过一些具体的医学问题。不过总体说来，丹溪还不曾把“太极”提高到人的生命本体的高度，即把太极与命门联系起来。

太极既然被看成是宇宙的本原，这一观念渗入医学，自然激发了医家探讨人体生命的本原的愿望。根据天人合一的理念，人们把太极与命门联系起来，以命门为人体生命本原。最早提出太极命门说的可能是明代医家孙一奎。孙一奎说：“医之为教，正示人节宣天地之气，而使之无过不及。攻是业者，不能寻绎太极之妙，岂知本之学哉！”（《医者绪余·上卷》）孙一奎仿周敦颐的《太极图说》作《命门图说》分析太极命门之理，其后赵献可和张景岳从不同角度丰富发展了太极命门学说。

命门，首见于《灵枢·根节篇》，但未作详论。《难经·三十六难》说："肾两者，非皆肾也，其左者为肾，右者为命门。命门者，诸神精之所舍，原气之所系也，故男子以藏精，女子以系胞。"这里的"命门"已有生命之关键的意思了。到了孙一奎、张景岳、赵献可时，融朱熹"造化之枢纽，品汇之根柢"的太极，把古代的命门学说作了一番改造，创建了太极命门学说。

孙一奎说："命门乃两肾中间之动气，非水非火，乃造化之枢纽，阴阳之根蒂，即先天之太极，五行由此而生，脏腑以继而成。"（《医旨绪余·命门图说》）此动气"禀于有生之初，从无而有，亦无形迹"（《脉诀》）。朱熹认为"太极"是"上天之载，无声无臭，而实造化之枢纽，品汇之根柢也"。孙一奎据此认为人体先天之太极就是命门。因此，孙一奎仿周敦颐的《太极图说》作《命门图说》。《命门图说》云：

> 生生子曰：天人一致之理，不外乎阴阳五行。盖人以气化而成形者，即阴阳而言之。夫二五之精，妙合而凝，男女未判，而先生此二肾，如豆子果实，出土时两瓣分开，而中间所生之根蒂，内含一点真气，以为生生不息之机，命曰动气，又曰原气。禀于有生之初，从无而有。此原气者，即太极之本体也。名动气者，盖动则生，亦阳之动也，此太极之用所以行也。两肾，静物也，静则化，亦阴之静也，此太极之体所以立也。动静无间，阳变阴合，而生水火木金土也。其斯命门之谓欤？

孙一奎将周敦颐的《太极图说》中宇宙生成论的思想推广到人体生命科学，创立了命门太极说。他认为天人一致的道理，即无论是自然万物还是人类的生化都不离阴阳五行。人与天地万物一样，是由阴阳气化而成。人体也是由阴阳二气与五行之精气巧妙地凝结而成的。在胚胎发育初期，男女未分之前，最先生成的就是这二枚肾。人就好比豆种出土萌芽时两瓣分开，中间生出的胚芽。其中包含着"一点真气"，是生命的始源，是此后生命活动过程的关键，是生生不息之机，所以叫作"动气"，也叫"原气"。它禀受于生命之初，从无而有。这原气就是太极本体。之所以称为动气是由于动则生，也就是阳动之意。正是因为阳动，太极的功用才能得以施行。两肾是静态的有形之物，静物就能生化，这也就是周敦颐《太极图说》的"阴静"，这是太极之体能够存在的根据。动静没有间隔、间断，阴阳合变，就生成了水火木金土五行。

从孙一奎的论述可知，他所理解的太极与朱熹理解的太极不完全相同。他的太极只是人体的太极，朱熹的太极是宇宙的太极。这一点没有什么好讨论的。另外，朱熹的太极是“无声无臭”的生物之理，是有用无体的。所谓“有用”就是指能够创生天地万物，用朱熹的话说就是“造化之枢纽，品汇之根柢”；所谓“无体”是指太极无形象、无方所。而孙一奎的太极则是有体、有用的。其用，当然就是形成人的形躯生命，并成为生命活动之机；而其体，孙一奎则认为是两肾。

赵献可对太极命门理论的形成最有建树。他说：“人受天地之气以生，亦原具有太极之形，在人身之中，非按形考索，不能穷其奥也。”（《医贯·玄元肤论》）是说既然天地中存在着太极，人是禀受天地之气生成的，那么人体也必然存在太极，而且人体中的太极必有形迹可寻。孙一奎以“肾间动气”为人体的太极命门，强调太极命门的形上性、超越性，与理学思维具有一致性，也加深了对人体生命的认识；但医学作为实践科学又不能仅仅停留在玄思的水平上，必须向形而下的可操作层面落实。在这方面孙一奎有所忽视，为赵献可发现并加以弥补。赵献可将命门与肾合论，就是注意到无形的先天之本——太极命门不能脱离有形的后天脏腑，必须有所依托。因此，赵献可将命门在人体上安置下来，给出了命门的位置与先天太极命门系统的构成。

赵献可认为“人身太极”就是命门，并且指出了命门在人体中的具体位置，并绘出图式。他说：“命门在人身之中，对脐附脊骨，自上数下，则为十四椎，自下数上，则为七椎。……此处两肾所寄，左边一肾属阴水，右边一肾属阳水，各开一寸五分，中间是命门所居之宫，即太极图中之白圈也。其右旁一小白窍，即相火也。其左旁之小黑圈，即天一之真水也。此一水一火，俱属无形之气。相火禀命于命门，真水又随相火。”（《医贯·玄元肤论》）在确定了命门的位置之后，赵献可又根据周敦颐《太极图说》的太极生阴阳五行万物的思想构造了人体先天太极命门系统的构成，即命门（火）、右旁小白窍之三焦相火（火）、左旁小黑窍之真阴真水（水）。这就是火统水火的先天太极命门系统模式。他还认为，命门“为真君主，乃一身之太极”，赋予其至高无上的地位；命门之水火为十二脏之化源，是真君真主。

景岳作为深谙理学的医学家，对太极有着独到的理解。景岳的太极说有三方面的含义：元气太极说、心君太极说和命门太极说。太极三说构成景岳医学理论体系的基本架构，三者是三位一体的关系。其中，元气太极说是其医学理论的自然观基础；命门太极说是其医学目的论；心君太极说作为认知手段，是其医学方法论。景岳的医学理论就是依此三个支柱建构起来的。太极三说一方面丰富了中医学理论，促进了中医学对人体生命奥秘的认识；另一方面也是对理学、易学的新发展。

在自然观上，景岳主元气太极说。为了深入阐发其太极思想，景岳受周子影响，仿其《太极图说》作《太极图论》，阐述了太极元气思想。他说："太极者，天地万物之始也。"（《类经附翼·太极图论》）肯定太极是天地万物的本源，并引用了《内经》《老子》《易传》、邵雍、朱熹的思想加以发挥。他说："《太始天元册》文曰：'太虚寥廓，肇基化元。'老子曰：'无名天地之始，有名天地之母。'孔子曰：'易有太极，是生两仪。'邵子曰：'若论先天一事无，后天方要着工夫。'"（《太极图论》）景岳说："由是观之，则太虚之初，廓然无象，自无而有，生化肇焉，化生于一，是名太极，太极动静而阴阳分。故天地只此动静，动静便是阴阳，阴阳便是太极，此外更无余事。"（《太极图论》）景岳在这里明确指出"阴阳便是太极"，阴阳即阴阳二气，也就是肯定了太极是气。

在景岳的思想中，太极的第二个含义是以心君为太极，这是认识论意义上的。他说："心同太极。"（《类经·摄生类》）景岳以心为太极，主要受到《内经》和邵雍的影响。首先，《内经》以心为君主。《素问·灵兰秘典论》说："心者君主之官，神明出焉。"其次，受邵雍影响。《观物外篇》云："天地之心者，生万物之本也。"又云："先天图者，环中也。"又云："先天之学，心法也。故图皆自中起，万化万事生于心也。"可见，邵雍以心为中，为生物之本，含有心为太极的意思。当然，邵雍的心不仅是个体的心，也是天地的心。景岳说："太极独运乎其中，象心为一身之主也。"（《医易义》）"天之北辰为群动之本，人之一心为全体之君也。"（《医易义》）以太极为中、为心的观点显然受启于邵雍。不过景岳的心不是"天地之心"，主要是个体之心、认识之心。

在人体观上，景岳与孙一奎、赵献可一样亦主命门太极说，但景岳的命门太极说具有与前者不同的独特内涵。景岳在《类经附翼·求正录·三焦包络命门辨》中阐发了命门太极说。事实上，"三焦"与"包络"（心包络）和"命门"一样，在金元之前的中医学藏象理论体系中并不重要，处于附属地位。因为三焦与包络概念在机能上与其他脏腑比较，有笼统、重复之嫌，关于三焦与包络历来存在不统一甚至矛盾的说法。**这种现象的存在恰好为医家发挥自己的学术观点提供了思想资源。**

在景岳看来，三焦与包络和命门一样，是人体脏腑的大纲和医家的要领，但奇怪的是如此重要的三个脏腑在认识上却异常混乱。因此景岳决心力辩诸谬，以求确解。景岳否定了《难经》关于命门的认识，对“命门”做了深入的研究。景岳通过对《黄庭经》《梁丘子注》及《脉经》的研究，体会出“子户”，即子宫，“男精女血，皆存乎此，而子由是生”，道家之丹田、医家之血室、气海，其实都是“子宫”，这里是生命的源头。子宫之下有一门，景岳以为即命门也。命门在男子为施精之门，在女子为摄精之门，又为胎儿出生之门，故为“先天立命之门户”。人出生后，“三焦精元，皆藏乎此”为“后天立命之门户”。景岳以“子宫”为“命门”，否定了右肾命门说。

以“子宫”为“命门”还是后天有形的命门，以此为线索，景岳要寻找的是先天无形的命门。这样景岳就将“命门”“子宫”“肾”联系起来思考。景岳以命门为人体生命之门户，开始将其与子宫和肾联系起来，认为“命门与肾，本同一气”，最终又超越了这一看法，以为命门为先天之本，主两肾，而两肾皆属命门。作为“施精之门”“摄精之门”及“出生之门”的后天有形的“命门”在人的生命来说并不是特别重要，景岳借助这有形命门，通过肾而上达先天无形的“命门”，意义则非常巨大。命门成了人体的先天之本，生命之源。人体的健康与疾病全赖乎命门，命门成为人体的太极。

以上我们对由朱丹溪开始引入的理学太极观念在中医学中的发展，以及由此而导致的中医理论的嬗变作了概要的梳理。孙一奎以命门来理解太极，突出了先天之本对人体生命的重要意义。循此思路，赵献可将命门太极拓展为一个无形统摄有形的先天命门太极系统，不仅凸显了命门太极对人体生命的统摄作用，而且更具有可操作性。张介宾将太极观念运用到自然观、人体观与认识论三个领域，提出太极三说，使理学太极观与医学的结合达到了逻辑的终点。可见，由丹溪开始的太极观向中医学的渗透是一个合乎逻辑的辩证发展过程。需要说明的是，太极与命门观念的结合所引发的中医理论嬗变，不仅具有学理意义，更有实践意义。明清温补学派的形成就是以太极命门理论为根据的，如张介宾的左右归饮（丸）就是依据其太极阴阳水火理论创制的。

理学家对阴阳、五行学说的动静、刚柔、对待、互根、互藏等各个范畴，发挥得比前人细致深刻，结合到医学上后，形成了阴阳水火之辨。其中最著名、对后人影响最大的有朱丹溪的相火论、阳有余阴不足论，赵献可的阳统乎阴论以及张景岳的阳为阴主论等。

朱丹溪的相火论认为，太极动而生阳，静而生阴。凡动皆属火。人体能够保持正常的生理机能，全赖相火的推动作用。丹溪之相火为人身动气的论点，与张景岳、赵养葵所述命门之火（或称真阳、真火）有着同一意义。在正常状况下，相火为生生不息之根本。如情志过极、色欲过度、饮食不节，则相火妄动，反成“元气之贼”，煎熬真阴，变生种种疾病。程颢说：“天地阴阳之运，升降盈虚，未尝暂息，阳常盈，阴常虚。”（《濂洛关闽书》卷八）

朱丹溪是通过医易学阳主阴从、阳盛阴衰的基本理论提出阳有余而阴不足的。他说：“天地为万物父母，天大也为阳，而运于地之外；地居于天之中为阴，天之大气举之。日实也，亦属阳，而运于月之外；月缺也，属阴，禀日之光以为明者也。”（《阳有余阴不足论》）天为阳，恒圆而不缺，以喻阳有余；月为阴，虽圆而常缺，以喻阴不足。从自然现象来看就是阳有余而阴不足。他又说：“人受天地之气生，天之阳气为气，地之阴气为血，故气常有余，血常不足。”（《阳有余阴不足论》）“阳有余”是指人体中的相火容易妄动，相火妄动就会动欲伤精，而造成“阴不足”。人之情欲无涯，此难成易亏之阴气难以持守，使得阳有余而阴不足。这里的“阳常有余”，主要是强调情欲容易妄动，导致相火炽旺而发生各种疾病。

张介宾对朱丹溪“阳有余阴不足”论点持反对意见。他批评丹溪只根据天癸之盛衰，日月之盈亏，以为阳有余阴不足之论。“殊不知天癸之未至，本由乎气；而阴气之自半，亦由乎气。是形虽在阴，而气则仍从阳也。……夫阴以阳为主，所关乎造化之原，而为性命之本者，惟斯而已。”（《大宝论》）在《类经附翼·大宝论》中，他着重阐述了阳气的重要性，从形气、寒热、水火三个方面论证阳先阴后，阳为阴主的道理。虽然他也承认阴气之难成而易衰，并说“阴阳二气，最不宜偏，不偏则气和而生物，偏则气乖而杀物”（《大宝论》），但也认为阳气为生气之根本，阴亦赖阳以为固，强调阳气比阴气更重要。他说：“天之大宝，只此一丸红日；人之大宝，只此一息真阳。凡阳气不充，则生意不广，故阳惟畏其衰，阴惟畏其盛，非阴能自盛也，阳衰则阴盛矣，凡万物之生由乎阳，万物之死亦由乎阳，非阳能死物，阳来则生，阳去则死矣。”（《大宝论》）其阴阳水火之辨，促进了中医理论中气血、寒热、虚实等的发展，有着显著的成就。

（二）理气论

“理气”是宋明理学史上最重要的几对范畴之一。“气”是中国哲学史上用来标示天地万物化生源泉的独特概念，发生于春秋时期，一般以伯阳父论地震作为其产生的标志。其作为一种成熟的学说则归功于稷下道家的“精气”说。“理”则是用来标示事物运动、发展的法则，与“道”是同一类的概念。韩非子最早提出表示具体事物的规律的“理”（分理），以与表示作为万物之总则或总规律的“道”相区分。其后，这两个概念在中国哲学史上各自独立地发展。

理学家张载以“太虚即气”的命题确立了“气”作为天地万物之本的地位，“气”成为其哲学体系的最高范畴，并建立了气本论哲学。张载以理为气之理。二程以“理”（天理）为其哲学的最高范畴，因而反对张载的气本论哲学。至此，理、气两个概念在哲学论争中开始发生关联。明确地把理气作为一对范畴来进行哲学运思的是朱熹。此后，理气遂成为哲学讨论的主要话题之一。同样，理气范畴也渗入中医学，对中医的发展产成了重要影响。

在中医学最早的典籍《黄帝内经》当中，“理”字虽然并不罕见，但多指具体事物之理，如“腠理”“分理”“地理”等。而在认识论意义上，多用“道”字，如“大道”“医道”“愿闻其道”等。这一点与先秦中国哲学史上“道”“理”二字的使用情况是相呼应的。汉代之后，中经盛唐，中医学的发展主要偏重于临证经验的汇编、总结，而理论性的著述很少。这也与当时的儒学理论缺少创新一致。

“气”的概念是《黄帝内经》医学理论的基石，是中医学的核心范畴。《素问·宝命全形论》说：“人以天地之气生，四时之法成。”《素问·举痛论》说：“百病皆生于气。”《内经》就是以“气”作为认识人体生命，解释生理病理及养生治疗的基本工具的。《内经》将“气”概念运用到各个领域，形成了众多的衍生概念，如关于人体生理的有真气、宗气、营气、卫气、五脏之气，关于病因的有邪气、病气，关于药物的有药石之气，关于气候的有五运六气等。可以说在先秦哲学基础上，《内经》将气概念作了全面的发展，为诸家之最。同样在《内经》中，理与气是两个独立的概念，而且理并不是一个特别重要的概念。

到了金元之后，受理学影响，医家开始重视“理”概念。如金代成无己著《伤寒明理论》，张效忠为其书序云：“探微索隐，研究义理，得其旨趣，故无施而不可。”① 又云：“读其书而知其理。”② 金代刘完素《素问玄机原病式》序云：“夫医教者……本乎大道，法乎自然之理。”③ 罗天益为

---

① 张国俊：《成无己医学全书》，北京，中国中医药出版社，2004，第153页。

② 张国俊：《成无己医学全书》，北京，中国中医药出版社，2004，第153页。

③ 叶川、建一编纂：《金元四大医学家名著集成》，北京，中国中医药出版社，1995，第6页。

其师李东垣的《兰室秘藏》作序云："吾师尝云：至微者，理也；至著者，象也。体用一源，显微无间，得其理则象可得而推矣。"① 这本是程颐的名言，而罗氏以为其师之语，当然也可能这是古人说话的习惯，即便知为他人言语，但出于师口，便说是师言。由此可见理学影响之深。

至朱丹溪，其论医更是"参之以太极之理"（戴良语，见《丹溪翁传》）。李时珍在《本草纲目·凡例》中说："虽曰医家药品，其考释性理，实吾儒格物之学，可裨《尔雅》《诗疏》之缺。"② 张介宾有"明理"之说。可见，"理"概念已经成为金元之后中医学的重要观念。对于"理"的重视，促进了中医学的发展。金元四大医家、明代的温补派以及清代的温病学派的形成，从思维角度说，都是"穷理"，即探求医理的结果。

宋代理学家，都强调"穷理"的重要性。张载说："万物皆有理。"（《语录》）又说："诸子浅妄，有有无之分，非穷理之学也。"（《正蒙·太和》）程颐以"穷理"释"格物"："格，犹穷也；物，犹理也。犹曰穷其理而已也。穷其理，然后足以致之，不穷则不能致也。"（《遗书·卷十五》）朱熹亦主格物穷理，且将"穷理"分为"所当然之则"与"所以然之故"。（《大学或问》卷一）

理学之理的内涵，据陈来先生的意见可分为五种。"宇宙的普遍法则，这个意义的理可称为天理；作为人性的理，可称为性理；作为伦理与道德规范的理，可称为伦理；作为事物本质与规律的理，可称为物理；以及作为理性的理……可称为理性。"③ 当然，这些"理"在理学家看来是统一的。

我认为以上五种理可简化为三类，即关于宇宙总体之理的"天理"、事物之理的"物理"、人性之理和道德之理的"人理"。"天理"统摄"物理"与"人理"，是二者的根据。理学家一般不反对研究"物理"，二程就认为格物必须在一事一物上见理。程颐认为"一草一木皆有理，须是察"（《谠书》卷十八），因此要"随事观理"（《遗书》卷二十五）。与对"物理"的研究相比，二程更强调对"人理"的体验。程颢认为"心是理，理是心"（《遗书》卷十三），理与心一，因此近取诸身即可照见天地之理。"格物之理，不若察之于身，其得尤切。"（《遗书》卷十七）"世之人务穷天地万物之理，不知反之一身……善学者，取诸身而已，自一身以观天地。"（《二程外书》）

---

① 叶川、建一编纂：《金元四大医学家名著集成》，北京，中国中医药出版社，1995，第462页。

② 李时珍：《本草纲目》，北京，中国书店，1988，第31页。

③ 陈来：《宋明理学》，沈阳，辽宁教育出版社，1991，第15页。

虽然理学之理的内涵包括天理、物理和人理三方面，但理学“穷理”的重心在“人理”而非“物理”，这取决于理学成圣成贤的价值追求。天理统摄物理和人理，一方面证明理学之理的普遍性，另一方面证明人理的至上性。理学将物理、人理统摄于天理，无非是为其成圣成贤的价值追求寻找天道观的根据，为道德之善的可能提供本体论的证明。对于“物理”与“人理”，理学显然重视后者而轻视前者，理学研究物理仅仅是手段，其目的是要服务于对人理的探求。

在理学家看来，物理、人理同为天理，研求物理也可明天理、人理，但是如果只是“穷天地万物之理”，而“不知反之一身”，则非“善学者”，“善学者”应“取诸身而已，自一身以观天地”。之所以“自一身以观天地”，是因为“一身”之人理即天理，也即物理。所以，理学之理虽然包括人理与物理两大方面，但理学所关注的重心是人理而非物理，背后隐藏着理学成就圣贤的主观诉求。这样，理学之“理”就不仅具有一般的理则、法则、规律等客观事实的意义，更具有道德、至善等主观价值的意义。朱熹说：“总天地万物之理，便是太极。”（《语类》卷九十四）又说：“太极只是个极好至善底道理……是天地人物万善至好底表德。”（《语类》卷九十四）

理学之理虽然以道德至善之理为重心，但毕竟还包容了物理，给了“物理”一定的地位。这样，作为当时最有影响的理学哲学就对包括中医学在内的古代科学产生了巨大的方法论影响。正如上面所提到的到金元以后，谈理、论理的医家骤然增多。如明代医家孙一奎说：“天人一致之理，不外乎阴阳五行。”（《医旨绪余·命门图说》）“医者，要明天地阴阳上下之理，以譬周身，则自然贯通，不为异论束缚。”（《医旨绪余·问诊三焦包络》）“五行之理，顺而相生。”（《医旨绪余·问五行土无定体》）明代医家赵献可说：“阴阳之理，变化无穷。”“阴阳之理，有根阴根阳之妙。”（《医贯·阴阳论》）明代医家张景岳说：“医者，理也；理透心明，斯至矣。”“其理趣幽深，难于穷究，欲彻其蕴，须悉天人。”（《类经图翼》序）

可见医家所谈之理，主要是阴阳五行之理，与儒家所谈之理并不相同。由于医学治疗疾病，保障健康的本性决定了医学之理只能是人体的生理、病理、天地自然之理及药理等物理。人体的生理、病理虽然与人有关，但不是儒家的作为道德之理的人理，而是关于生理与病理的“物理”之“人理”。用今天的话说，医学所探究的是人的客观自然之理，儒学所探究的是人的主观精神之理。因此，医学之理在价值上应该是中性的，是事实之理；而儒学之理在价值上则是非中性的，是价值之理，是至善的。

自《内经》以来，气的概念就成了中医学的理论基石。在中医理论中，气主要分为天地自然之气和人体之气。前者又可分为自然界正常与异常的气候及万物之气，特别是药食之气。人体之气可分为生理之气和病理之气。气作为标志人体及万物客观存在及其状况的存在论的范畴，中医学并没有给出价值判断，只是作出了正常与异常之分。与理学对于气的贬抑相反，对于形成和维持人体生命的生理之气，中医是以之为宝，并主张保养的。这同样决定于医学作为养生保健科学的内在本性。因为在中国文化背景下，气（精气）成为表征人体生命本原本质的概念，人体健康与否取决于气的状态，气的存亡决定生命的存亡。因此，气是最宝贵的。《素问·疏五过论》说："治病之道，气内为宝。"《素问·生气通天论》说："圣人传精神，服天气而通神明。"

金元之后的医家仍然继承了《内经》以气为宝的传统。赵献可曰："吾身自有上池真水，气也，无形者也。以无形之水沃无形之火，当而可久者也。是为真水真火，升降既宜，而成既济矣。"（《医贯·水火论》）孙一奎云："二五之精，妙合而凝，男女未判，而先生此二肾，如豆子果实，出土时两瓣分开，而中间所生之根蒂，内含一点真气，以为生生不息之机。"（《医旨绪余·命门图说》）张景岳说："人之所赖，惟此气耳。气聚则生，气散则死。"（《类经·五过四德》）认为气是人的生命最宝贵的东西。

张载的"太虚即气"论开宋明理学家之气论研究的先河。他说："太虚无形，气之本体；其聚其散，变化之客形尔。"（《正蒙·太和》）"太虚不能无气，气不能不聚而为万物，万物不能不散而为太虚。"（《正蒙·太和》）张载认为太虚之气是万物的本原，太虚之气和万物之间存在着聚散转化关系。从本体论上讲，这属于气本论，当然他本人并没有明确地用过"气本"一语。

张载对太虚之气和万物之气又做出了属性上的区分。他说："太虚为清，清则无碍，无碍故神。反清为浊，浊则碍，碍则形。"（《正蒙·太和》）又说："凡天地法象，皆神化之糟粕尔。"（《正蒙·太和》）这在张载的哲学中有其内在的学理上的根据。正因为在本体论上有"太虚为清"和"天地法象，皆神化之糟粕"（即有形的万物为浊），才导出了"天地之性"和"气质之性"的人性二元论。"太虚之清"保证"天地之性"的至善，而"反清为浊"的阴阳之气则是"气质之性"的来源，是道德上不善的根据。所以，虽然张载主张气本论，但在其哲学中包含着对气的贬抑，蕴含着对气本论的否定。

既然“气质之性”为恶的来源，至二程便直接否定气本而主张理本。程颢说：“或者以清虚一大为天道，则乃以器言，而非道也。”（《遗书》卷十一）“清虚一大”即指张载的“太虚”。由此，二程主张理是气的根本。程颐说：“有理则有气。”又说：“有理而后有象，有象而后有数。”（《二程粹言》卷一）理是永恒的，而气则是有生有灭的。程颐说：“凡物之散，其气遂尽，无复归本元之理。”（《遗书》卷十五）又说：“天地之化，自然生生不穷，更何复资于既毙之形，既反之气！往来屈伸者，理也。”（《遗书》卷十五）在人性问题上，二程也作了“天命之性”和“气禀之性”的二元划分。以永恒不变的理保证“天命之性”的纯善，以“气禀之性”解释恶的来源。显然，二程对气的贬抑和否定远远超过了张载。

朱熹虽然在万物生成论上主张“天地之间，有理有气。理也者，形而上之道也，生物之本也。气也者，形而下之器也，生物之具也”（《答黄道夫》），以理为生成万物的理则，气为生成万物的材料，但在对气的贬抑方面，与二程同出一辙。他说：“自形而上下言，岂无先后！理无形，气便粗，有渣滓。”（《朱子语类》卷一）总之，理学出于其道德理性对感性欲求在价值上的绝对至上性的要求，主张理的先在性及其对气的统摄性，即存在着褒理贬气的一般倾向。这决定于理学作为圣贤之学的内在诉求。

由上面的分析我们知道，理学的理气概念和中医学的理气概念有很大的差别，这取决于理学与医学的不同诉求。但中医学对理、气，特别是理的重视，直接受启于理学。在理学，特别是朱熹之后，理气作为理学视域的核心话题，成为一对不可分割的范畴，这一点对中医学也产生了重要影响。

在金元之后的医家中，明确将“理”与“气”并提的首推孙一奎和张介宾。孙一奎倡“理气合一”之学。他说：“唐祖师孙思邈者，其洞彻理气合一之旨者欤！”（《医旨绪余·不知〈易〉者不足以言太医论》）而张介宾倡“理气阴阳之学”，他说：“理气阴阳之学，实医道开卷第一义，学者首当究心焉。”（《类经图翼·太极图论》）

为了更好地理解理学理气论对中医学产生的影响，我们首先回顾一下理气范畴在理学中，特别是朱熹哲学中的内涵。理气范畴在朱熹哲学中有着极其复杂的展开。这一点陈来先生做过详细的研究。陈先生认为：“从横的方面看，朱熹对理气是否有先后的讨论可分为论本原与论构成两个不同问题。这种不同的讨论角度导致朱熹在理气关系上的一些不同说法，应当注意把朱熹论构成方面的二元说法与论本原问题区别开来。从纵的方面看，朱熹的理气先后思想经历了一个发展演变的过程。早年他从理本论出发，主张理气无先后。理在气先的思想由南康之后经朱、陈之辩到朱、陆太极之辩逐步形成。理能生气曾经是他的理先气后思想的一个内容，而他的晚年定论是逻辑在先。当然，这个发展和演变的过程并不是对立面的演进和交替，在本质上，是以不同的形式确认理对于气的第一性地位。”①

可见，陈先生在根本立场上是同意朱熹哲学属理本论哲学的。当然不是简单的理本论，其理论有一个历史的展开过程，而且包含着丰富的内容。这一立场是学界的主流，也有着相当的根据。另外，新近，郭齐勇先生认为：“朱子的理气观既不是唯气的，也不是唯理的，更不是理气二元对立的，它强调理气混成一体的圆相论。”② “因此理气先后论是对理气混成论的一种补充。”③ 郭先生的观点独标新意，对于破除长期以来形成的唯心、唯物的二元对立模式具有积极意义，而且就朱子哲学来说，这样理解也不无根据。在理学系统中除了理气先后这一主要话题外，还有理气动静、理气同异、理气强弱的争论。

那么医家是如何理解理气之间的关系的呢？孙一奎说：“天地间非气不运，非理不宰，理气相合而不相离者也。何也？阴阳，气也；一气屈伸而为阴阳动静，理也。理者，太极也，本然之妙也。”（《医旨绪余·不知〈易〉者不足以言太医论》）孙一奎的“理气相合”之说是对朱熹理气不分先后的继承。《朱子语类》卷一云：“或问先有理后有气之说。曰：不消如此说；而今知得他合下是先有理后有气邪？后有理先有气邪？皆不可得而推究。”这也就是陈来先生所指出的朱子理气论在构成论上的二元说法，或郭齐勇先生提出的朱子理气观为理气混融一体的圆相论。

下面的说法更可证明这一点。孙一奎说：“天地万物，本为一体。所谓一体者，太极之理在焉。故朱子曰：太极只是天地万物之理。在天地，统体一太极；在万物，万物各具一太极。即阴阳而在阴阳，即五行而在五行，即万物而在万物。夫五行异质，四时异气，皆不能外乎阴阳。阴阳异位，动静异位，皆不能离乎太极。人在大气中，亦万物中一物尔，故亦具此太极之理也。惟具此太极之理，则日用动静之间，皆当致夫中和，而不可须臾离也。医之为教，正示人节宣天地之气，而使之无过不及。”（《医旨绪余·太极图抄引》）孙一奎继承朱子的说法，认为天地万物皆具太极

① 陈来：《朱熹理气观的形成和演变》，《哲学研究》1985 年第 6 期。
② 冯达文、郭齐勇：《新编中国哲学史（下册）》，北京，人民出版社，2004，第 71 页。
③ 冯达文、郭齐勇：《新编中国哲学史（下册）》，北京，人民出版社，2004，第 71 页。

之理，但孙一奎认为太极之理并不是外在或先在于万物，而是即阴阳、五行、万物而在的，理气是合一的。

张介宾《太极图论》云："太极者，天地万物之始也。……太虚之初，廓然无象，自无而有，生化肇焉，化生于一，是名太极，太极动静而阴阳分。故天地只此动静，动静便是阴阳，阴阳便是太极，此外更无余事。朱子曰：太极分开，只是两个阴阳，阴气流行则为阳，阳气凝聚则为阴，消长进退，千变万化，做出天地间无限事来，以故无往而非阴阳，亦无往而非太极。夫太极者，理而已矣。朱子曰：象数未形，理已具。又曰：未有天地之先，毕竟先有此理。"

在这里，景岳引用了朱子的"象数未形，理已具"和"未有天地之先，毕竟先有此理"之说，并且自己也说"夫太极者，理而已矣"，似乎在理气观上主张理先气后之说。因此，有论者认为："张介宾所谓太极是指精神性的本体。"[①] 但对这一问题，应作进一步的分析。在上文，景岳说："太极动静而阴阳分。故天地只此动静，动静便是阴阳，阴阳便是太极，此外更无余事。"可见景岳首先是以阴阳为太极，并且说"此外更无余事"，这与朱子以阴阳为形而下的气，理（太极）为形而上的道是完全不同的。

景岳在下文接着说："先儒曰：天下无理外之气，亦无气外之理。故理不可以离气，气不可以外理，理在气亦在，气行理亦行。夫既有此气，则不能无清浊而两仪以判；既有清浊，则不能无老少而四象以分。故清阳为天，浊阴为地，动静有机，阴阳有变。由此而五行分焉，气候行焉，神鬼灵焉，方隅位焉。河洛布生成之定数，卦气存奇偶之化几。有死有生，造化之流行不息；有升有降，气运之清长无端。体象有常者可知，变化无穷者莫测。因而大以成大，小以成小。大之而立天地，小之而悉秋毫，浑然太极之理，无乎不在。所以万物之气皆天地，合之而为一天地；天地之气即万物，散之而为万天地。故不知一，不足以知万，不知万，不足以言医。"

在此，景岳首先借先儒之言肯定了理气的不可分离性，并且对由气所化生的天地万物作了详尽的论述，所以在理气观上景岳不是理本论者，而应该是理气合一的圆相论者。虽然景岳引用了朱子的理在气先之说，这只能说朱子的影响之深。景岳虽然在主观上推崇朱子之学，但是医学与理学毕竟本性不同。医学与理学都是关于生命的学问，但是理学所关注的是人

---

① 徐仪明：《性理与岐黄》，北京，中国社会科学出版社，1997，第102页。

的道德，是人的精神生命；而医学所关注的是人的肉体，是人的肉体生命。精神生命可以用理作为本体，凸显精神对肉体、理对气所具有的绝对优先性；而肉体生命只能以“气”作为本体，才能展开治疗养生实践。所以，无论景岳在主观上如何崇拜朱熹，“理”也不能成为其医学哲学的本体。因此，景岳的“太极之理”不具有本体论的意义，能够成为天地宇宙本体的只能是“气”。所以，景岳在文章的最后说：“理气阴阳之学，实医道开卷第一义，学者首当究心焉。”

“理”虽然在中医学里不具有宇宙本体论的意义，却有着重要的认识论意义。理是认识的目的，是开展医学实践的前提。孙一奎在《医旨绪余·不知〈易〉者不足以言太医论》中说：“惟会理之精，故立论之确，即通之万世而无敝也。”并引用《中和集》的话说：“盖人心静定，未感物时，湛然天理，即太极之妙也。一感于物，便有偏倚，即太极之变也。苟静定之时，谨其所存，则天理常明，虚灵不昧，动时自有主宰，一切事物之来，俱可应也。静定工夫纯熟，不期然而自然，至此无极之真复矣，太极之妙应明矣，天地万物之理悉备于我矣。”

景岳在《景岳全书·明理》一文中说：“万事不能外乎理，而医之于理为尤切。散之则理为万象，会之则理归一心。夫医者一心也，病者万象也。举万病之多，则医道诚难，然而万病之病，不过各得一病耳。譬之北极者，医之一心也；万星者，病之万象也。欲以北极而对万象则不胜其对，以北极而对一星则自有一线之直，彼此相照，何得有差。故医之临证，必期以我之一心，洞病者之一本，以我之一对彼之一，既得一真，万疑俱释，岂不甚易？一也者，理而已矣。苟吾心之理明，则阴者自阴，阳者自阳，焉能相混？阴阳既明，则表与里对，虚与实对，寒与热对，明此六变，明此阴阳，则天下之病，故不能出此八者。”后期中医学对“理”的认识论意义的重视，应该说是朱子理在气先说在医学中的特殊发展，对中医学的发展产生了积极的作用。

通过以上讨论，可以得出如下结论：理学理气论对后期中医学的发展产生了重要影响。由于理学的启导，后期中医学强调对医理的研究。但是由于中医学与理学属于不同的两门学科，二者在深层上对理、气的理解是不同的。医学所探讨的理是医理，人体生命科学之理；而理学所探讨的理主要是道德之理、社会之理。由于理学的价值立场，在理气观上存在着褒理贬气的倾向；而中医学则不同，是重理宝气。在理气关系上，中医学继承了朱子的理气不分先后论，主理气合一之学。朱子的理本论在认识论上发展为中医学对理的重视。

（三）理（德）欲论

理（德）欲问题即宋明理学的天理人欲之辨，是理学本体论上的理气之辨在道德哲学领域的引申，也是理学成立的目的所在。由于价值立场的需要，理学在理气问题上存在着“褒理贬气”的倾向。相反，中医学由于其养生治疗的根本目标，决定了其在学理上不存在“褒理贬气”的问题，而是重理（医学之理）宝气（生命之气）。理学各派虽然在本体论上所持见解不同，但在理欲问题上的看法大致相同。

理学以天理之善，说明人本性之善；以气禀的驳杂，解释现实的人性之恶。这一观点运用于伦理学即天理人欲之辨，在道德修养上倡导“存天理，灭人欲”的功夫。理学家认为，最高的天理是保证人的道德之善的可能的根据，人在禀气受形，有了形体生命后由于气有清浊之异，在现实上，就可能有善恶之别。但理学并不认为由于气质带来的恶不能改变，相反，经过后天的努力修为是可以成为圣贤君子的。张载就主张“知礼成性，变化气质”。

理学的理欲之辨引入医学后，其道德伦理的意义，即养德的意义结合医学实践在养生与发病理论方面有了深入发展，使得后期中医学的发展具有明显的道德论的色彩。

朱丹溪《相火论》云：“周子曰：神发知矣。五性感物而万事出。有知之后，五者之性为物所感，不能不动。谓之动者，即《内经》五火也。相火易起，五性厥阳之火相煽，则妄动矣。火起于妄，变化莫测，无时不有，煎熬真阴，阴虚则病，阴绝则死。君火之气，《经》以暑与湿言之；相火之气，《经》以火言之。盖表其暴悍酷烈，有甚于君火者也。故曰相火元气之贼。”又说：“心，君火也，为物所感则易动。心动则相火亦动，动则精自走，相火翕然而起，虽不交会，亦暗流而疏泄矣。”（《阳有余阴不足论》）丹溪认为人禀生受形之后，为外物所感，五火不能不动，且极易妄动，致使火妄伤阴，而成为潜在的病因。就是说为外物所感的人欲是重要的致病因素，所以在养生上主张以理学的“主静”论和“人心听命乎道心”论为不二法门。丹溪说：“周子又曰：圣人定之以中正仁义而主静。朱子曰：必使道心常为一身之主，而人心每听命焉。此善处乎火者，人心听命乎道心，而又能主之以静。彼五火之动皆中节，相火惟有裨补造化，以为生生不息之运用耳。何贼之有？”（《相火论》）又说：“所以圣贤，只是教人收心、养心，其旨深矣！”（《阳有余阴不足论》）

丹溪在饮食与房事养生方面很强调“养德”的重要意义，作《饮食箴》和《色欲箴》并置于《格致余论》之首。他认为，“口能致病，亦败尔德”“既丧厥德，此身亦瘁”。“德”即是天理的表现，“养德”即追求天理的道德修养。丹溪把“养德”与“养生”结合起来，“养德”与“养生”互为条件。不能“养德”则不能“养生”，不能“养生”亦不能“养德”。在《阳有余阴不足论》中丹溪说：“各自珍重，保全天和，期无负敬身之教。”在其他篇章中，丹溪也反复提到“德”“忠”“敬”“孝道”这些儒家的概念。丹溪受理学影响将“养德”与“养生”看成一回事，强调儒家的“养德”对“养生”的意义。

其他如孙一奎、赵献可、张景岳等也非常重视“德”对养生与发病的意义。如景岳云：“智者不以人欲害其天真，以自然之道，养自然之寿，而善终其天年。”（《类经・藏象类》）又说：“人身亦是如此，静时纷扰，则动时安能中节？故周子以主静为本，程子以主敬为本，其理一也。”（《类经・摄生类》）以理学之“静”“敬”解说养生之道。赵献可特别强调人欲与发病的关系，在其三因论内因论后特别注释：“本注：劳心好色，内之因也。”（《医贯・绛雪丹书・论血症》）又说：“今人纵情嗜欲，以致肾气虚衰，根本先绝矣，一或内伤、劳役，或六淫、七情，少有所触，皆能卒中。”（《医贯・主客辨疑・中风论》）可见，其将人欲房事看成基本的致病因素，是触发其他疾病的前提。这是其受理学太极论影响，以命门和肾为人体生命之本的生命本体论的必然结论。既然在道德修养上，人欲（广义，指人的各种欲望）是人成就道德的阻碍；那么在医学与养生上，人欲（狭义，主要指性欲）自然成为影响健康的基本的潜在因素。

后期中医学对人欲在养生、发病及治疗上的意义的重视显然源于理学的理欲之辨，是这一学说在医学上的运用和发展。从哲学角度看，这是理先气后论的曲折反映。后期中医学把养德与养生联系起来，肯定了二者之间的必然联系。这一观点基本上是正确的，孔子在两千年前就说过“仁者寿”。古今人类的实践也证明道德修养能够促进人的健康。但必须指出的是养德与养生毕竟是两个不同的领域，二者之间的联系需要一个中间环节，这就是人的心理状态。道德修养好的人往往心境良好，故能增进健康。后期中医学在这一点上存在着夸大二者联系的缺陷，往往把养德与养生等同起来，这是不对的，这一点必须指出。

在学理上，中医学重理宝气，理气并重，而理学的褒理贬气导出的伦理学上的理欲之辨对中医的养生、发病与治疗思想产生了重要影响，强调养生与养德的必然联系。以上应该是理学理气论渗入中医学后两个学科之间的矛盾运动展开的基本内容。

（四）先天、后天论

邵雍创先天象数学，而宋代理学的象数学说阐发了先天后天之说。金元医家亦注意先后天之医理，金代李东垣倡温补脾胃，明代薛己以肾论治，赵献可、张景岳补肾命水火，李中梓则总结各家之说，提出脾肾先后天之说。张景岳也说："先天者，真一之气，气化于虚，因气化形，此气自虚无中来；后天者，血气之气，气化于谷，因形化气，此气自调摄中来。"（《类经·摄生类》）

先天后天的概念引入医学后，结合到生理研究方面，促进了精气生化之源的探讨。先天之本在肾，中医的肾和命门学说与现代医学所说之生殖、胚胎、遗传的物质基础及内分泌系统的功能有一定关系。后天之本在脾。中医脾胃学说可包括现代医学所说之消化系统的功能，也含有气血生化之源的重要作用。先天与后天又互相资生，共同维持正常的人体生理活动。当前对脾、肾实质的研究，已取得可喜的成果，证明古人认为肾为先天之本，脾为后天根本的论点，基本上是正确合理的。

以上我们对影响后期中医学的理学自然哲学观念作了概要梳理，至于理学与医学之间具体的关系，我们在以下的篇章中再作进一步的阐发。下面对理学影响后期中医学具体发展的阶段作一说明。

应该说理学在北宋产生后不久就开始向医学渗透。早期的影响可以说是自发的，是方法论上的。如成无己注释《伤寒论》之著作，名《伤寒明理论》，显然是受理学家重理思想使然。在金元四大家之刘完素、张从正、李杲等人的著述中也可看到理学的痕迹。但总体说来，这一时期理学对医学的影响是不自觉的，是方法论层面上的。

自觉地将理学引入医学建构理论体系的当首推丹溪。可以说是丹溪开始了以理学理论来充实发展医学理论的尝试。丹溪的理论在今天看来，虽然还不系统清晰，由此而引发了后来的很多争论，如其以"相火"为病理之火就曾引起了景岳的强烈不满和批评，但其首创之功不可否定。丹溪之于医学发展，厥功甚伟。存在的问题是学术发展中在所难免的，正是由此而促进了学术争鸣与医学的发展。

理学对医学最深刻的影响在于太极命门论的形成、发展与完善。正是基此，我们才说后期中医学在理论上发生了嬗变，使得中医学理论更加细密深刻，带来了后期（元明清）中医学实践的繁荣局面。在创建太极命门说的过程中，应该说以孙一奎、赵献可和张景岳的贡献最巨。孙一奎为创始者，经过赵献可和张景岳的努力，太极命门说完成了理论的建构，理学影响医学达到了高潮。到了清代温病学派崛起，这一运动也就走向了其历史终结点。当然其理论成果已经融入整个中医学理论体系中，成为其有机的组成部分。

五、宋明理学与中医伦理学

前面说过，宋明理学对后期中医学的影响包括思想方法与学风，哲学范畴、命题和道德伦理三个方面。思想方法与学风属于宏观整体方面，哲学范畴、命题属于微观学理方面。宏观整体方面属于一般哲学方法论对具体科学的影响；微观学理方面属于古代自然哲学对具体科学的渗透。如果宋明理学或者说新儒学对后期中医学的影响仅限于这两方面，儒与医还可以说是泾渭分明的，而道德伦理方面的影响就使得医与儒的关系更加密切。儒学的道德至上性与医学的解除病患的实用性，通过道德伦理的纽带，使得医与儒不仅在学术思想上，而且在现实上彼此渗透、融通在一起了。

儒家之学是以内在的个人道德修养以及外在的社会治理为目的的，用《大学》的话说就是“修身、齐家、治国、平天下”。除了个人的道德修养之外，儒学非常重视人伦关系，特别是家族伦理，其核心就是“孝悌”，尤其是“孝”德更是核心中的核心。在普通的人际关系中，儒家主张“仁”“仁者爱人”“亲亲而仁民”。关于“仁”与“孝”的关系，孔子弟子有子说：“孝悌，其为仁之本与！”从儒学的逻辑体系来说，仁是涵盖诸德的总名，是诸德之本，也是儒学之本。但从实践来看，儒学认为人的伦理道德实践只能从最亲密的家庭内部特别是亲子关系开始，所以，孝悌是实践仁的开始，也就是仁之本。因此，仁与孝悌在儒学中占有极其重要的地位就是不言而喻的。当然，孝、悌、仁首先是道德情感，孝敬父母，尊敬兄长，对人友善。但是，孝、悌、仁不能仅仅停留在道德情感和待人接物的态度与行为上，能够做到这些当然不错，但还不够。

从更高的标准看，当父兄甚至外人遇到患难而无力拯救也不能算是合格的孝子贤弟和仁人。因此，儒家的道德伦理内在地要求儒者具有救民于水火的本领。当然，孔孟等早期儒家关注得最多的还是外部的社会问题，即如何通过儒家的教化提升人们的道德水平；如何使儒者参与社会治理，建设和谐社会。至于内在的个人患难，特别是身体的疾病问题，这个问题在孔孟早期儒家那里还没有明确地被认识到和提出来，但在道理上是应该包含于其中的。

在孔孟思想中包含着丰富的养生思想，特别是精神心理的养生内容。《论语·乡党》记载："康子馈药，拜而受之。曰：丘未达，不敢尝。"关于这次康子馈药之事，记载简略，具体缘由不得而知，在此做些推想。一种可能是孔子确实病了，康子馈药。受人之馈，理应拜谢，故"拜而受之"。但自己不通晓药理，不敢随意服用。这种可能性不大。如果孔子真的病了，康子不太可能随意馈药。或者康子通晓医药，为孔子诊病馈药，或请医家为孔子诊病馈药。这两种情况，孔子都没有理由说"丘未达，不敢尝"。另一种可能是孔子没有病，没有病为什么馈药？那时可能就有了服药保养之风，康子对此深信不疑，并与孔子分享。孔子对此则保持审慎的态度，自己没有研究，不知其理，不敢随意使用，体现了孔子实事求是的科学精神。我觉得这种可能性比较大。由此，我们可以略知原始儒家与医学的关系了。

孔子批评过樊迟学习种地、种菜的想法，说他是小人。这件事在过去被认为是孔子轻视劳动人民的证据，其实并不是那么回事。孔子的理想是培养具有高尚道德并且具备治理社会能力的士君子。孔子认为从事任何事业都需要一定的技艺，并非轻视劳动人民和农业技术，而是知道一个人的精力、时间有限，不能样样精通。对孔子要培养的社会治理者来说，最重要的技术就是"六艺"，孔子本人也是"六艺"专家，他就是以此授徒的。医在古代也是一种"艺"，而且是比一般的技艺更高的技艺，因为医学关系到人的生命。《内经》称医生为"工"，而且在水平上有上、中、下之分。孔子说过："人而无恒，不可以作巫医。"人们往往根据这句话认为孔子轻视医学，因为这里"巫""医"并举。这显然是以今天的观点揣度古人。

文化人类学研究证实，上古时期的"巫"是具有崇高地位的，往往由部落首领或国王兼任。"巫"字上面的"一"表示"天"，下面的"一"表示"地"，中间的"丨"表示联通天地，中间是人。"巫"正是能够沟通天地的人。后来随着人类社会的进步，理性的发展，"巫"的神圣地位衰落了。但"巫"在社会生活中依然具有重要影响。远古时代"巫""医"不分，后来虽然"巫""医"分途，由于历史的原因，二者之间还是保持着一定的联系。"巫""医"不是一般的技艺，是需要付出相当的努力才能成就的。孔子以巫、医为例说明人要成就某种技艺必须持之以恒才行。也正是因为如此，原始儒家才未轻易言医，而是对之保持一定的敬畏之情。后来的孟子、荀子等儒学大师，虽然在他们的著作中提到过疾病、医药问题，显然都没有深入的研究。这是儒家的现实使命决定的。这并不证明儒学与医学完全没有关系，不能容纳医学。只是历史的发展还没有走到这一步，儒学与医学的内在联系还没有展现出来。

最早把儒家的道德理想与医学联系起来可能还是医家。儒家的长期教化使得人们特别是知识分子具备了以孝悌仁爱为基本内容的道德理想和信念，而当孝悌仁爱的对象身处病患之中时，怎能不去思考如何医治挽救？儒家的道德理想和信念很容易成为医家医学实践的道德动因，而且这种动因是恒久而且强烈的。徐仪明先生认为："孔孟的仁孝观首先对古代医学的发展产生了一定的影响，从汉晋到隋唐不少著名医家都提出了知医为孝的观点。"①

"医圣"张仲景据说原本是长沙太守，是一位做官的人。汉代儒家已经成为知识界的主流，能做官的人大多数是儒家知识分子，仲景也不例外。东汉末年，战乱频仍，疾病流行。张仲景家族原来的二百多人，竟然有三分之二因伤寒死亡了。因为大量亲人以及百姓的亡故，仲景再也无法仅仅安心于做官了，起而研究医道，"勤求古训，博采众方"，结合自己的医疗实践写成了中医方书经典《伤寒杂病论》。仲景曾经批评当时的"士人"说："曾不留神医药，精究方术，上以疗君亲之疾，下以救贫贱之厄。"（《伤寒论》自序）这里的"上以疗君亲之疾，下以救贫贱之厄"就生动地体现了仲景仁孝的崇高伦理动机。

晋人皇甫谧说："夫受先人之体，有八尺之躯，而不知医事，此所谓游魂。若不精通于医道，虽有忠孝之心，仁慈之性，君父危困，赤子涂地，无以济之，此固圣贤所以精思极论尽其理也。"（《甲乙经》序）皇甫谧和仲景一样也不是出身于医，原来习儒，中年患风痹，乃钻研医学。儒家的道德信念是他习医的巨大动力。皇甫谧最早讲出了"虽有忠孝之心，仁慈之性"，然"君父危困，赤子涂地，无以济之"，不能算是真正的孝子仁人，所以应该"精思极论尽其理"，通晓医道，这是成为圣贤的重要条件。这里已经蕴涵了"知医仁孝"的思想。

南齐人褚澄在其《褚氏遗书》中说："夫医者，非仁爱之士，不可托也；非聪明理达之士，不可任也；非廉洁淳良，不可信也。是以古之用医，必选名姓之后。其德能仁恕博爱，其智能宣畅曲解，能知天地神祇之次，能明性命吉凶之数。"这是把对普通士人的道德要求扩展至医家，成为医家职业道德的开始。张仲景、皇甫谧对医家的要求还只是仁爱忠孝，只是作

① 徐仪明:《孔孟仁孝观与宋儒的重医倾向》,《孔子研究》2000年第5期。

为一个合格的社会成员都应该具有的道德素质，而褚澄对医家的道德要求除了“仁”以外，还增加了“智”的要求。要求医家：聪明理达，宣畅曲解，知天地神祇之次，明性命吉凶之数。这些都是更高的智力方面的要求，在今天看来已经不属于道德范畴，在古代则是道德范畴的重要方面。

唐人孙思邈在《备急千金要方》序中也说：“君亲有疾不能疗，非忠孝也。”“若有疾厄来求救者……皆如至亲之想。”上述诸位医家的言论都是儒家道德观念特别是仁孝观念在中医学中的发展。儒家道德要求，作为一个人，特别是士人，在家做孝子，仕朝做忠臣。孝子忠臣当然要有实际行动，而实际行动是需要一定的能力为前提保证的。做孝子、忠臣的能力虽然有大小之别，但还是在生活和学习中就可以逐渐掌握的一般能力。对深受儒家道德观念浸染的医家看来，诊治疾病的能力也是孝子、忠臣应该具备的重要能力。为了能够时刻保证君父的身体康健，就必须学习并精究医术。徐仪明先生说：“张仲景、皇甫谧、褚澄、孙思邈等人可谓在历史上开了医孝合一论的先河，这说明孔孟奉亲养老的观点，并力求掌握医药知识的愿望，容易在以救死扶伤为己任的医家中产生反响，这也体现了在社会生活中人们都有希望自己的亲人健康长寿的共同意愿。”[①]

虽然从张仲景开始，很多医家已经自觉地以儒家孝子忠臣的道德要求自己，但总体说来，医家的社会地位并不高。医家被看成是“工”，不过是百工之一，甚至医家的生命都没有保障。文挚以怒法治愈了齐王之病却被齐王鼎烹，扁鹊因医技高超遭太医令李醯嫉恨刺杀，华佗不愿意为曹操服务也枉死狱中。仓公淳于意算是幸运的，被人诬告押解长安，多亏小女儿缇萦为之辩白，又幸遇仁慈的汉文帝而得生。由于医家如此凄惨的境遇，一般士人并不愿意研医。华佗就曾经有“本作士人，以医见业，意常自悔”[②] 之慨叹。作为医圣的张仲景，史书竟然无传，亦可见医家之境况。扁鹊、仓公得立传于《史记》，除了他们的医学成就外，我想恐怕与其遭遇得到司马迁的同情有关。司马迁在《扁鹊仓公列传》的最后说：“老子曰：‘美好者，不详之器。’岂谓扁鹊等邪？若仓公者，可谓近之矣。”司马迁本人因为李陵投降匈奴辩护而遭宫刑之辱，他们是同病相怜吧。

宋朝建立之后大兴文教，其中也包括重视医学事业。宋代的很多帝王都重视甚至亲自主持医学著作的编写，呈现出完全不同于以往的一种新气象。同时，在文人士大夫之间也渐兴重医之风。一代名臣范仲淹年轻时说过一句影响了中国历史，至少是影响了中国医学史的话：不为良相，即为

---

① 徐仪明：《孔孟仁孝观与宋儒的重医倾向》，《孔子研究》2000 年第 5 期。

② 陈寿：《三国志·魏书·方技传·华佗传》，北京，中华书局，1999，第 595 页。

良医！范仲淹的这句话并非一时心血来潮之言，而是有着深刻的学理和信仰背景的。

儒家从孔子开始就立志修养道德，增长才干，报效国家，服务百姓。《三字经》说“上致君，下泽民”。致君，即辅佐君主成为上古尧舜禹那样的明君、圣君；泽民，即给百姓带来利益，服务于人民。早期儒家要实现自己的价值目标一般都选择出仕，即做官。做官在真正的儒家来说只是实现人生价值的手段而不是人生的目的。问题是政府需要的官员总是有限的，而读书人的数量远远多于官员数量。那么，不能入仕的读书人怎么办？这是后来的儒家不能不考虑的问题。范仲淹就给出了一种答案。

在范仲淹看来，做官并不是人生的根本目的，而只是实现人生价值的一种手段。虽然并不是每个读书人都有机会做官从政，但这并不影响儒家人生价值的实现。实现人生价值的途径有多种，并非从政一途。其中，从医——做一名良医也是非常理想的一条路。虽然，由于自己的境遇，范仲淹后来没有从事医学，但他却为后世的读书人指明了一条实现人生价值的光明大道。金元医家的集大成者朱震亨就是在范仲淹影响下由儒而医的杰出人物。他说：“士苟精一艺，以推及物之仁，虽不仕于时，犹仕也。”①

《宋元学案·安定学案》记载，“宋初三先生”之一的胡瑗（993～1059年）有一弟子：“就学京师，所赍千金，偎荡而尽，身病瘠将危，客于逆旅。适其父至，闵而不责，携之谒安定，告其故。曰：‘是宜先警其心，而后教谕之以道也。’乃取一帙书曰：‘汝读是，可以知养生之术。知养生，而后可学矣。’视之，乃《素问》也。读未竟，惴惴然惧伐性之过。自痛悔责。安定知已悟，召而诲之曰：‘知爱身，则可修身。自今以始，其洗心向道，取圣贤书次第读之。既通其义，然后为文章，则汝可以成名。圣人不贵无过，而贵改过。勉勤事业！’先生锐颖善学，取上第而归。”② 可见，胡瑗已经把习医养生作为修身进德的必备功夫了。只有通晓医道才能明白养生之理，只有身体健康才能进德修业。果然，其弟子读《素问》而明纵欲伐性之害而悔过自新，用功学业，终于在科举考试中取得了好名次而荣归故里。

作为理学创始人的“北宋五子”大多通晓医道。邵雍精通养生之道。他平日吟风弄月，生活过得宁静恬淡。他的诗集《击壤集》中有很多养生寿老的内容。《百病吟》云：“百病起于情，情轻病亦轻。可能无系累，却

---

① 戴良：《丹溪翁传》，刘时觉、林乾良、杨观虎编著：《丹溪学研究》，北京，中医古籍出版社，2004，第439页。

② 黄宗羲著，全祖望补修：《宋元学案·安定学案》，北京，中华书局，1986，第59页。

是在依凭。秋月千山静，春华万木荣。若论真事业，人力莫经营。”指出情志是致病的重要因素，与中医学的认识是一致的。又《病起吟》云：“病作因循一月前，岂期为苦舟淹延。朝昏饮食是难进，身体虚羸不可言。既劝佳宾持酒盏，更将大笔写诗篇。始知心者气之帅，心快沉疴自释然。”从自身的病患中感悟出了精神对身体的调控作用，因而反对以服食药石来养生的方法。《感事吟》云：“用药似交兵，兵交岂有宁？求安安未得，去病病还生。汤剂未全补，甘肥又却争。何由能寿考？瑞应老人星。”强调用药饵养生应慎之又慎，确属经验之谈。

张载不仅知医，而且诊过病。邵伯温《邵氏闻见录》卷十五记载了张载为邵雍诊病的事：“子厚知医，亦喜谈命，诊康节脉曰：‘先生之疾无虑。’又曰：‘颇信命否？’康节曰：‘天命某自知之，世俗所谓命，某不知也。’子厚曰：‘先生知天命矣，尚何言。’”张载在其哲学著作《正蒙》中常常引用医理。《动物》篇说：“寤，形开而志交于外也；梦，形闭而气专乎内也。寤所以知新于耳目，梦所以缘旧于习心。医谓饥梦取，饱梦与，凡寤梦所感，专语气于五脏之变。容有取焉耳。”这里的“医谓”指《灵枢经》的《淫邪发梦》篇，中有“甚饥则梦取，甚饱则梦与”之说。张载在《经学理窟》中认为《内经》等医书是“圣人存此”，可见其对《内经》的评价之高，及其对医道的重视。

二程兄弟主张格物穷理，其中就包括对人体生理的研究。二程说：“人脉起于阳明，周旋而下，至于寸口，自然匀长，故于此视脉。又一道自头而下，至足大冲，亦如气口。此等事切于身，然而人安然恬于不知。至如人为人问‘你身上有几条骨头，血脉如何行动，腹中有多少藏府’皆冥然莫晓。今人于家里有多少家活屋舍，被人问著，已不能知，却知为不智，于此不知，曾不介意，只道是皮包裹，不到少欠，大小大不察。近取诸身，一身之上，百理具备，甚物是没底？背在上故为阳，胸在下故为阴，至如男女之生，已有此象。天有五行，人有五藏。心，火也，著些天地间风气乘之，便须发燥。肝，木也，著些天地间风气乘之，便须发怒。推之五藏皆然。”（《二程遗书》卷二下）二程以人体寸口脉和太冲脉的循行为例，论说这些与人的关系非常密切的问题却不为人知晓。至于说人体的脏腑构造、血脉的运行更是无从知晓了。当被人问及家里的东西而自己不知时，知道自己不智，可是对人体脏腑生理构造不知，却不认为是问题，在二程看来是很奇怪的。二程认为“一身之上，百理具备”，所以对人身之理的研究也是穷理的重要内容。徐仪明先生说：“在北宋这种崇尚医学的政治背景和社会背景下，胡瑗、范仲淹、邵雍、张载、程颢、程颐等理学先驱者、奠基人，无不援医入儒，使这一儒学复兴过程之中，始终伴随着与传统医学的相互作用与相互渗透。”[①]

朱熹是理学的集大成者，也是整个古代最博学的人之一。他说：“博学，谓天地万物之理，修己治人之方，皆所当学。”[②] 朱熹对古代重要的医典都有所研究，据明《李镰医史》卷六载，朱熹对《难经》《脉经》作了甚为详尽的讨论，并作《伤寒补亡论跋》。朱熹对《黄帝内经》的研究相当深入，说：“至于战国之时，方术之士，遂笔之于书，以相传授，如列子所引，与夫《素问》《握奇》之属，盖必有粗得其遗言之仿佛者，如许行所道神农之言耳。”[③] 北宋以来的疑古之风甚盛，司马光、程颐等人否认《内经》为黄帝所作，而朱熹却认为《黄帝内经·素问》的确保存有黄帝时代的医学资料，因此他同意黄帝“其师岐伯明于方，世之言医者宗焉”的观点。

朱熹在注《楚辞·天问》时引用过《黄帝内经》的原文，还说：“《素问》语言深，《灵枢》浅，较易。”[④] 另外，朱熹还著有《送夏医序》《跋郭长阳医书》，对古代经方、诊脉部位、用药之道均有独到的见解，特别提出“择民之聪明者教以医药，使治疾病，此仁人之心也。”[⑤] 朱熹对医术也有具体的论述。他说：“人病伤寒，在上则吐，在下则泻，如此方得病除。”[⑥] 看来朱熹对张仲景汗、下、吐三法治疗伤寒是非常熟悉的。又说：“大黄不可为附子，附子不可为大黄。”[⑦] 大黄是寒凉峻猛的泻下药，附子是温热火燥的补阳药，二者药性截然相反，误用则伤人性命。可见朱熹对中医药学还是颇有研究的。

正如徐仪明先生说：“宋儒对医学甚感兴趣，但其研究《内经》重点还在其有关的哲学理论范畴方面。”[⑧] 理学作为中国古代社会后期占统治地位的思想，对社会的影响是巨大的。宋儒虽然不一定自己都精通医学，但其重视医学、倡导知医为孝的观念对社会特别是儒生和医家产生了重要影响。“程颢是理学家中把医道与孝道相提并论的始作俑者。”[⑨] 程颢说：“病卧于床，委之庸医，比于不慈不孝。事亲者，亦不可不知医。”（《二

---

① 徐仪明:《性理与岐黄》,北京,中国社会科学出版社,1997,第8～9页。
② 朱熹:《朱子语类》卷64,北京,中华书局,1986,第1564页。
③ 朱熹:《朱熹集》卷72,成都,四川教育出版社,1996,第3797页。
④ 朱熹:《朱子语类》卷138,北京,中华书局,1986,第3278页。
⑤ 朱熹:《朱熹集》卷8,成都,四川教育出版社,1996,第4297页。
⑥ 朱熹:《朱子五经语类》卷36,文渊阁四库全书本。
⑦ 朱熹:《朱子语类》卷4,北京,中华书局,1986,第61页。
⑧ 徐仪明:《性理与岐黄》,北京,中国社会科学出版社,1997,第12页。
⑨ 徐仪明:《性理与岐黄》,北京,中国社会科学出版社,1997,第12页。

程外书》卷十二）父母卧病于床，交付给庸医处理，这与不慈不孝没有区别。侍奉双亲不能不懂医道。程颐对知医为孝的道理说得更清楚："今人视父母疾，乃一任医者之手，岂不害事？必须识医药之理，别病是如何，药当如何，故可任医也。"（《二程外书》卷十八）现在的人把父母的疾病完全交付在医家手里，难道不误事？必须懂得一些医药的道理，明白疾病是怎么回事，药是怎么回事，才能任用医家。有人说："己未能尽医者之术，或偏见不到，适足害事。"程颐说："且如识图画人，未必画得如画工，然他却识别得工拙。如自己曾学，令医者说道理，便自见得，或己有所见，亦可与他商量。"（《二程遗书》卷十八）有人担心自己对医道一知半解，又固执己见，反而误事。程颐认为自己学画虽然不如画工画得好，但却能识别画工水平的高低，让医家说病理，自己就能理解，或者己有所见与医家商量。这样就不至于被人摆布。

由于宋儒的倡导，到了明代，儒者通医已经是很普遍的事了。在著名的理学家中，通晓医道的有王艮、王廷相、何瑭、吕坤、方以智、黄宗羲、王夫之、傅山、吕留良、颜元诸人。其中，傅山在妇科方面造诣颇深，在中医妇科学史上占有重要地位。此外，宋以后行医者，特别是有医学著作传世者，大多数是儒者出身，往往因为各种原因弃举业而操岐黄之术。如易水学派创始人张元素就是因为二十七岁时参加经义进士，误犯庙讳而落第，乃去学医。刘完素学宋儒好《易》而引《易》入医。李杲素学儒，元代砚坚的《东垣老人传》说："受《论语》《孟子》于王内翰从之，受《春秋》于冯内翰叔献。"后因母病为庸医误治而死，遂捐金帛求学于张元素门下。张从正把他的医学著作名为《儒门事亲》，其书并没有讲事亲之事，其意当是医学之用于事亲大有裨益。上引程颢之说有"事亲者，亦不可不知医"之语，《儒门事亲》之名或由此乎？而朱震亨更是理学中人，为朱熹四传弟子许谦之徒。《宋元学案·北山学案》载朱震亨事迹，因母亲与许师之病，终弃举业而致力于医学。然理学与儒家道德伦理始终是丹溪从医的动力源泉和学理基础，命其医学著作曰《格致余论》，以医学为理学格致之余。他说："古人以医为吾儒格物致知之一事，故特以名书。"①

明代时，理学传播甚广，深入人心，知医为孝成为社会的广泛共识。除了理学中人有大量通医者，医学中人也多以儒医自居，形成了医亦儒，儒亦医，儒、医很难分别的局面。徐春甫在《古今医统》中说："医术比

① 范行准：《中国医学史略》，北京，中医古籍出版社，1986，第198页。

之儒术，固其次也。然动关性命，非谓等闲，学者若非性好专志，难臻其妙。”（《儒医》）龚廷贤《医家十要》云：“一存仁心，乃是良箴，博施众济，惠泽斯深。二通儒道，儒医世宝，道理贵明，群书当考。”陈实功《外科正宗》云：“先知儒理，然后方知医理，或内或外，勤读先古名医确论之书。”李梴《医学入门·习医规格》云：“盖医出于儒，非读书明理，终是庸俗昏昧，不能疏通变化。”缪希雍《本草经疏·祝医四则》云：“昔称太医，今曰儒医。太医者，读书穷理，本之身心，验之事物，战战兢兢，求中于道，造次之际，罔敢或肆者也。外此则俗工耳，不可以言医矣。”

知医为孝是很多原来习儒者进习医道强大而持久的精神动力。由于大量儒者加入了医家队伍，提升了医家的道德水平。理学思想的渗透一方面提升了医家的道德水平，另一方面也提升了医家的文化水平，促进了后期中医学的进步。从上引诸多医家的论述可见，当时很多医家都认为通儒是医家必备的知识条件。这里除了有攀附儒家，提升医家地位的成分以外，更主要的还是习儒确实有助于加深对医学的理解，有利于医学的发展。因为中医学是以自然哲学为学理基础的，仅仅认识草药，记熟汤头是不能成为高明医家的。总之，中医学与宋明理学，医学与儒学，并不仅仅是哲学与具体科学那样的简单关系，从思想方法、自然哲学到伦理道德各个方面都有着密切关联。本书主要探讨宋明理学的自然哲学范畴、命题对后期中医学理论发展的影响问题，其他则略而不论了。

第二章　刘完素之易、儒、医三教合一的医易学

理学对后期中医学产生影响是一个逐渐的由浅入深的过程。首先是理学研易之风波及医界。由于易学揭示了天地万物的基本运行规律，可以成为各个学科的理论基础，医家也像理学家一样研易以确立医学坚实的自然观基础。这种仿效开始似乎只是形式上的，随着研究的深入，理学家对易学的理解就逐渐渗入医学，为医家所接受。因此，从形式上看，理学影响医学首先是医家引易入医，形成了医易学。其次才是理学的包括易学在内的自然哲学概念范畴渗入医学，引发了中医学理论在某种程度上的嬗变。其中，刘完素、张从正、李杲虽有涉及，但还没有自觉地把理学的自然哲学概念范畴引入医学，只是初步地形成了各自的医易学思想，而朱丹溪则是把理学自然哲学思想引入医学的第一人。到了明代，经过孙一奎、赵献可、张介宾等人的努力才把理学自然哲学概念范畴与中医理论结合，创新了中医学理论。依据时间的顺序，我们首先论述刘完素、张从正、李杲的医易学。

刘完素，字守真，自号通玄处士，约生于公元1110年，卒于1206年，金朝河间人。刘完素以阐发火热病机，善治火热病，名噪一时，成为河间学派的创始人。刘氏的学术思想渊源于《内经》的五运六气学说，此外还受到了易学思维的重要影响。易学思维不但对刘氏火热病机理论的形成产生了重要的作用，而且对其整个医学思想体系的建立都起到了至关重要的奠基作用。

刘完素一生著述甚丰，存世者主要有《素问玄机原病式》《内经运气要旨论》《黄帝素问宣明论方》《素问病机气宜保命集》等。

一、医教源自伏羲的医易观

中国医学与易学虽然是相对独立的两门学科，但在漫长的历史发展中，二者却有着时隐时现、千丝万缕的联系。上古时期，医巫不分，易为

卜筮之术，巫医借易以言医。春秋时期，以孔子为代表的儒家易学把易从卜筮之术超拔为“观其德义”的义理易学，其后偏重哲学的义理易与偏重占卜的象数易学双流并行，并相互影响。义理易学的重要思想观念成为中医经典之作《黄帝内经》理论体系的基石。易学对中医学的影响表现为隐显两方面。隐的方面为易学的基本观念、思维方式为中医学所接受，成为自身的基本观念和认识方法。显的方面表现为在医学著述或临床实践中引用易卦、卦理来阐释医学问题。在中医学术发展史上，《内经》而外，较早引易言医的是唐代的孙思邈，而后渐成风尚，遂在医学史上产生了绵延数百年的医易学派。

刘完素不但是金元四大家之首，同时也可以说是金元医家引易言医的第一人。刘氏引易言医不是一时兴起的无意之举，而是以其对医易关系的深刻认识为基础的。他在《素问玄机原病式》序开篇就说：“夫医教者，源自伏羲，流于神农，注于黄帝，行于万世，合于无穷，本乎大道，法乎自然之理。”按照一般的理解，神农尝百草而作《神农本草经》；黄帝与岐伯、鬼臾区等六臣，互相讨论，发明至理而作《黄帝内经》，医药学的发明应归功于农、黄二圣。而刘完素提出“医教者，源自伏羲，流于神农，注于黄帝”，就是把伏羲作为医学之祖了。而伏羲氏为我国人文之祖，传说创造了八卦和针灸，也就是易学和医学的创立者。《周易·系辞上》说：“古者包牺氏之王天下也，仰则观象于天，俯则观法于地，观鸟兽之文，与地之宜。近取诸身，远取诸物。于是始作八卦，以通神明之德，以类万物之情。”《系辞》说“包牺氏没，神农氏作”“神农氏没，黄帝、尧、舜氏作”。刘氏“医教者，源自伏羲，流于神农，注于黄帝”之说应该是以《系辞》为根据的。仅以此为据，还只能得出刘氏认为医学与易学都是由伏羲氏创立的，而尚难得出刘氏认为医学与易学相关的结论。以下的论述则是刘氏医易相关思想的确证。

《素问玄机原病式》序云：“孔安国序书曰：伏羲、神农、黄帝之书，谓之三坟，言大道也，少昊、颛顼、高辛、唐、虞之书，谓之五典，言常道也。盖五典者，三坟之末也，非无大道，但专明治世之道；三坟者，五典之本也，非无常道，但以大道为体，常道为用，天下之能事毕矣。……洎乎周代，老氏以精大道，专为道教，孔子以精常道，专为儒教，由是儒道二门之教著矣，归其祖则三坟之教一焉。儒道二教之书，比之三坟之经，则言象义理，昭然可据，而各得其一意也。”刘氏认为三坟言大道，五典言常道，三坟与五典、大道与常道是本末体用的关系，老子精大道而创立道教，孔子精常道而创立儒教，儒教、道教虽然旨趣不同，但都以三坟之教的大道为归依，为根据，而儒道二教是三坟之教的发展。同样，医教也是三坟之教的发展。这里，刘完素把“道”作了“大道”与“常道”的分别，具有重要的理论意义。从刘完素的论述看，大道是普遍永恒的道，而常道则是某一特殊领域的道，常道是大道的发展，大道是常道的根据。刘完素“大道”与“常道”的分别类似于现在哲学上讲的普遍规律与特殊规律的关系，在一定意义上也就是指明了哲学与具体科学的关系，可见刘完素对哲学与科学的关系问题已经有了一定的自觉。这是很了不起的。

刘氏接着说：“呜呼！余之医教自黄帝之后二千五百有余年，汉末之魏有南阳太守张机仲景……辄考古经，以述《伤寒卒病方论》……夫三坟之书者，大圣人之教也，法象天地，理合自然，本乎大道。仲景者，亚圣也，虽仲景之书未备圣人之教，亦几于圣人。”认为非但《黄帝内经》，就是张仲景的《伤寒杂病论》也是以伏羲氏的三坟大道为归依的。

刘氏认为医学的运用必须以三坟大道为指导。“嗟夫！医之妙用，尚在三坟……由乎言本求其象，象本求其意，意必合其道，故非圣人，而道未全者，或尽其善也鲜矣！岂欲自涉非道而乱圣经，以或人志哉！自古如祖圣伏羲画卦，非圣人孰能明其意？二万余言，至周谓文王方始立象演卦，而周公述爻。后五百年，孔子以作《十翼》而《易》书方完。然后《易》为推究，所习者众，而注说者多。”这是说无论儒教、道教还是医教，都必须合乎圣人之道，所谓“言本求其象，象本求其意，意必合其道”，没有大道的指引，三教的发展就会偏离正确的方向。

刘氏总结说：“易教体乎五行八卦，儒教存乎三纲五常，医教要乎五运六气。其门三，其道一，故相须以用而无相失，盖本教一而已矣。”认为易教、儒教、医教虽然各自表现为五行八卦、三纲五常、五运六气三个不同门类，但其根基则是同一个大道。这就肯定了医学与儒学、易学是发源于同一本源的不同支脉，三者之间有着非常密切的关系。这种关系不是外在的皮相关系，而是深刻的内在联系。由以上可见，刘完素认为作为三坟大道的易学是包括道教、儒教、易教（这里的易教是指后来发展了的易学）以及医教在内的一切中国古代学术的根基和源头，三坟大道之易学与其他学术是体与用、源与流的关系，是指引与发展的关系，类似于现今讲的哲学与科学的关系。正是基于这样的自觉认识，刘完素把易学引入自己的医学理论著述中，把易理作为医理的重要支撑和补充。这首先体现在把易理引入其医学理论体系的奠基性著作——《素问玄机原病式》中。

刘氏以五运六气为其医学纲领。他说："运气者得于道同，盖明大道之一也。观夫医者，唯以别阴阳虚实最为枢要。识病之法，以其病气归于五运六气之化，明可见矣。谨率《经》之所言二百余字，兼以语辞二百七十七言，绪归五运六气而已。大凡明病阴阳虚实，无越此法。虽以并载前之二帙，复虑世俗多出妄说，有违古圣之意，今特举二百七十七字独为一本，名曰《素问玄机原病式》。遂以比物立象，详论天地运气造化自然之理二万余言，仍以改证世俗谬说。虽不备举其误，其意足可明矣；虽未备论诸疾，以此推之，则识病六气阴阳虚实，几于备矣。盖求运气言象之意，而得其自然神妙之情理。《易》曰：书不尽言，言不尽意，设卦以尽情伪，《系辞》焉以尽其言。变而通之以尽利，鼓之舞之以尽神。"

刘完素认为运气学说是医学理论的基础，而运气学说则源出于"道"，是对"大道"的阐明，是大道发展的一个方向。刘完素选取了《内经》中核心的"二百余字"，将其以五运六气学说来统领，作为医道的纲领，写成《素问玄机原病式》。这部书的名字由三个词组组成，"素问"是说此书的来源。《内经》有"在天为玄"，有"神机""病机"，还没有"玄机"一词。老子有"玄之又玄，众妙之门""玄牝"等说法，以表达道生万物的玄妙莫测。后来，唐代道教发展出"重玄"之论，"玄"为人们所接受。"玄机"之说应该是刘完素综合老子与《内经》之说而来。所谓"玄机"，即玄妙几微之理，指天地万物乃至疾病生成的人力不可完全窥测的隐藏在现象背后的隐微之理。刘完素称之为"造化玄奥之理"。这种"理"虽然人不能完全窥测，但也不是一无所知，而是可以知其梗概的。刘完素说，"以类推运气造化之理，而明可得矣""以意类推而得其真理"。所谓"原病式"，即推原疾病发生机理的法式。"玄机"是"原病式"的基础，"原病式"是根据"玄机"推导出来的。在刘完素看来，医学建立的理论基础也就是三坟大道的大易之学，二者是一致的。医学是以三坟大易为基础，是对大道的发展。当然，医学在外在形态上并没有完全或主要不是采用一般易学卦爻的形式，但其精神实质则是一脉相承的。

最后说明一点，刘完素虽然没有直接提及当时的理学家的思想，但正是因为其深受理学浸染，才对医学与易学的关系提出了如上的深刻见解，这从其论述中是清晰可见的。首先，刘完素所谓的源自"三坟"之"大道"也就是理学所谓的"理"、天理、自然之理。他说："医教者……本乎大道，发乎自然之理。"在《素问玄机原病式》序中，刘完素 14 次提及"理"字，如"自然之理""自然神妙之情理""理合自然""言象义理""运气之理""造化玄奥之理"等。在《内经》中，"理"字仅出现几次，是在条理、分理的意义上使用的，表示规律的意义用"道"字，刘完素

“理”“道”并用，显然是理学风气使然。其次，刘完素对“道”有“大道”和“常道”的划分，说明他已经认识到虽然在各个不同领域存在着不同的“道”或“理”，但整个自然界有一个根本的“道”或“理”，所谓“理合自然，本乎大道”。这与理学家的认识是一致的，应该是受到了理学这一主流思想影响的结果。如朱熹认为，虽然每一种事物都有各自的理，但这些万事万物的理，都是一个根本的理的内容，即太极之理。他说：“太极之义，正谓理之极至耳。”（《答程可久》）“总天地万物之理，便是太极。”（《朱子语类》卷九十四）认为太极是世界万物的根源。

二、以易理原道、原脉，论阴阳

《素问病机气宜保命集》是刘完素的另一部重要著作。正如他在自序中所说：“今将余三十年间，信如心手，亲用若神，远取诸物，近取诸身，比物立象，直明真理，治法方论，裁成三卷三十二论，目之曰《素问病机气宜保命集》。此非崖略之说，盖得轩岐要妙之旨，故用之可以济人命，舍之无以活人生。”该书从《原道论》到《本草论》共九论为基础理论，特别是其中的《原道论》《原脉论》《阴阳论》是基础中的基础，在这些篇章中都引用易理来解说医理。

易学认为，乾坤和阴阳是决定世界万物发生发展的两种最基本的势力，由乾坤阴阳衍生出乾、坎、艮、震、巽、离、坤、兑八卦，代表着天、地、水、火、风、雷、山、泽八种事物，这八种事物之间存在着相互交感作用的关系。《周易·说卦传》说：“天地定位，山泽通气，雷风相薄，水火不相射，八卦相错。”但在八卦中以乾、坤、坎、离四卦更为重要。乾坤代表天地，代表先天的阴阳，而坎离代表水火，代表后天的阴阳。刘完素在《原道论》用坎离两卦来论述天地之道和人的生命之道。

刘完素说：“《经》曰：观天之道，执天之行尽矣。盖天一而地二，北辨而南交，人精神之运以行矣。拟之于象，则水火也；画之于卦，则坎离也。两者相须，弥满六合，物物得之，况于人乎！”“夫水火用，法象也；坎离交，言变也。万亿之书，故以水为命，以火为性，土为人，人为主性命者也。”（《原道论》）这是说无论万物还是人类都离不开坎离水火，都是以坎离水火为性命本原。人的精神源于大道，“人受天地之气以化生性命也。是知形者，生之舍也；气者，生之元也；神者，生之制也。形以气充，气耗形病；神依气位，气纳神存。”（《原道论》）所以生命的保养关键在于对精气神特别是气的保养，才合乎自然之道。“智者明乎此理，吹嘘呼吸，吐故纳新，熊颈鸟伸，导引按蹻，所以调其气也；平气定息，握固凝想，神宫内视，五脏昭彻，所以守其气也；法则天地，顺理阴阳；交媾坎离，济用水火，所以交其气也。”（《原道论》）

脉诊在西医看来不过是诊察脉搏的次数及强弱而已，然而，在中医看来，脉诊不仅是独特的诊病方法，而且“脉”对人的生命具有根本性的意义。刘完素就持这种观点。《原脉论》说：“脉者何也？非气非血，动而不息，荣行脉中，卫行脉外。”“正脉，同天真造化之元气也。巡于春夏秋冬木火金水之位，生长收藏参和相应，故禀二仪而生，不离于气，故脉有生死之验。”这是说脉由天真造化元气所形成，是生命状态的表征。并引用易理加以论证，“一气判而清浊分也。元气者，天地之本；天和者，血气之根。华佗云：‘脉者，乃血气之先也。’孔子曰：‘天不言而四时行焉，百物生焉。’而脉亦如之。……《易》云：‘乾坤成列，而易立乎其中矣。’故天地之体得易而后生，天地之化得易而后成，故阳用事则春生夏长，阴用事则秋收冬藏，寒往则暑来，暑往则寒来，始而终之，终而复始，天地之化也。而易也默然于其间，而使其四序各因时而成功，至于寒不凌暑，暑不夺寒，无愆阳伏阴之变，而不至于大肃大温，故万物各得其冲气之和，然后不为过，而皆中节也。”《周易·系辞》说：“乾坤，其易之缊邪。”又说：“日往则月来，月往则日来，日月相推而明生焉。寒往则暑来，暑往则寒来，寒暑相推而岁成焉。”易理所揭示的就是循环往复的变化之道。脉正是循环往复的变易之道在人体的显现。

阴阳观念是易学和中医学的核心概念，刘完素论阴阳是把《内经》的阴阳和易学的阴阳合而论之的。他说：“天地者，阴阳之本也；阴阳者，天地之道也，万物之纲纪，变化之父母，生杀之本始，神明之府也。故阴阳不测谓之神，神用无方谓之圣。倘不如此，以为天自运乎，地自处乎，岂足以语造化之全功哉。大哉乾元，万物资始，至哉坤元，万物资生。所以天为阳，地为阴；水为阴，火为阳。阴阳者，男女之血气，水火者，阴阳之征兆。唯水火既济，血气变革，然后刚柔有体，而形质立焉。”（《阴阳论》）以上文字显然是综合《内经》和《易传·文言》而成的。

三、以易道论天人一理

《三消论》是刘完素医学著述中在早期未传于世者。是书附于张从正的《儒门事亲》中，题曰《刘河间先生三消论》。在开头有小字说明：“因在前，此书未传于世，恐为沉没，故刊而行之。”在是书近结尾处说：“三消之论，刘河间之所作也。因麻征君寓汴梁，暇日访先生后裔，或举教医学者，即其人矣。征君亲诣其家，求先生平昔所著遗书，乃出《三消论》《气宜》《病机》三书未传于世者，文多不全，止取《三消论》。于卷首增写六位、藏象二图，其余未遑润色。”《三消论》虽然是一部篇幅很小的书，但毕竟是一部书，所以，在开篇有论述天人一理的内容，以为全书的基础。从上文可知，后人在出版时增写了“六位、藏象二图”，但现在看不到了，只在开篇保留了论天人一理的一段文字。

> 《易》言天地，自太虚至黄泉，有六位；《内经》言人之身，自头至足，亦有六位。今余又言，人胸腹之间，自肺至肾，又有六位。人与天地造化五行，同一炉鞲，知彼则知此矣。故立天之气，曰金与火；立地之气，曰土与水；立人之气，曰风与火。故金与火合，则热而清；水土合则湿而寒；风火合则温而炎。人胸腹之间亦犹是也。肺最在上，为金主燥；心次之，为君火主热；肝又次之，为风木主温；胆又次之，为相火主极热；脾又次之，为湿土主凉；肾又次之，黄泉为寒水主寒。故心肺象天，脾肾象地，肝胆象人。不知此者，不可与论人之病矣。夫土为万物之本，水为万物之元。水土合德，以阴居阴，同处乎下，以立地为气，万物根于地，是故水土湿寒。若燥热阳实，则地之气不立，万物之根索泽，而枝叶枯矣。

刘河间为什么在论述“三消”病之前，先发表如上的议论呢？因为在他看来，如果不明天人一理，就“不可与论人之病矣”。“天地造化自然之理”是刘完素讨论医学的基础。阅读刘完素的著作可以感觉到这一思想是作为一条红线贯穿于他的医学论述之中的。刘完素为了让人明白其医学思想的本旨，在独立的著作《三消论》之前论天人一理是再自然不过的了。

从刘完素的论述中可知，他对易理的掌握可以说是出神入化了。无论《易经》还是《易传》，都没有直接说“天地自太虚至黄泉，有六位”，而刘完素说这是“《易》言”，则是从《周易》的实质说的。易学讲三才之道，三才即天地人，而三才各有阴阳，则用卦爻表示就是六爻卦，即所谓“六位”。《周易·说卦传》云：“兼三才而两之，故《易》六画而成卦；分阴分阳，迭用柔刚，故《易》六位而成章。”所谓“《内经》言，人之身，自头至足，亦有六位”，也不是《内经》原文。刘完素认为，《内经》所论的人身之自头至足的六经就是“六位”，也是易理的引申。而刘完素自己又提出人胸腹之间的五脏六腑也可以分为“六位”。其根据是“人与天地造化五行，同一炉鞲，知彼则知此矣”。就是说人的生理构造和生命活动规律与天地自然万物的造化规律是一致的。鞲，音 jiǎng，耕也。这句话的意思是人与万物都是在天地这同一个洪炉中，是用同样的方法制造的产品，自然遵循同样的规律，知道万物的规律也就可以知道人身的规律。“立天之气，曰金与火；立地之气，曰土与水；立人之气，曰风与火。”这一段讲的是天地造化的规律。这一思想是刘完素从《易传》发展而来的。《周易·说卦传》云：“是以立天之道，曰阴与阳；立地之道，曰柔与刚；立人之道，曰仁与义。”刘完素结合医学实际，把这一思想与五行思想结合了起来。这就是所谓“人与天地造化五行，同一炉鞲”。由此而推出自然界的五行变化是“金与火合，则热而清；水土合则湿而寒；风火合则温而炎”。根据“知彼则知此”，可知人身“胸腹之间亦犹是也。肺最在上，为金主燥；心次之，为君火主热；肝又次之，为风木主温；胆又次之，为相火主极热；脾又次之，为湿土主凉；肾又次之，黄泉为寒水主寒。故心肺象天，脾肾象地，肝胆象人”。只有明白了人身这一正常的生理活动规律，才能讨论异常的疾病规律。最后，刘完素又说：“土为万物之本，水为万物之元。水土合德，以阴居阴，同处乎下，以立地为气，万物根于地，是故水土湿寒。若燥热阳实，则地之气不立，万物之根索泽，而枝叶枯矣。”这是说，水土为万物之根本，而水土为湿寒之性，因此，容易为火热所伤而枯槁不荣。以此作为他的火热病机的根据，也为三消病的火热病机奠定了基础。

由此可知，刘完素认为易理揭示的常道不仅是自然界的根本规律，而且是人体生命活动的规律。医学作为养生治病的科学必须以对自然规律和人体生命活动规律的认识为前提，易理是医学的基础。

四、以易理论火热病机及治疗之理

刘完素独树一帜的学术观点是首倡火热病机，力倡“六气皆能化火”之说。在论证自己的学术观点时，刘氏多引易理以证之。《易·说卦传》有“燥万物者，莫熯乎火”之说，刘氏多次引用为火热病机。如鼽（鼻出清涕）一般认为属于寒症，刘氏认为“夫五行之理，微则当其本化，甚则兼有鬼贼。故《经》曰‘亢则害。承乃制’也。《易》曰：‘燥万物者，莫熯乎火。’以火炼金，热极而反化为水，及身热极则反汗出也，水体柔顺，而寒极则反冰如地也；……或言鼽为肺寒者，误也。”（《素问玄机原病式·六气为病·热类》）刘完素认为鼻鼽虽然症见鼻流清涕，貌似阴寒之证，实则是“以火炼金，热极而反化为水”，就如同身热至极，反而出汗一样，是事物发展过程中物极必反的现象。

论燥化热时，他说：“夫燥渴之为病也，多兼于热。如《易》曰：‘燥万物者，莫熯乎火。’今言渴为燥，则亦备矣。”（《素问玄机原病式·六气为病·燥类》）类似的文字又见于《素问病机气宜保命集》：“‘诸涩枯涸，干劲皴揭，皆属于燥。’涩枯者，水液气衰少，血不荣于皮肉，气不通利，故皮肤皴揭而涩也，及甚则麻痹不仁。涸干者，水少火多。《系辞》云：‘燥万物者，莫熯乎火。’故火极热甚，水液干而不润于身，皮肤乃启裂，于足有如斧伤而深三二分者，冬月甚而夏月衰。”

在论证战栗（俗称打哆嗦）病机属于火热时，刘氏引用了十二消息卦的卦理。一般认为战栗属于脾寒，刘氏认为“或言寒战为脾寒者，未明变化之道也。此由心火热甚，亢极而战，反兼水化制之，故寒栗也。然寒栗者，由火甚似水，实非兼有寒气也。”（《素问玄机原病式·六气为病·热类》）刘氏认为普通人触冒大寒就会战栗，是因为寒主闭藏，而阳气不能散越，则热郁于内。好比冬寒而地中反暖。假如冬至为地阴极，而生阳上升，至夏则阳在上而阴在地中，应该地上热而地中寒，为何夏至为天阳极，而生阴下降，至冬则入地反暖，地上反寒呢？有人认为，冬后阳升而出，则阴降而入，夏后阳降而入，则阴升而出者，刘氏认为这是主观臆断。他说：“如冬至子正一阳生，而得其复（《易》地雷复卦），至于巳则阴绝，而六阳备，是故得其纯乾；夏至午正则一阴生，而得姤（天风姤），至于亥则阳绝，而六阴备，是故得其纯坤（八纯坤），至于冬至则阳复也。然子后面南，午后面北，视卦之爻，则子后阳升，午后阴降，明矣。安得反言冬后阴降，而夏后阳降耶！”刘氏以卦理论证了“冬后阴降，而夏后阳降”之说的谬误。接着刘氏又根据否泰的卦理论证了伤寒内热的病理。“子正一阳生，而至于正月寅，则三阳生，而得其泰（地天泰）。泰者，通利而非否塞也。午正一阴生，而至于七月申，则三阴生，而得否（天地否）。否者，否塞而非通泰也。然而否极则泰，泰极则否。故六月泰极，则地中至寒；十二月否极，则地中至暖。然则地中寒燠，明可见焉。故知人之冒于寒而内为热者，亦有之矣。”（《素问玄机原病式·六气为病·热类》）

刘完素根据自己的火热为病的病机理论，并引用易理批判了主张养阳热的医家。“俗又妄谓《周易》以阳为尊、为美、为善、为刚、为清、为正，而阴邪反之。因以但欲养于阳热者，此又不知《易·象》言阴阳体用之道以为教，非言一身寒热之阴阳也。故阳健唱命而阴顺和之，阴顺和之则阴阳和平而同归善道，非以乾阳特为热也。且夫子云：乾为天、为圆、为君、为父、为玉、为金、为寒、为冰，然则乾之纯阳，岂谓热邪？此亦非特取寒冰为阳，是取寒冰之劲健、整肃、清刚为乾健之象耳，夫寒热之卦，坎为中男，乃少阳之卦，即寒冰也，离为中女，乃少阴之卦，即火热也。坎离水火为夫妇，而《易》以阳刚、坎水、寒者为夫，而以阴柔、离火、热者为妇，亦非以热为阳刚，而寒为阴柔也。故《易》言阴阳者，但以明其物象，而非《素问》论病寒热阴阳之气也。设云乾为寒者，本非取乾阳为寒，但取寒之劲慄清整，像乾之道也。"① 针对俗医根据《周易》以阳为尊等理论提出的"但欲养于阳热"的观点，刘氏指出俗医没有真正理解《周易》阴阳体用之道的真义，而是拘泥于《易·象》的表面意思，机械推导而得出结论。因为在《周易》有"乾为寒、冰"之说，还有"坎为中男，乃少阳之卦，即寒冰也，离为中女，乃少阴之卦，即火热也"之论，所以《周易》论阴阳只是阐明物象，不能简单地与《素问》论疾病寒热的阴阳对号入座。

刘氏根据《易·说卦传》"润万物者，莫润乎水"之说，来论证"水"（寒凉之品）对火热病的治疗意义。他说："水者，内清明而外不彰，器之方员，物之气味，五臭五色，从而不违，静顺信平，润下而善利万物，涤洗浊秽以为清静，故上善若水……故《易》曰：'润万物者，莫润乎水。'又言：'离火为戈兵。'故火上有水制之，则为'既济'，水在火下，不能制火，为未济也。是知水善火恶也。"（《素问玄机原病式·六气为病·火类》）刘氏对水火对人体生命的意义甚至作出了水善火恶的道德评价，不能不说有失偏颇，但却是其学术主张的必然结论，由此也就确立了寒凉之品在火热病治疗上的主导地位。

另外，刘完素还把易理运用于对药理的理解。如神芎丸亦名藏用丸、显仁丸。何以如此命名，刘氏认为此方于"一切风热杂病，闷瘗塞，神气不和，或平人保养，常服自显其功"（《黄帝素问宣明论方·热门·药证方·神芎丸》）。其内含的深刻道理在于"若以效验，观其药味，则非明本草造化之理者，不可得而知其然也。犹孔子赞《易》道明显，应化万仁之善，而不见其大道之功用，故曰显诸仁，藏诸用，因以云藏用丸，亦其义也。"（《黄帝素问宣明论方·热门·药证方·神芎丸》）该方的功效是

① 刘完素:《金元四大家医学全书·刘完素医学文集》,天津,天津科学技术出版社,1994,第257页。

在不知不觉中逐渐产生的，就像易道的功用显诸仁，藏诸用。其在论治疗雷头风的药理中引入了震卦之理。“夫治雷头者，诸药不效，为与证不相对也。大头者，震卦主之，震仰盂，故予制药内加荷叶，谓象其震之形。其色又青，乃述类象形也，当煎《局方》中升麻汤。”（《素问病机气宜保命集·大头论第三十》）

通过以上分析可见，刘完素认为医学与易学有着密切的关系，在根本原理上医学与易学是相通的，易学的原理即大道也就是医学的原理，二者是源流本末的关系。与西医局限于人体的微观医学不同，中医学是在天地人的变易互动中来理解人体生理、病理，给出治疗养生智慧的宏观医学，以中国文化究天人之际的本质属性为自己的特征。易学天地人三才的思维模式决定了其作为究天人之际的天人性命之学的本质，也成为中医学理论建构的基础之一。对此，刘完素是有着深刻认识的，他的医学体系就是建立在这一认识基础上的。刘氏引易入医包括两个方面：一方面，把易学的基本原理引入医学，与医学的基本原理紧密结合，易理贯穿于医理之中，二者已经融为一体，难以一一指明。另一方面，引入具体的卦理来解说医学问题，启迪了医家的医学思维。刘氏引易入医的具体努力表现在：在对医学原理的理解上引入易理；在论证自己独创的火热病机时反复引用《系辞》“燥万物者，莫熯乎火”作为理论根据；在临床上灵活运用易理阐明方义药理。应该说刘完素对易学的理解是深刻的，能够把握易理的精神实质，而不是表面化的理解，能够较好地把易理运用于医学体系的建构之中。当然，刘完素作为金元四大家医家之首，其医易学思想还是比较粗疏的，还没有明确的系统性，但其首倡之功是不能抹杀的。正是由于刘氏的倡导，才有了后来孙一奎、赵献可、张介宾等医易学大家的出现，才在中医学术史上出现了颇具影响的医易学，刘完素在医易学史上的地位是应该肯定的。

第三章　张子和三才互通的医易学

张从正（1156～1228年），字子和，宋金时睢州考城（今河南民权）人。其原籍在西周所封戴国境内，故自号戴人。张从正出身医学世家，得先世授以医方，幼志岐黄，勤奋好学，精于《素》《难》医典，弱冠之年，悬壶济世。时河间刘完素医有盛名，从正私淑之，读其书，用其法，揣摩钻研四十余年，深得“用药寒凉”之旨，多所发挥。学益精，术益高，议论渊微，别有法度，“凡所拯疗，如取如携，识者谓长沙、河间复生于斯世”①，名噪一时。其人豪放不羁，好饮酒赋诗，颇有太白遗风。其思想上受宋代理学影响较深。

兴定年间（1217～1222年），张从正年六十左右，奉诏入金太医院，因性格豪放，看不惯官医迎送长吏，马前唱诺的卑屈之态，不愿受官场束缚，不久辞归故里，游历于河南一带，为民众治病。其间，他结识了颇有文名的麻知几和常仲明等人，常在一起讨论医学，“相与讲明奥义，辨析至理，深悼传习之弊，力矫而正绪”②。麻知几既负文名，又好医方，助子和“以平日所著议论，及尝试之效，缉为一卷，命曰《儒门事亲》”③。

一、张子和的质疑创新精神

张从正的《儒门事亲》一书并非谈儒门之理，也未言事亲之事，何以名“儒门事亲”？复元道人邵辅在重刊《儒门事亲》序中说：“书名之义，盖医家奥旨，非儒不能明；药品酒食，非孝不能备也。故曰：为人子者，不可不知医。”日本丹波元胤《医籍考》所引各家也多言其命名缘由，“以为惟儒者能明之，而事亲者不可不知也”。所以，无论是张从正本人还是

① 〔日〕丹波元胤：《医籍考》，郭秀梅、〔日〕冈田研吉译，北京，学苑出版社，2007，第382页。

② 〔日〕丹波元胤：《医籍考》，郭秀梅、〔日〕冈田研吉译，北京，学苑出版社，2007，第382页。

③ 〔日〕丹波元胤：《医籍考》，郭秀梅、〔日〕冈田研吉译，北京，学苑出版社，2007，第382页。

后学者，都认为《儒门事亲》这部书是儒者事亲的最好工具，故此而名。可见，张从正也是以儒者自居的。

像刘完素一样，张从正受理学影响，具有勇于突破旧说，批评古人，创立新说的新思维。上面简要介绍的张从正的学术思想正是其创新思维的成果。而创新思维是张从正的一种主导性思维，在其学术思想的方方面面都有所反映。

张从正在《儒门事亲》开篇就说：

> 方有七，剂有十，旧矣。虽有说者，辨其名而已，敢申昔人已创之意而为之订？夫方者，犹方术之谓也。《易》曰："方以类聚。"是药之为方也，类聚之义也。或曰：方，谓五方也。其用药也，各据其方。如东方濒海而卤斥，而为痈疡；……盖中州之地，土之象也，故脾胃之病最多。其食味，居处、情性、寿夭，兼四方而有之。其用药也，亦杂诸方而疗之。

中医自古就有七方十剂之说。如何理解七方十剂直接关系到治疗效果，过去也有人解说过。不过在张从正看来，只是辨析了名称而已，没有实质内容。因此，张从正根据古人已创之意而发挥创新之。

张从正认为"方"有两个意思：第一，依据《易传》"方以类聚"之说，药方是在治疗上有关联的药物的聚集，而不是药物的杂乱堆积。第二，"方"有五方的意思，即根据不同地区的疾病特点而采取不同的药物及治法。这样，就扩大"方"的内涵。对于传统的大、小、缓、急、奇、偶、复七方，张从正各自做了发挥，认为大方有二，小方亦有二，缓方有五，急方有四，奇方有二，偶方有三，复方有二。对于十剂也做了新的解说，特别提出"宣剂"即所谓"涌剂"的新说法，为其汗、下、吐三法的吐法找到了经典的根据。综观张从正对七方十剂的解说，可知丰富的临床经验和勇于创新的思维是他能够对七方十剂有创新性理解的前提。

张从正受理学影响的另一个突出表现是具有强烈的质疑批评精神，敢于批判前人的成说。在《证妇人带下赤白错分寒热解》中，他说：

> 君子非好与昔人辨以要誉也。盖昔人有一误，流为千百世之祸者，苟不正其非，虽曰谦让，其如人命何？如精选《圣惠方》二十三卷，论妇人赤白带下云："妇人带下者，由劳神过度，损动经血，致令身虚，受于风冷，风冷入于脬络，传其血之所成也。又有巢氏内篇

四十四卷，论任脉为经之海。其任之为病，女子则为带下。手太阳为小肠之经也，手少阴为心之经也。心为脏，主于里；小肠为腑，主于表。二经之血，在于妇人，上为乳汁，下为月水，冲任之所统也。冲任之脉，既起于脬内。阴阳过度，则伤脬络，故风邪乘虚而入于脬中，损冲任之经，伤太阳、少阴之血，致令脬络之间，秽与血相兼带而下，冷则多白，热则多赤，二家之说皆非也。

从做人来说，张从正也认为谦让是美德，但是在是非正误面前却不能谦让而以非为是。所以，子和开始就说君子并不是喜欢与前人辨以邀取名誉，实在是事关人命，不能不辨。此诚如孟子之所谓“予岂好辩哉？予不得已也”。

关于妇人赤白带下的病理，精选《圣惠方》和巢氏内篇都认为“冷则多白，热则多赤”。张从正认为这是错误的，认为治病要认识经络。人身经脉二十，其中奇经之任、督、冲三脉皆由带脉约束。由于其他经脉上下往来，遗热于带脉之间。“热者血也，血积多日不流，火则从金之化，金曰从革而为白，乘少腹间冤热，白物滑溢，随溲而下，绵绵不绝，多不痛也。”（《儒门事亲》）对于带下病，“不可曲分寒热，止可分新旧而治之”。子和并且以一病案来证明自己的观点。

顿丘一妇人，病带下连绵不绝，白物或来，已三载矣，命余脉之。诊其两手脉俱滑大而有力，得六七至，常上热口干眩运，时呕醋水。余知其实有寒痰在胸中，以瓜蒂散吐讫冷痰三二升，皆醋水也，间如黄涎，状如烂胶。次以浆粥养其胃气；又次用导水、禹功以泻其下，然后以淡剂渗泄之药利其水道，不数日而愈。

此妇白带不绝已经三年，子和并没有以白为寒来治疗，而是根据脉证，确定患者有寒痰积于胸中，用吐法治愈。因此，子和说：“故知精选《圣惠方》带下风寒之言，与巢氏论中赤热白寒之说，正与《难》《素》相违。予非敢妄论先贤，恐后学混而不明，未免从之而行也。”（《儒门事亲》）

关于“霍乱”的发病机理，巢氏认为该病是“温凉不调，阴阳清浊，二气相干”所致，子和对此提出不同看法。他说：“巢氏，先贤也，固不当非。然其说有误者，人命所系，不可不辨也。今之医者，家置本以为绳墨。呜呼！何今之人信巢氏，而不信《素问》也？此予不得不为之说。”（《儒门事亲》）子和认为巢氏本来是先贤，不应该非难。但其说法有误，关系到人命，不能不说。而且当今医家都以巢氏之说为诊病的根据，其流弊就更大了，必须加以辩驳。

> 且巢氏论霍乱吐泻，皆由温凉不调，阴阳清浊，二气相干，致肠胃之间，变而为霍乱。寒气客于脾则泻，寒气客于胃则吐。亦由饮酒食肉，腥脍生冷过度。或因居处坐卧湿地，当风取凉，风之气归于三焦。传于脾胃，脾胃得冷，水谷不消，皆成霍乱。

可见，巢氏认为霍乱的根本病因是寒凉伤肠胃。子和反对这一观点，他说："予以为不然。夫医之治病，犹书生之命题，如秋伤于湿，冬生咳嗽，是独以湿为主，此书生之独脚题也。风湿暍三气合而成霍乱，吐泻转筋，此犹书生之鼎足题也。"（《儒门事亲》）

子和认为霍乱是风、湿、暍三气所致。关于这一观点，子和也是以正反三个病案来证明。子和说广济禅院的主僧病霍乱，一方士用一两重的附子一枚，干姜一两治疗，吐血而死。李彦甫半夜忽然吐泻，自服理中丸，医家来后又以巴豆下之，患者天亮而死。另外，李仲安的佃客因为与李仲安追赶逃走的仆人，劳累过度，"上吐下泻，目上视而不下，胸胁痛不可动摇，口欠而脱臼，四肢厥冷。此正风湿暍三者俱合之证也。其婿曾闻余言，乃取六一散，以新汲水锉生姜而调之，顿服半升，其人复吐，乃再调半升而令徐服之，良久方息，至明又饮数服，遂能调养，三日平复而去"。

子和感慨地说："呜呼！若此三人，其生死岂不如反掌哉？彼世医往往以谓六一散治得其病，此无学之辈也，可胜恨哉！"世医从六一散治好了霍乱的表象就认为六一散能治疗霍乱，子和遗憾地说：这真是不学无术之人啊！之所以用六一散是因为认识到了霍乱的病理是风湿暍三气所致，没有这样的认识是不会用六一散的。这也正是子和名其书曰《儒门事亲》，以为"医家奥旨，非儒者不能明"的道理所在。

子和的质疑创新精神除了理学的时代思潮以外，在易学中也有其传统渊源。《大畜》卦的《彖传》说："大畜，刚健笃实辉光，日新其德，刚上而尚贤。"大畜卦由乾下艮上构成，乾德刚健，艮德笃实，由于具备刚健笃实的品质而光辉，所以能够日新其德。如《大学》所云："苟日新，日日新，又日新。"《系辞传上》也说："富有之谓大业，日新之谓盛德。"《杂卦传》说："革，去故也；鼎，取新也。"可见，《周易》认为包括人类在内的天地自然是处于不断的日新发展之中的。《周易》是富有创新精神的，这种创新精神不仅体现在自然领域，更体现在人的思想文化的主动创造性领域。子和的质疑创新精神也是有着更久远的易学传统渊源的。

二、汗下吐三法的治疗学思想与易学的三才之道

张从正的医学思想，远则取法乎《素问》《伤寒论》，近则独宗刘完素。观其娴熟于汗下吐三法，并从六气分证，又倡导“三消当从火断”之说，其学宗于河间（金元四大家之首的刘完素，河北河间人，人称刘河间或河间）者实多。其学说主要内容包括：①病由邪生，攻邪已病；②攻邪三法。张从正认为病邪是由外传入人体的，或者是由体内变化产生的。病邪留于体内不去，是一切疾病的根本原因。他说：

> 夫病之一物，非人身素有之也。或自外而入，或由内而生，皆邪气也。……天之六气，风暑火湿燥寒；地之六气，雾露雨雹冰泥；人之六味，酸苦甘辛咸淡。故天邪发病，多在乎上；地邪发病，多在乎下；人邪发病，多在乎中。此为发病之三也。
>
> （《儒门事亲·汗下吐三法该尽治病诠》）

既然疾病是由病邪强加于人身的，那么治疗疾病，就应该攻去病邪。他又说：

> 邪气加诸身，速攻之可也，速去之可也，揽而留之，可乎？虽愚夫愚妇，皆知其不可也。及其闻攻则不悦，闻补则乐之。今之医者曰：“当先固其元气，元气实，邪自去。”世间如此妄人，何其多也？夫邪之中人，轻则传久而自尽，颇甚则传久而难已，更甚则暴死。若先论固其元气，以补剂补之，真气未胜，为邪已交驰横骛而不可制矣。惟脉脱下虚，无邪无积之人，始可议补，其余有邪积之人而议补者，皆鲧湮洪水之徒也。先论攻其邪，邪去而元气自复也。
>
> （《儒门事亲·汗下吐三法该尽治病诠》）

张从正从疾病非为“人身素有之物”的观点出发，认为祛除病邪是治疗疾病唯一正确的方法。而具体的驱邪方法，就是张仲景的汗下吐三法。但张从正发展了张仲景的三法，治疗方法包括方药、针灸、熏洗、按摩、导引等。从当时的情况看，充分发挥当时的各种治疗方法来治疗疾病，总比单

纯用一种方法治疗好得多，这是张从正在临床上的发展。至于其具体的三法，这里就不介绍了。

张从正的汗下吐三法思想的渊源除了张仲景的治病三法外，从哲学上说还有易学三才之道思想的奠基。中国传统思想把天、地、人称为“三才”，三才不仅是一个简单的称谓，而且是古人认识事物的重要思维框架。人们总是把天、地、人作为一个系统的基本要素来思考解决问题的办法。这一思想在《周易》中有着系统的表述。《周易》的八经卦由上、中、下三爻组成，分别代表天、地、人；而六十四别卦则是八卦之加倍，每卦由初、二、三、四、五、上，六爻组成，其中，初、二爻代表地，三、四爻代表人，五、上爻代表天。中国古代哲学认为，人生存于天地之间，人事活动与天地构成了一个复杂的系统。要追求人事之吉，就必须研究天地自身以及人与天地系统之间互动的规律，只有明了了天地人的三才之道，才可能获得吉祥的结果。《周易》是由六十四卦组成的复杂系统，古人认为《周易》包罗了整个世界的基本规律。

《系辞下》云：“《易》之为书也，广大悉备。有天道焉，有人道焉，有地道焉。兼三才而两之，故六。六者，非它也，三才之道也。道有变动，故曰爻。爻有等，故曰物。物相杂，故曰文。文不当，故吉凶生焉。”《周易》包括了天道、人道和地道，即三才之道，三才中的每一才，又包含阴阳两方面，所以，《周易》的卦象由六爻的交错而形成。六爻并不是别的，就是代表了天地人三才的变化之道，即运动规律。《周易》认为，三才之道并不是绝对不变的，道即规律也是有变化的，就是说规律也有个变动的范围，因此称为“变化之道”。这有点类似于现在哲学上讲的普遍规律和特殊规律及个别规律的关系。在普遍规律之下，不同领域有不同的特殊规律及个别规律的表现。这说明，《周易》已经认识到宇宙的规律并不只是干巴巴的几条基本规律，在基本规律之外还有更多的特别和个别规律，由此而形成了丰富多彩的世界。

《说卦传》也说：“昔者圣人之作《易》也，将以顺性命之理。是以立天之道，曰阴与阳；立地之道，曰柔与刚；立人之道，曰仁与义。兼三才而两之，故《易》六画而成卦；分阴分阳，迭用柔刚，故《易》六位而成章。”《周易》已经认识到宇宙的基本规律就是阴阳，但在不同的领域有不同的表现：在天为阴阳，在地为刚柔，在人为仁义。天地人三才之道虽然表现不同又是彼此相通互联的，所以《周易》采用了六画成卦的形式来模拟或象征三才之道。由此可见，阴阳对待和三才并立是《周易》思维的基本模式。《周易》的这一思维模式也成为张从正汗下吐三法治病的哲学基础。他说：

> 天之六气，风、暑、火、湿、燥、寒；地之六气，雾、露、雨、雹、冰、泥；人之六味，酸、苦、甘、辛、咸、淡。故天邪发病，多在乎上；地邪发病，多在乎下；人邪发病，多在乎中。此为发病之三也。处之者三，出之者亦三也。
>
> （《儒门事亲·汗下吐三法该尽治病诠》）

由上述可见，张子和认为天、地、人是构成生生不息的宇宙的主要因素，天以风、暑、火、湿、燥、寒之六气，地以雾、露、雨、雹、冰、泥，交互作用构成万物生存的基本条件。在古人看来，人之所以能够成为与天地并列的三才之一，在于人具有超出万物的参赞化育的能力。但从生成论的角度说，人与万物一样都是天地所生，人的生存依赖于天地，在讨论基本生成问题时无需考虑人（患者）的赞化能力。所以，子和在此没有强调人的能动性问题，而只是讨论了人之生存需要酸、苦、甘、辛、咸、淡六味的滋养，而六味最终还是源于天地之生化。从天地人三才的思维模式出发，子和认为疾病的发生也无外乎上、中、下三部。如果把人体看成是宇宙的缩影，则人体的上部属于天，中部属于人，下部属于地。这里的上、中、下三部主要是对躯干的划分。既然疾病的发生分为上、中、下三部，疾病的治疗自然也就分为三部，所谓“处之者三，出之者亦三也”。

具体说来，“诸风寒之邪，结搏皮肤之间，藏于经络之内，留而不去，或发疼痛走注，麻痹不仁，及四肢肿痒拘挛，可汗而出之”（《儒门事亲》）。皮肤、经络在人体之表，即在上部，故用发汗法，使邪气排除。“风痰宿食，在膈或上脘，可涌而出之。”（《儒门事亲》）在胃脘也就是在躯体中部的疾病，可以用涌吐法排除。“寒湿固冷，热客下焦，在下之病，可泄而出之。”（《儒门事亲》）下焦之病，可以用通泄二便的方法排除。

三、汗下吐三法治疗学思想与易学之“通”论

上面讨论的是张从正以汗下吐三法治病，分为三法的根据是易学的三才之道。此外，汗下吐三法之治，从性质来说属于驱邪外出之法，其哲学根据就是易学的“通”论。“通”是易学中的非常重要的概念。在《周易》看来，天地人及万物是一个复杂的巨系统，生成天地万物的最基本的两种

势力是阴阳，在卦象说是乾坤，在实体说是天地。阴阳乾坤衍生出八卦，衍生出天、地、水、火、风、雷、山、泽八种事物，再由八卦复合创造更为繁多的万物。易学认为万物之间不是孤立隔绝而是相互联通的。孤立隔绝意味着消亡，而相互联通才可能有生机。《易传》以门户的阖辟来定义“通”，“是故阖户谓之坤，辟户谓之乾；一阖一辟谓之变，往来不穷谓之通”。门户关闭就是坤，门户开张就是乾，门户的一开一合就是变，这种变的无穷往来就是通。由于门户的开通，人才能够自由出入，实现与环境的物质、能量和信息的交流，获得生存、发展的基本条件。

为了阐释“通”的重要意义，《易经》专门设立了论通的泰、否两卦。“泰，小往大来，吉，亨。则是天地交而万物通也。”泰卦由乾下☰坤上☷构成，属阴的坤为小前往外卦，而属阳的乾卦为大来到内卦，这是吉祥、恒通的象征。因为乾为阳主升，坤为阴主降，阳升阴降而阴阳交通，这就是天地交而万物通。古人认为冬天天地隔绝不通，故万物萧条；到了春天，天地之气交通，万物欣欣向荣。相反，否卦则揭示了另外一番景象。“否之匪人，不利君子贞，大往小来。则是天地不交而万物不通也。”否卦与泰卦相反，由乾上☰坤下☷构成。从卦形看，乾上坤下，天上地下，似乎与正常的天地定位相同；但从发展的角度看，乾升坤降，二者不能交通，阴阳不能和合，就是天地之气不能交流，而万物不得通达的闭塞时期。在《周易》看来，整个宇宙之间的天地万物是一个统一的整体，彼此相互联通、相互为用，无论整个宇宙还是其中的微小个体，都以“通”作为其存在发展的前提。

同样，无病健康的人也以通为其生命活动的基本前提，而疾病总是在某些方面或多或少地出现了不通的状态。张子和说：“夫病之一物，非人身素有之也。或自外而入，或由内而生，皆邪气也。”（《儒门事亲·汗下吐三法该尽治病诠》）疾病这种东西不是人身本有之物，或者外入，或者内生，无论其有形无形，都是身体系统出现的异常因素，必然影响或破坏生命活动的正常运行。如一粒微尘飞入眼睛，一点芒刺刺入皮肤，都是非常难受的，必须祛除。既然疾病是由病邪强加于人身的，那么治疗疾病，就应该攻去病邪。张子和说：

> 邪气加诸身，速攻之可也，速去之可也，揽而留之，可乎？虽愚夫愚妇，皆知其不可也。及其闻攻则不悦，闻补则乐之。今之医者曰：“当先固其元气，元气实，邪自去。”世间如此妄人，何其多也？夫邪之中人，轻则传久而自尽，颇甚则传久而难已，更甚则暴死。若

先论固其元气，以补剂补之，真气未胜，为邪已交驰横骛而不可制矣。惟脉脱下虚，无邪无积之人，始可议补，其余有邪积之人而议补者，皆鲧湮洪水之徒也。先论攻其邪，邪去而元气自复也。

（《儒门事亲·汗下吐三法该尽治病诠》）

子和认为外邪侵入身体，迅速地攻除是可以的；相反，把病邪保留在体内，可以吗？当然，这个道理即便是愚笨的人也能够明白。但是，他们一听到攻邪就不高兴了。在子和看来，病邪侵入，必须攻除，使身体恢复到原本自然的畅通状态。但是，世俗之人和庸俗的医家认为生病了身体虚弱，就应该补益。而且还有一番道理，先巩固元气，元气充实了，邪气自然离去。子和认为这种理论是错误的，这些都是像鲧一样不懂得五行之理的人。五行之理也就是“通”之理，五行之间通过生克制化的关系实现了系统整体的平和，实质上就是通。而鲧不明白这个道理，用水来土掩而不是疏导的办法，导致治水失败。

子和把自然界的基本生化规律称为造化、五行胜复之理。而五行胜复的造化之理的核心则是通，五行平和而通达。他说：“《内经》一书，惟以气血通流为贵。世俗庸工惟以闭塞为贵。”（《凡在下者皆可下式十六》）《内经》从生命的本源出发，认为生命能够保持旺盛的活力之关键在于气血之流通，气血能够自由流通则身体各部器官组织都能得到气血之温煦濡养而充满生机。世俗庸医迷信补药，而补药具有闭塞之性，则可能导致经络闭塞气血不通，这就是“庸工以闭塞为贵”的意思。

子和的生命活力在于气血流通的思想除了以《内经》为根据外，还以《易经》的泰、否、既济、未济四卦所揭示的易理为基础。泰卦所揭示的基本易理就是“通”。《序卦传》说：“泰者，通也。”易学认为只有天地交通，万物才能欣欣向荣。“通”是世界充满生机活力的前提。而“否”则是相反的状态，“否”是“天地不交，万物不通”，万物失去生机和活力。“否”的意义可以从天地宇宙整体和生物个体来看。从整体的意义上说，这种状况虽然难免出现，但在易学看来，并不是天地万物的常态，而是一过性的，是需要克服的；在个体意义上看，个体的否闭在其生命周期内虽然可以克服，但个体生命终有其极限，否塞是生命终结的机制。旧生命的终结为新生命的开始开辟道路。而在个体生命的存续期间，是以气血的通流为存在前提的，由于各种原因导致的气血不畅，皆应以恢复其通流为治疗目标。

在子和看来，易学所揭示的泰否的基本哲学原理也适用于人体自然生理。《易经》的既济和未济两卦最适合说明人体自然生理的规律。既济卦由离下☲坎上☵构成，离为火，坎为水，卦象为水在火上，由此火升水降，形成水火既济的格局。这一卦类似于泰卦的坤上乾下。天为阳，地为阴；火为阳，水为阴，都是阳下阴上，阴阳相交之卦。不过，从性质说，乾坤属于先天，坎离属于后天。所以，中医以坎离构成的既济卦说明人体的正常生理，而以未济卦说明人体的异常病理。中医认为人体生命活动的基本要素也不外阴阳水火。在五脏以心肾为代表，心属于火，为阳；肾属于水，为阴。在正常的生理状态下，心火下降，肾水上升，形成水火交济，人体既不热也不寒，处于温暖的常态。相反，在疾病时，心肾水火不交而形成各种疾病。就如同未济卦。未济卦与既济相反，是离上☲坎下☵，阳上阴下，阴阳水火不能相交的一种异常状态。在人体就是心肾水火不能交通的状态。

关于心肾水火的交济问题，子和虽然没有专门论述过，但在其论述病理时经常论及这一问题。可见，他是以心肾的交济流通作为人体生理的常态的。他说：

> 凡尸厥、痿厥、风厥、气厥、酒厥，可一涌而醒，次服降心火、益肾水、通血和气之药，使粥食调养，无不瘥者。
>
> （《指风痹痿厥近世差互说二》）
>
> 心火既降，中脘冲和，阴道必强。
>
> （《凡在上者皆可吐式十四》）
>
> 妇人大产之后，心火未降，肾水未升，如黑神丹补之，轻则危，重则死。老人目暗耳聩，肾水衰而心火盛也。如峻补之，则肾水弥涸，心火弥盛。
>
> （《推原补法利害非轻说》）

可见，子和汗下吐三法治疗的理论根据之一就是易学的“通”论，而具体的易理根据则是泰、否、既济、未济四卦所揭示的易理。

子和以“疝”病为例，在具体疾病的治疗中直接强调“通”的重要意义。其《疝本肝经，宜通勿塞状十九》认为，“诸疝皆归肝经”。子和通过对《内经》等古代文献的整理归纳得出结论：“惟厥阴言疝最多，为疝之主也。其余经穴，虽亦言治疝，终非受疝之地，但与足厥阴相连耳。”疝症是小腹部及生殖器周围突起如山一类病症的总称，现在称为疝气。古人根据症状不同有很多不同的称谓。当时之人多把疝症归之脬、肾、小肠而用壅补之法，子和认为是错误的。他说："隐蔽委曲之事，了不干脬、肾、小肠之事，乃足厥阴肝经之职也。奈俗方止言脬、肾、小肠，殊不言肝木一句，惑人甚矣！且肝经，乙木也。木属东方，为心火之母也。凡疝者，非肝木受邪，则肝木自甚也，不可便言虚而补之。《难经》所谓东方实，西方虚，泻南方，补北方，此言泻火，木自平，金自清，水自旺也。"（《疝本肝经，宜通勿塞状十九》）子和认为疝症的根本病理归之肝经，而肝经属乙木，肝经之病不能用补法。根据《难经》泻南补北的原则，宜通过泻火达到木平、金清、水旺的目的。而泻肝火的方法根据病位之上下有吐泻两种。子和说："《内经》曰：木郁则达之。达，谓吐也，令条达。肝之郁，本当吐者，然观其病之上下，以顺为贵，仲景所谓上宜吐，下宜泻者，此也。"（《疝本肝经，宜通勿塞状十九》）

"通"是《周易》中的重要哲学概念。理学家也非常重视对《周易》"通"的阐释，由此形成的思想文化氛围对子和也产生了积极影响。周敦颐被尊为理学开山鼻祖，但其实著作并不多，主要的就是《太极图》《太极图说》与《通书》。《通书》也叫《易通》，是解易之作。其以"通"名书，一方面表示要通达易理，一方面表示"通"也是易学的根本道理。《通书》云："元亨，诚之通；利贞，诚之复。""通曰智。""无思，本也；思通，用也。……无思而无不通，为圣人。"可见，周敦颐认为天地万物以诚之通复为性，即天地万物之间是联通往复的诚体，而圣人也是在思想上与万物通达为一的。通是天地人之本然，是宇宙存在的根据。同样，张载也重视"通"。他说："凡气清则通，昏则壅，清极则神。""太虚为清，清则无碍，无碍故神；反清为浊，浊则碍，碍则形。"张载认为无形的太虚是气之本体。太虚之气就是清气，清气是畅通无碍的，其极致则有神奇之用；相反，气昏则窒碍凝结为形体。虽然，有形之物是天地万物存在的条件，但在根本上，张载认为畅通无阻的清气才是天地万物存在的根本，也是其生命和本性之源泉。理学家以"通"为天地万物之本性的思想为子和所接受，成为其医学上生命本质论与疾病治疗学的基础。

四、援具体之卦象、易理以释医理

除了将三才互通之道作为自己医易学的思想基础外，张从正还援引具体卦象易理入医，以易理释医理。其《儒门事亲·七方十剂绳墨订一》就引易理释组方之理："方有七，剂有十，旧矣。虽有说者，辨其名而已，敢申昔人已创之意而为之订？夫方者，犹方术之谓也。《易》曰：'方以类聚。'是药之为方也，类聚之义也。"

"方以类聚"出自《周易·系辞传上》："方以类聚，物以群分，吉凶生矣。"这里的"方"很多注家都作比较抽象意义的理解。吕绍刚认为："方是事，物是物。方与物指世间的万事万物，亦即事物。"① 张善文注："方，《集解》引《九家易》曰：'道也'。《正义》：'《春秋》云："教子以义方"，注云："方，道也"，是"方"谓性行法术也'。《本义》：'方，谓事情所向'；据诸家说，'方'字犹言'意识观念'，属抽象的范畴。物，指具体的事物，如动植物等。"② 张善文引古代注家的解释得出结论，认为"方"的意思是"意识概念"，属于抽象范畴。张善文对古代注家的理解没有错，但是古代注家本身不一定符合原意。

笔者认为"方"字在《易传》中的意思还是相对具体的，指具体的方位，就是四方或如子和所云五方的方。古代注家之所以把"方"字往相对抽象的意义方面引申，在于后面的"类聚"一语。"类"是指具有相同性质的事物成为一类，而这种相同性质是共同的、抽象的，而非个别的、具体的。这种理解自有其道理，但他们并不了解《周易》的分类原则。

按照中国古代元气论哲学的观点，五方并不仅是单纯地把空间划分出的五个方位，而是在每个方位都有其具体内容的。东方属木，于时为春；南方属火，于时为夏；中央属土，于时为长夏；西方属金，于时为秋；北方属水，于时为冬。五方由于其不同的五行属性而聚集了不同的事物。属于木的事物聚集于东方，属火的事物聚集于南方，属土的事物聚集于中央，属金的事物聚集于西方，属水的事物聚集于北方。这就是"方以类聚"，五方分别聚集属于其类的各种事物。

这样，在形质构成上，不同的事物由于其五行属性的一致而聚集在一起，因而具有共同的性质而发生共同的作用。子和由此而悟出："是药之为方也，类聚之义也。或曰：方，谓五方也。其用药也，各据其方。"药物汇聚成"方"正是类聚之义。组成方剂的各种药物虽然形质各不相同，但它们是为了一个共同的目的组合在一起的，而它们之所以能组合在一起，也是与它们各自的性质有关的。

子和善于以卦象之理来阐释病理，可见其是谙熟《周易》的。在《儒门事亲·证口眼㖞斜是经非窍辨十八》中，子和说：

---

① 金景芳、吕绍刚:《周易全解》,长春,吉林大学出版社,1989,第457页。

② 黄寿祺、张善文:《周易译注》,上海,上海古籍出版社,1989,第528页。

> 七窍惟口目㖞斜，而耳鼻独无此病者，何也？盖动则风生，静则风息，天地之常理也。考之《易》象，有足相符者。震巽主动，坤艮主静。动者皆属木，静者皆属土。观卦者，视之理也。视者，目之用也。目之上纲则眨，下纲则不眨，故观卦上巽而下坤。颐卦者，养之理也。养者，口之用也。口之下颔则嚼，上颔则不嚼，故颐卦上艮而下震。口目常动，故风生焉。耳鼻常静，故风息焉。

子和以观、颐两卦来论证“七窍惟口目㖞斜，而耳鼻独无此病”的道理。动生成风，静则风止，这是自然的常理。子和认为从卦象考察也是符合的。在八卦中，震为雷，主动；巽为风，主入。入也是动，总起来看，震巽都主动。坤为地，主顺；艮为山，主止。地和山都是安静的，故坤艮都主静。巽为风属木，震为雷，也属木，所以动的都属于木。坤为地属土，艮为山，也属土，所以静的都属于土。

观卦是讲视觉的道理的卦，视觉就是眼睛的功用。观卦是由上卦巽和下卦坤构成。上卦巽为风，主动；下卦坤为地，主静。所以说“目之上纲则眨，下纲则不眨”“观卦上巽而下坤”。颐卦是讲营养的道理的卦，营养是口的功用。颐卦的构成是上卦为艮，下卦为震。艮为山，主静；所以，上颔不嚼不动。震为雷，主动；所以，口之下颔则嚼则动。所以，颐卦是上艮而下震。“口目常动，故风生焉。耳鼻常静，故风息焉。”由此，子和论证了“七窍惟口目㖞斜，而耳鼻独无此病”的道理。因为在代表口目的观、颐两卦中都有主动的震、巽，所以，会发生口目㖞斜的风动之病。

子和在论妇人带下病理时引《内经》经文并蛊卦以释之。“《内经》曰：思想无穷，所愿不得，意淫于外，入房太甚，宗筋弛纵，发为筋痿，淫衍白物。如精之状，男子因溲而下，女子绵绵而下。《左传》曰：少男惑长女，风落山之象，是为惑蛊之疾。其文三虫同皿曰蛊。乃是思慕色欲，内生后蚀，甚不可便用燥热之药攻之。”（《证妇人带下赤白错分寒热解六》）子和认为根据《内经》的观点，带下是色欲过度所致，并引《左传》以蛊卦论病的典故来说明。

据《左传·昭公元年》记载：晋平公患病，向秦国求医，秦景公派医和去诊病。医和认为晋平公的病是因为沉迷女色，所致内热惑蛊之疾。出来后，晋国的宰相赵孟问医和什么是“蛊”。医和说：“淫溺惑乱之所生也。于文，皿虫为蛊。谷之飞亦为蛊。在《周易》，女惑男，风落山，谓之蛊。皆同物也。”这个病是沉迷女色所致。从文字学上说，蛊字是皿字与三虫组合而成，表示器物被虫子损坏。谷物中生飞虫也是蛊。《周易》说，长女迷惑少男，如疾风吹落山上的草木，谓之蛊。这些说的都是同一个道理。

蛊卦的构成是艮上巽下。艮为山，为少男；巽为风，为长女。在《周易》，八卦象征家庭，乾坤为父母，其余六卦为子女。其中，震为长男，坎为中男，艮为少男；巽为长女，离为中女，兑为少女。从婚配说，长男配长女，中男配中女，少男配少女是正当的婚配。而少男长女则不是正当婚配。所以说，“女惑男，风落山，谓之蛊”。医和以此解释晋平公沉迷女色之疾。子和引证这一典故，来论证带下病的根本病因是“思慕色欲，内生后蚀”。

在说明走马喉痹的治疗最宜砭针出血时，子和引了《易经》小畜卦的六四爻辞。“喉痹暴发暴死者，名走马喉痹。……至于走马喉痹，何待此乎？其生死人，反掌之间耳。其最不误人者，无如砭针出血，血出则病已。《易》曰：‘血去惕出’，良以此夫！”（《喉舌缓急砭药不同解二十一》）走马喉痹是急暴之疾，必须迅速解除病患，所以最好的方法就是砭针刺血，排除瘀阻的毒血，就可以打破病理循环，渐次恢复正常。小畜卦六四爻辞曰：“有孚，血去惕出，无咎。”只要诚心，就能够远离血；惕，是小心、忧虑，惕则没有灾祸。走马喉痹只要把毒血祛除就不会有大碍了。

刘完素在论证火热病机时多次引用《易传》的“燥万物者，莫熯乎火”之论。子和私淑刘完素，也认同其火热为病的病机，特别是对“三消”的认识更是如此。子和引离卦说明火的功用。“八卦之中，离能烜物。五行之中，惟火能焚物。六气之中，惟火能消物。故火之为用。燔木则消而为炭，焚土则消而为伏龙肝，炼金则消而为汁，煅石则消而为灰，煮水则消而为汤，煎海则消而为盐，干汞则消而为粉，熬锡则消而为丹。故泽中之潦，涸于炎晖；鼎中之水，干于壮火。”（《三消之说当从火断二十七》）离为日、为火，火热具有烘干实物的性质。子和列举了火对木、土、金、水等物的作用，说明火具有使万物销毁变性的功能，因此，人身之邪火也有消耗精气津液的作用。“三消”证的根本病机就是火热消耗津液，即火之消物，故称“消”。

即便在与人论辩中，子和也时常引用易学为自己张目。“或言戴人汗下吐三法，欲该天下之医者，非也。夫古人医法未备，故立此三法。后世医法皆备，自有成说，岂可废后世之法而从远古，譬犹上古结绳，今日可废书契而从结绳乎？戴人闻之曰：易之法虽多，不离八卦五行；刑章虽多，不过笞杖徒流。岐伯曰：知其要者，一言而终。然则岐伯亦诳人乎？大抵举纲则简，计目则繁。”（《杂记九门·群言难正·谤三法》）子和从易学的具体方法虽然很多，然基本的离不开八卦五行，说明虽然现在治病的具体方法很多，但其根本不外乎汗下吐三法。

第四章　李杲升降交通的医易学

一、李杲生平与著述

李杲（1180～1251年），字明之，金元间真定（今河北正定县）人。因其居住在战国时属赵国东垣邑，秦统一六国后，置东垣县，故晚号东垣老人，后人称之东垣。其出身豪富之家，世为东垣望族，“赀雄乡里，富甲两路”。东垣从少年时即广延名师，遍读孔孟书。砚坚说，其“受《论语》《孟子》于王内翰从之，受《春秋》于冯内翰叔献”（李濂《医史》）。李时珍特别称赞他说：“东垣，通《春秋》《书》《易》。”① 其性颖悟敏达，二十多岁时已经是当地有名儒生，“所居竹里，名士日造其门”②。性情忠信笃敬，交游谨慎，与人接触，无戏谑之言，以孝名乡里。亲有疾，衣不解带，色不满容。

东垣二十岁时，母王氏卧病，经乡里数医杂治而亡，不知死于何证，深痛不知医而失其亲，痛恨世之庸医“习经之不精，见证之不明，其误人也多”（李濂《医史·东垣老人传》）。始有志于医学，发愿说：“若遇良医，当力学以志吾过。”（李濂《医史·东垣老人传》）闻易水张元素医名燕赵间，遂具厚礼拜为师。学数年，尽得其学。

医术学成后，受社会风气影响，东垣并没有以医为业。“进纳得官，监济源税”，且“资性高蹇，少所降屈”。但遇危急病人则尽心拯救。当时流行称为“大头天行”的传染病，医工们在方书中找不到对症的治疗方药，就自出己见，随意用下法，无效；则又下之，常常致病人死亡。医工不以为是己过，病人家属也不以为是医工之误。面对这种局面，东垣“独恻然于心”，废寝忘食，“循流讨源，察标求本”，创制了“普济消毒饮”

---

① 〔日〕丹波元胤：《医籍考》，郭秀梅、〔日〕冈田研吉译，北京，学苑出版社，2007，第82页。

② 〔日〕丹波元胤：《医籍考》，郭秀梅、〔日〕冈田研吉译，北京，学苑出版社，2007，第240页。

一方，取得良效，挽救了很多人的生命。

蒙古军队入侵中原后，东垣和当时的很多人一样，随金国皇帝迁往河南开封避难。由此生活发生了巨变，迫于生计，东垣开始正式行医。当时社会动荡，民不聊生，饮食不足，劳役所伤，出现了大量的患者，为东垣的临床实践提供了良好机会，也为其学术思想的形成奠定了基础。使之成为医理并通、闻名遐迩的良医，易水学派的中坚。

东垣以能够传其道于天下，惠泽百姓为选择弟子的标准，并不以个人和家族的利益为目的，体现了其眷念天下苍生的高尚情操。金国皇帝跑到开封不久，蒙古军队又南下开封，这里也待不下去了。1232 年，东垣又北归，1244 年回到了故乡。有一天，东垣与友人周都运德父交谈，说道：我老了，想把医术传于后世，无奈很难有合适的人啊！德父说：廉台有位叫罗天益谦甫的，性行敦朴，常常以自己术业未精而遗憾。您要传医道，我看他就可以。过了几天，德父带着罗天益来拜见东垣。东垣一见面就问，你来学医是为了赚钱呢，还是传道呢？罗天益回答说：只是传道啊！

这样，罗天益就留在了东垣这里学习，日常生活的开支都由东垣提供。学了三年，东垣赞赏他久而不倦，给了他白银二十两，说：我知道你生计艰难，怕干扰你的学习，半途而废。这些钱可以供养妻子儿女。罗天益当然极力推辞，东垣说：我大的东西都不惜传给你，何况金钱这些小东西呢？你不要推辞了。由此，我们可知，东垣期望弟子的是什么了。东垣临终前，把平日的著述汇集成卷，摆放在几案前，嘱咐谦甫说：这些书，交给你，并不是为了我李明之和你罗谦甫，而是为了天下后世，小心别让它湮没，要把它推广开来！

李杲一生著述颇丰，《内外伤辨惑论》《脾胃论》《兰室秘藏》《医学发明》为其代表作。此外，《东垣试效方》为其高弟罗天益整理其有效方论而成。《脉诀指掌图说》题名丹溪，实为李杲所作。《药类法象》《用要心法》二书虽亡，但在王好古《汤液本草》中有部分佚文。托名于李杲的有《活法机要》《东垣脉诀》《食物本草》《珍珠囊药性赋》等。

二、“内伤脾胃，百病由生”的医学思想

东垣在其师易水张元素脏腑辨证的启发下，创立了“内伤脾胃，百病由生”的观点，对治疗内伤病做出了卓越的贡献。

气是人体生命活动的动力和源泉。气既是脏腑功能活动的表现，也是

脏腑功能活动的产物。气与人体的病理变化有着非常密切的关系。东垣认为内伤病的形成，其根本原因是气不足。而气之不足，实源于脾胃之伤损。他说：

> 元气、谷气、荣气、清气、卫气、生发诸阳上升之气，此六者，皆饮食入胃，谷气上行，胃气之异名，其实一也。既脾胃有伤，则中气不足，则六腑阳气皆绝于外，故经言五脏之气已绝于外者，是六腑之元气病也。气伤脏乃病，脏病则形乃应，是五脏六腑真气皆不足也。
>
> （《内外伤辨惑·辨阴证阳证》）
>
> 脾胃之气既伤，而元气亦不能充，而诸病之所由生也。
>
> （《脾胃论·脾胃虚实传变论》）

东垣认为脾胃是元气生成之本，元气是健康的根本，脾胃伤损则元气虚衰不足，元气不足则疾病由之而生。这是东垣内伤学说的基本论点。

脾胃是升降之枢机。东垣认为，天地万物时时刻刻皆处于运动变化之中。其运动变化的基本形式表现为升降浮沉。这种变化就是“天地阴阳生杀之理”。一年四季，以春为首，春气温和，夏气暑热，秋气清凉，冬气冷冽，这是四时正常的时序。东垣在其著作中经常引用《左传》的“履端于始，序则不愆”说明天地运化开端正常的重要性。春夏地气升浮而生长，万物由萌芽而繁茂；至秋冬则天气沉降而杀藏，万物凋零而死亡。一年之气的升降，惟赖长夏土气居中，为之枢转。而人身精气的升降，亦赖脾胃居中转输。东垣说：

> 盖胃为水谷之海，饮食入胃，而精气先输脾归肺，上行春夏之令，以滋养周身，乃清气为天者也；升已而下输膀胱，行秋冬之令，为传化糟粕，转味而出，乃浊阴为地者也。
>
> （《脾胃论·天地阴阳生杀之理在升降浮沉之间论》）

东垣认为人身生命活动的过程和规律与自然界具有同一性，在人身中也存在着类似春夏秋冬的变化过程。自然界春夏秋冬的运动变化规律是随着四时而变化的，而人身中类似春夏秋冬的生命活动变化则是依不同的脏腑而展开的。脾胃受纳的水谷精气向上布散滋养周身的过程类似春夏之令；而代谢之后下输膀胱的尿液，汇聚于肠道的糟粕，则类似秋冬之令。如果四季的运行规律失常，在人体则使脾胃受伤，就会出现两种不同的病变。

> 或下泄而久不能升，是有秋冬而无春夏，乃生长之用陷于殒杀之气，而百病皆起；或久升而不降，亦病焉。
>
> （《脾胃论·天地阴阳生杀之理在升降浮沉之间论》）

虽然在道理上，升降失调有降而不能升和升而不能降两种，但在实际上，更多的是降而不升。因此，在升降问题上，东垣更重视生长和升发的一面。他认为，谷气上升，脾气升发，元气才能充沛，生机才能洋溢活跃，阴火才能戢敛潜藏。反之，若谷气不升，脾气下流，元气即亏乏消沉，生机受到影响，不能活跃，阴火即可因之上冲而发生各种病症。因此，在理论上，东垣非常重视脾之阳气的升发，在治疗上多用升麻、柴胡，以遂其升生之性。提出“胃虚则脏腑经络皆无所受气而俱病”“脾胃虚则九窍不通”“胃虚，元气不足，诸病所生”的观点，在发病论中详加阐发，以强调升发脾胃之气的重要性，而形成了“土为万物之母”说。要说明的是，东垣在主张升发脾胃之气的同时，也注意潜降阴火的问题，认为胃气与阴火是相反相成的关系。因胃气的升发即有利于阴火的潜降；而阴火的潜降，也有利于胃气的升发。不过，升发是主导的，根本的；而潜降则是次要的，权宜的。

关于内伤病的成因，东垣认为有如下三方面：第一，饮食不节。《脾胃盛衰论》说：“饮食不节则胃病，胃病则气短神少，而生大热，有时而显火上行，独燎其面。《黄帝针经》云：‘面热者，足阳明病。’胃病则脾无所禀受，故亦从而病焉。”第二，劳役过度。《脾胃盛衰论》又说：“形体劳役则脾病，脾病则怠惰嗜卧，四肢不收，大便泄泻。脾既病则其胃不能独行津液，故亦从而病焉。”第三，精神刺激。东垣认为精神刺激能资助心火，长期精神刺激是内伤病的重要致病因素之一。《脾胃虚实传变论》说：“此因喜怒悲忧恐，为五贼所伤，而后胃气不行、劳役饮食不节继之，则元气乃伤。”在东垣看来，精神因素在疾病的发生过程中起着先导作用。东垣提出内伤病的具体历史背景是当时战乱频仍，人们生活极度困难，精神恐惧，无休止的劳役，以及饥饿冻馁等恶劣状况，这些在内伤病形成中的作用尤为突出。

内伤病发病机理的关键有气火失调和升降失常两方面。东垣认为元气与阴火是相互制约的，内伤病就在于气火关系的失调。元气不足，则阴火亢盛；反之，元气充沛，则阴火自降。他说：“火之与气，势不两立，故

《内经》曰：‘壮火食气，气食少火，少火生气，壮火散气’。”（《兰室秘藏·内障眼论》）阴火越盛则元气越被耗伤，东垣称之为“元气之贼”。他说：“元气不足而心火独盛，心火者，阴火也，起于下焦，其系系于心，心不主令，相火代之。相火，下焦胞络之火，元气之贼也。火与元气不两立，一胜则一负。”（《内外伤辨惑论·饮食劳倦论》）

东垣的阴火论在后世引起了很多争论。从这里的论述可见，阴火是下焦的胞络之火，也称相火。这种火在元气充沛时是敛藏着的，一旦元气虚弱，就上越其他脏腑，扰乱正常的生理活动规律而致病。

阴火的产生是饮食不节等损伤脾胃元气所致。他说：“脾胃气虚，则下流于肾，阴火得以乘其土位。”（《内外伤辨惑论·饮食劳倦论》）此外，劳役过度、情志不安也会引起阴火上冲。他说：“或因劳役动作，肾间阴火沸腾；事闲之际，或于阴凉处解脱衣裳；更有新沐浴，于背阴处坐卧，其阴火下行，还归肾间。”（《内外伤辨惑论·辨劳役受病表虚不作表实治之》）又说：“夫阴火之炽盛，由心生凝滞，七情不安故也。心脉者，神之舍。心君不宁，化而为火。”（《脾胃论·安养心神调治脾胃论》）不论饮食不节，劳役所伤，还是情志不宁，都能使元气亏损，阴火炽盛。阴火上冲，就会出现“气高而喘，身热而烦，脉洪大而头痛，或渴不止，其皮肤不任风寒而生寒热”之证。（《医学发明·饮食劳倦论》）此为东垣临床实践的经验之谈。

脾胃位居中焦，为人体升降活动的枢机，升则上输心肺，降则下归肝肾。只有脾胃健运才能维持人体正常的升降运动。若脾胃气虚，升降失常，则内而五脏六腑，外而四肢九窍，都会发生各种病变。内伤病都有脾胃气虚，所以升降失常是内伤病的病变机理的关键。如东垣在论膈咽不通的病机时说：

> 夫咽者，咽物之门户也；膈者，上焦胸中心肺之分野。不通者，升降之气上下不得交。又云：“清气在下，则生飧泄；浊气在上，则生䐜胀。”腹中䐜满不得大便，或大便难，或先结后溏，皆是也。浊气在上，当降不降者，乃肾、肝吸入之阴气不得下而反在上也。胃气逆上，或为呕、或为哕者，是阴火之邪上冲，而吸入之气不得入，故食不下也。此皆气冲之火，逆胃之脉，反上而作者也。清气在下，则生飧泄者，胃气未病之日，当上行心肺而营经也。因饮食失节，劳役形体，心火乘于土位，胃气弱而下陷于阴中，故谷米入而不得升，反降而飧泄也。膈咽之间，交通之气，不得表里者，皆冲脉上行，逆气

所作也。

（《医学发明·膈咽不通并四时换气用药法》）

东垣认为膈咽不通的根本病机就是“升降之气，上下不得交”，并且对《内经》所论“清气在下，则生飧泄；浊气在上，则生䐜胀”的具体病机以肝肾吸入之阴气不得下和胃气逆上而致不降与胃气下陷阴中而致不升来解释。膈咽之病在胸膈之中，似乎以升降失常解释病机容易理解，那么其他部位的疾病是否也能以升降失常理解呢？

东垣在论内障眼病时说：“元气不行，胃气下流，胸中三焦之火及心火乘于肺，上入脑灼髓。火主散溢，瞳子开大。”（《兰室秘藏·内障眼论》）说明内障眼病的病机也不离升降失常。不仅如此，东垣认为九窍之疾的病机也都是升降失常。他说：“脾胃既为阴火所乘，谷气闭塞而下流，即清气不升，九窍为之不利。”（《脾胃论·脾胃虚则九窍不通》）东垣认为内伤病的恶寒发热也是升降失常所致。他认为饮食入胃，其营气上行，输送于心肺，以滋养上焦皮肤腠理之元气。如果营气不升反降就会导致“心肺无所禀受，皮肤间无阳，失其营卫之外护，故阳分皮毛之间虚弱，但见风见寒，或居处阴寒无日处，便恶之也。”（《内外伤辨惑论·辨寒热》）这就是造成内伤病恶寒的基本病理。

由于东垣重视脾胃，特别是强调胃气的升发，所以在治疗上自然主张以升举补益脾胃之阳气为根本治法。虽然有时也用苦降之法，不过是权宜之计。他的补中益气汤就是这一治疗学思想的体现。东垣在“立方本指”中论述补中益气汤创制原理时说：

夫脾胃虚者，因饮食劳倦，心火亢甚，而乘其土位，其次肺气受邪，须用黄芪最多，人参、甘草次之。脾胃一虚，肺气先绝，故用黄芪以益皮毛而闭腠理，不令自汗，损其元气。上喘短气，人参以补之。心火乘脾，须炙甘草之甘温以泻火热，而补脾胃中元气；若脾胃急痛并太虚，腹中急缩者，宜多用之。经云：急者缓之。白术苦甘温，除胃中热，利腰脐间血。胃中清气在下，必加升麻、柴胡以引之，引黄芪、甘草之气味上升，能补卫气之散解，而实其表也；又缓带脉之缩急。二味苦平，味之薄者，阴中之阳，引清气上升也。气乱于胸中，为清浊相干，用去白陈皮以理之，又能助阳气上升，以散滞气，助诸甘辛为用，口干嗌干加干葛。

（《内外伤辨惑论·饮食劳倦论》）

总之，在东垣看来，脾胃之气不能升浮的原因在于阴火损伤了脾胃的生发之气而致营血大亏，荣气不能发挥营养之功，又致阴火炽盛，血中伏火日渐煎熬，血气日减，血虚心无所养而致使心乱而烦之证。所以用辛甘微温之剂生阳气，阳生则阴长。甘温之所以能生血在于甘温补阳，阳旺则血生，再加当归以调和。其立方大旨不外乎补气升阳，阳气升发，则阴火自降而热退；元气充足则肌表固密而恶寒发热自除。东垣创制的很多方剂的名称中都有“升阳”字样，正是其治疗学思想的反映。对于苦寒泻火或解表散火的治法，在必要时东垣也不放弃。东垣认为苦寒泻火与解表散火的目的也是为了顾护元气，与升阳降火是相反相成的关系。一般情况下，升举胃气就可以降火，但有时必须泻火才能升举胃气。所以无论泻火、散火，都以升举胃气为鹄的。

三、李杲的医易学思想

东垣“内伤脾胃，百病由生”学术思想的形成除了有战乱频仍，人民生活艰难，饮食失节的现实背景之外，从理论方面说，既有《内经》、仲景学术的远源，又有其师易水及河间学派的近由。此外，《易》学复构成其学术的更为深刻的哲理根据，成为其学术思想的侧源。前引李时珍说东垣通晓《易》，从东垣的著作中我们也可以发现易理在其思想中的重要地位以及其对易理的熟练运用。

东垣通晓易学和宋代理学家的思想，还有一证据。其弟子罗天益在《兰室秘藏》序中说：“《兰室秘藏》六卷，吾师李东垣先生所辑也。不肖读之而曰：至矣哉！吾师之学术贯天人，洞微奥也。……而论脉法尤详悉而切当，言病证变换万状皆形见于脉，按其弦长、滞缩、清浊，伸引无尽。吾师尝云：全微者，理也；至著者，象也。体用一源，显微无间，得其理则象可得而推矣。是吾师有不言，言辄应，与是编相符合，非口所辩说，纸上陈言，不能施用者欤！”

其中，“至微者，理也；至著者，象也。体用一源，显微无间”是程颐在其《易传序》说的有名的话，并不是东垣说的。可能罗天益未读程氏书，经常听东垣说这句话而误认为是其师之言。或者古人没有知识产权概念，虽然知道此话并不是己师的创见，但师常说，就说己师所言。既然东垣经常讲这句话，可知这句话在其学术思想中应该是占据核心地位的，也可知东垣对程颐的易学是很熟悉的。

程颐以理学之“理”来理解易学，对“理”与“象”的关系作出了新的阐发。“至微者，理也；至著者，象也。体用一源，显微无间。”是说，理是无形可见的，而象是形象彰著的。理为体，象为用，理与象是体用关系，体用同出一源，显著的象与隐微的理之间是没有间隙的。由程颐关于理象关系的论述，东垣悟出，理决定象，知道了理就可以推出象，故云“得其理，则象可得而推矣”。就医学而言，明了了人体的生理与病理，就能推知其生理与病理之象。因此，东垣非常重视对天地万物人身之理的研究。这是其研究内伤病学术思想的基础。由于东垣学术是建立在这样一个坚实的易学哲学基础之上，所以，罗天益才说：“是吾师有不言，言辄应，与是编相符合，非口所辩说，纸上陈言，不能施用者欤！”

东垣认为疾病的发生多由脾胃虚弱，元气不足，阴火上冲，人体一身上下之气升降失常所致。这种病机认识是以关于人体以及天地运动的正常规律认识为前提的。东垣云：“夫人之身亦有四时，天地之气不可止认在外，人亦同天地也。”（《兰室秘藏·经漏不止有三论》）在东垣看来，人身生命活动的运动规律与天地四时之气是一样的，明白了天地四时之气的运行规律，也就知晓了人身生命活动的运动规律。

他在著作中常说“圣人治病，必本四时升降之理，权变之宜”“阳生阴长之理”等，而天地阴阳升降浮沉之理正是《内经》和《周易》世界观的基石。升降浮沉之理作为一种解释天地万物运动的总规律，在《素问》中是出现在讨论运气学的七篇大论中的，而在七篇之外的其他篇章并没有明确地谈这个问题。而七篇出现较晚，有人说是王冰补入的。况且七篇大论篇幅宏大，内容艰深不太容易理解，而在《易》中有关于天地生成，万物交通的思想相对容易理解，往往为医家引用作为世界观基础。在《脾胃论·阴阳升降论》中，东垣就是把《易》学和《内经》结合起来讨论升降问题的。他说：

> 《易》曰：两仪生四象，乃天地气交，八卦是也。在人则清浊之气皆从脾胃出，荣气荣养周身，乃水谷之气味所化之也。清阳为天清阳成天，地气上为云，天气下为雨，水谷之精气也，气海也，七神也，元气也，父也。清中清者，清肺以助天真。清阳出上窍耳目鼻口七窍是也。清中浊者，荣华腠理毛窍也，清阳实四肢真气充实四肢。浊阴为地垒阴成地，云出天气，雨出地气，五谷五味之精是五味之化也，血荣也，维持神明也，血之将会也，母也。浊中清者，荣养于神降至中脘而为血，故曰心主血，心藏神。浊阴出下窍前阴膀胱之窍也。浊中浊者，坚强骨髓。浊阴走五脏散

于五脏之血也，养血脉，润皮肤，肌肥肉（当作“肥肌肉”）筋者是也，血生肉者此也。浊阴归六腑谓毛脉合精，经气归于腑者是也。

《周易·系辞》云：“是故《易》有太极，是生两仪，两仪生四象，四象生八卦，八卦定吉凶，吉凶生大业。”关于这一章可以有两种理解。一种认为是讲揲筮成卦的。一种是理解为讲宇宙生成过程的。两种说法都可以。东垣在此主要是讲天地阴阳四时的升降交通关系，所以没有全引《周易·系辞》原文。《周易》认为乾坤是生成天地万物的二元，即两种基本要素或力量，故称为“乾元”“坤元”。乾坤二元的交流是生成万物的基本机制和前提保证。

在《周易》中论述天地乾坤气交，万物生化的是泰卦。泰卦的构成是坤☷上，乾☰下。从静止的观点看，天在上，地在下，泰卦是地上天下，似乎不对。但从运动的观点看，天升地降，泰卦的构形正表示天地之气可以相互交流。泰卦《彖》曰：“泰，小往大来，吉，亨。则是天地交而万物通也，上下交而其志同也。”泰卦表征的是代表阴的小往外去，代表阳的大向里来，之所以吉祥亨通，是因为天地能够交流，万物能够沟通，上下能够交流，意志能够相同。又泰卦《象》曰：“天地交，泰。”天地因为能够交流而安泰。东垣创制“交泰丸”之义即源于此。天地之间万物之气能够相互交流、交通而安泰的道理，同样也是人体生命活动所遵循的道理。

乾坤两卦的交流是天地万物生化运动的保证，在人体就是以脾胃的升清降浊为枢机，故云“在人则清浊之气皆从脾胃出，荣气荣养周身，乃水谷之气味所化之也”。接着东垣就以《阴阳应象大论》的“清阳为天，浊阴为地，地气上为云，天气下为雨；雨出地气，云出天气。故清阳出上窍，浊阴出下窍，清阳发腠理，浊阴走五脏；清阳实四支，浊阴归六腑”为根据，对人身阴阳、气血的运化规律进行了详细阐发。

在《医学发明·医学之源》中，东垣说：

人之生也，负阴而抱阳，冲气以为和。一昼夜之间，有阳中之阳，阳中之阴，阴中之阴，阴中之阳。天地四时之阴阳，人之十二脏应之。善摄生者，调停顺适，使二气和静，内外交养，无过不及，则病安从来。惟形与物接，心为形役。内为七情之所攻，外为六气之所贼。冲和既扰，何病不生。伏羲观象于天，观法于地，远取诸物，近取诸身。类万物之情，通神明之德。所以养人之情性也。

东垣先引老子语阐明人的生命是阴阳二气相互依存，和谐共处的过程。人体的阴阳又是互相包含，与天地四时之阴阳相通相应的。养生的关键在于调理阴阳二气，使之和谐安静，内外交养，没有过与不及的情况，就可以健康无病。因为人的身心形神为外物、情志、六气所干扰，则引发诸病。接下来，东垣引用了《周易·系辞》的话："伏羲观象于天，观法于地，远取诸物，近取诸身。类万物之情，通神明之德。"说明易学中包含着对天地万物及人自身生命的规律的研究，这种研究也就是医学的基本原理，是用来调养人的性情的。这说明在东垣的心目中，易学阐明的天地万物之道，是与岐黄、神农研究的养生之道是一致的，易学之道也就是医学之道。

瓜蒂散是张仲景在《伤寒论》中提出的催吐剂，东垣在解释此方治疗机理时，以泰卦的天地交通之道作了详细的说明。他说：

> 解云：盛食填塞于胸中，为之窒塞，两寸脉当主事，两尺脉不见，其理安在？胸中有食，故以吐出之。食者，物也。物者，坤土也，是足太阴之号也。胸中者，肺也，为物所填。肺者，手太阴金也，金主杀伐也，与坤土俱在于上，而旺于天。金能克木，故肝木生发之气伏于地下，非木郁而何？吐去下焦阴土之物，木得舒畅，则郁结去矣。
>
> （《内外伤辨惑论·吐法宜用辨上部有脉下部无脉》）

瓜蒂散治疗的病症是食物堵塞于胸中。食物本该下行，现在足太阴坤土与手太阴肺金都处于上焦，而致肺金之气亢盛，克伐肝木生发之气，使肝木之气降伏地下，形成"木郁"，只有吐出堵塞在胸中的食物，木气才能舒畅，郁结消除。东垣认为，如果不明白天地之道，是不能懂得这道理的。他说：

> 食塞于上，脉绝于下，若不明天地之道，无由达此至理。水火者，阴阳之征兆，天地之别名也，故曰独阳不生，独阴不长。天之用在于地下，则万物生长矣；地之用在于天上，则万物收藏矣。此乃天地交而万物通也，此天地相根之道也。故阳火之根本在于地下，阴火之源本于天上，故曰水出高源。故人五脏主有形之物，物者阴也，阴者水也，右三部脉主之，偏见于寸口，食塞其上，是绝五脏之源；源绝则水不下流，两尺竭绝，此其理也。何疑之有？
>
> （《内外伤辨惑论·吐法宜用辨上部有脉下部无脉》）

东垣认为天地万物各有体用，而阴阳互根。天之体在天上，而天之用在地下。天的阳光雨露布下，万物才得以生长。地之体在地下，而其用在天上。地为阴，主收杀，地的这一功用是通过天实现的，因此才有万物的收藏。这就是天地之气相互交流而万物得以畅通生长，这就是天地阴阳的互根之道。阳火的功用表现于上，而其根源却在地下；阴火的功用表现于下，而其根源却在天上，所以水的功用表现在下面，所谓水往低处流，但水之源却在高处。五脏能够产生无形的功用在于有形之物即水谷生成的精微之气。有形之物即阴即水。食物阻塞于上，就是阻绝了五脏生化的源泉，源泉阻绝，水则不能下流，两尺脉竭绝不见，道理就是如此。

在现在的人看来，仅仅是一般的伤食之证，东垣却从天地之道来理解。可见，其医学思维之后宏大的易学哲学背景。在解释了瓜蒂散的治疗机理后，东垣意犹未尽，觉得还需要进一步阐发其理，又作了《重明木郁达之之理》一文。所谓“重明”即再次阐明。他说：

> 或曰：食盛填塞于胸中，为之窒塞也。令吐以去所伤之物，物去则安。胸中者，太阴肺之分野；木郁者，遏于厥阴风木于下，故以吐伸之，以舒畅阳和风木之气也，此吐乃泻出太阴之塞。何谓木郁？请闻其说。答曰：此大神灵之问，非演说大道，不能及于此。
>
> 天地之间，六合之内，惟水与火耳！火者阳也，升浮之象也，在天为体，在地为用；水者阴也，降沉之象也，在地为体，在天为殒杀收藏之用也。其气上下交，则以成八卦矣。以医书言之，则是升降浮沉，温凉寒热四时也，以应八卦。若天火在上，地水在下，则天地不交，阴阳不相辅也，是万物之道，大《易》之理绝灭矣，故《经》言独阳不生，独阴不长，天地阴阳何交会矣？故曰阳本根于阴，阴本根于阳，若不明根源，是不明道也。

东垣在此作设问，并回答说：“此大神灵之问，非演说大道，不能及于此。”“大神灵之问”是《素问·六节藏象论》中岐伯回答黄帝提问时说的，是说黄帝提的这个问题太重要了。《论语》中，林放问礼之本，孔子认为这个问题太重要了，也说了一句“大哉问”。既然问题重要，回答当然不能马虎，所以，东垣说“非演说大道，不能及于此”，不以天地之大道推演阐释，不能把这个问题说明白。

在东垣看来，宇宙中决定事物运动及其规律的最基本的两种力量是水和火。火为阳，主升浮；水为阴，主沉降。水火阴阳在天地之间形成生长收藏的功用，水火阴阳之气的交流就形成了“八卦”。《周易》认为八卦代表宇宙中主要的八种事物，即乾为天，坤为地，坎为水，离为火，巽为风，震为雷，艮为山，兑为泽，但其中更根本的则是乾、坤、坎、离四卦。乾坤为阴阳，属先天；坎离为水火，属后天。先天的阴阳表现为功用就是后天的水火，阴阳水火交互作用，乃生成八卦，以至万事万物。这是天地万物的基本衍生过程和规律。

从医学的角度看，就是四时的寒热温凉、升降浮沉，这是与天地之间的八卦相对应的。如果天地水火的位置颠倒，天地不能交流，阴阳不能相互辅助，《周易》所阐释的变易之理灭绝，万物的生化也就停止了。所以，研讨医学必须明白阴阳互根互用的道理，否则就是不明天地万物的生化之道，也就不能研治医学了。接下来，东垣对六阴六阳之气的互根互用作了进一步的详细阐释。他说：

> 故六阳之气生于地，则曰阳本根于阴。以人身言之，是六腑之气，生长发散于胃土之中也。既阳气鼓舞万象有形质之物于天，为浮散者也；物极必反，阳极变阴，既六阳升浮之力在天，其力尽，是阳道终矣，所以鼓舞六阴有形之阴水在天，在外也。上六无位，必归于下，此老阳变阴之象天，是五脏之源在于天者也。天者，人之肺以应之，故曰阴本源于阳，水出高源是也。人之五脏，其源在肺，肺者背也，背在天也，故足太阳膀胱寒生长，其源在申，故阴寒自此而降，以成秋收气寒之渐也。降至于地下，以成冬藏，伏诸六阳在九泉之下者也。故五脏之气生于天，以人身，是五脏之气，收降藏沉之源出于肺气之上，其流下行，既阴气下行沉坠，万物有形质之物收藏于地，为降沉者也；物极必反，阴极变阳，既六阴降沉之力在地，其力既尽，是阴道终矣，是老阴变阳，乃初九无位，是一岁四时之气，终而复始，为上下者也，莫知其纪，如环无端。

这段论述虽然较长，但其论述的核心思想还是六阴六阳的互根互用。六腑之阳气本源于属阴的胃土之中，其功用是把有形质之物布散于天，当布散至极，上六无位，复归于下，阳复变阴。这里的“上六无位”是易学的术语。易卦六爻，从下至上，称为初、二、三、四、五、上。“初”，从事物说为刚刚开始，从人说代表地位低下之人；“上”，从事物说代表发展的终结，从人说，五代表掌握最高权力的君主，而在上的六位则表示隐退无权之人。特别是如果是属阴爻的“六”则更是如此。到了这个地步一般就是物极必反了。所以，阳布散到尽头，就该阳变阴，就该下降了，所以属阴的五脏之源是在于天的。

所谓“其源在申”，依据东垣《脾胃论》之《脏气法时升降浮沉补泻之图》，“申”对应于长夏之脾，就是说五脏之源在脾生化的精微。五脏为阴，主收藏沉降，把有形质之物收藏于地，物极必反，老阴变阳，阳气又开始升发。这样终而复始，永无终结。这里“初九无位”也是易学术语。上述已及，初，代表事物刚刚开始，代表低下无位之人。天地万物以及人身生理的运化规律都是阴发展至极，就又返回阳，这时的阳还是弱小的，虽然弱小却具有生机，能够逐渐成长并推动事物的发展。

东垣在病理方面也善于以易理解说。他说：

> 吾尝观“洛书”，火七在西方，金九在南位者，则西南二方为燥热之气，明矣。离为兵戈，兑主杀伐，平治之世，生气流行，雨旸以时，兆民安乐，恶有是气？惟淆乱之世，生气消息，燥热逆行，五谷不登，山川焦旱，灾疫繁兴。
>
> （《脉诀指掌病式图说·辨六淫外伤六经受病于人迎说》）

“洛书”和“河图”是解说易理的两张著名的图像。据《周易·系辞》说：“河出图，洛出书，圣人则之。”传说伏羲时，有龙马从黄河出现，背负“河图”；有神龟从洛水出现，背负“洛书”。伏羲根据这种“图”“书”画成八卦，后来周文王又依据伏羲八卦推演出文王八卦和六十四卦，并分别写了卦爻辞。所谓“河图”“洛书”，是由数字组成的神秘图像，古人认为它们揭示了宇宙的规律和奥秘。这里不谈河图，只谈洛书。

洛书由一至九九个数字组成，其排列顺序为五居中央，其余八个数分列八方。具体配列是：一居北方，八居东北方，三居东方，四居东南方，九居南方，二居西南方，七居西方，六居西北方。一、三、七、九四个奇数居四正（四方之正位），二、四、六、八四个偶数居四隅（四方之偏角）。这就是东垣所谓的“火七在西方，金九在南位”。从气候特点说，西方主燥，南方主热，所以说“西南二方为燥热之气明矣”。《周易·说卦传》云“离为火……为戈兵”“兑为泽……为毁折”，这就是东垣所谓“离为兵戈，兑主杀伐”的根据。东垣认为西南二方的气候虽然具有燥热的特点，但其致病还需要人为因素。依据文王后天八卦图，离居南方，兑居西方，而“离为兵戈，兑主杀伐”，所以当出现兵戈战乱时，则容易出现燥热之疾。东垣以其自身经历证明了此理。他说：

> 予目壬辰首乱以来，民中燥热之气者，多发热，痰结咳嗽。医又不识时变，投半夏、南星等，以益其燥热，遂至咳血，肾涎涌逆，咯吐不已，两尺脉长至半臂。予于《内外伤辨》言之详矣。今略具数语，为六气全图。

东垣在医学理论上的创新是提出了脾胃运化的水谷精微生成的元气是人体生命活动的动力源泉，脾胃一病诸病皆生，因此，其学术思想首重脾胃。脾胃在五行属土，土为万物之母；在《周易》的乾坤二元中，坤元为地，属土。所以，在东垣著作中多以坤土称脾胃，或代指脾胃。如：

> 人参补气，羊肉补形，形气者，有无之象也。以大言之，具天地两仪者也；以小言之，则人之阴阳、气血也。以之养生，则莫重于斯。以天地物类论之，则形者，坤土也，人之脾胃也，乃生长万物也。地欲静，静则万物安。坤元一正之土，亘古不迁者也。耕种之土，乃五行运用者也。
>
> （《医学发明·本草十剂·补可去弱人参羊肉之属》）

东垣认为人之脾胃属于坤土，又称“坤元一正之土”，是根本的永恒不变的，是万物生长的根本。东垣又把具有生殖功能的生殖器官类比为坤土，以表征其生生之功。他说：

> 夫胞者，一名赤宫，一名丹田，一名命门，主男子藏精施化，妇人系胞有孕，俱为生化之源，非五行也，非水亦非火，此天地之异名也，象坤土之化万物也。
>
> （《兰室秘藏·斑疹论》）

有时东垣也把手厥阴心包说成“坤元一正之土”，这是因为手厥阴所属之脏心包并非是实质性的脏。在中医理论形成时，为了能够使五脏与六腑及十二经脉配属，增加了心包一脏。而心包又实非一脏，而被看成是心君之附属，为代君行令的臣使之官。这就为后世医家发挥其生理功能留下了空间。心包从经脉配属为手厥阴经，而手厥阴心包经与手少阳三焦经相为表里，手少阳与足少阳又手足相互呼应。

从东垣的著作可知，虽然其学术思想以脾胃为核心，但同时也非常重视足少阳胆的功用。因为足少阳胆主一年之首的春之升发之气，是最为关键的。东垣常引《左传》之说："履端于始，序则不愆。"凡事有个正常的开始，其发展的顺序就不会有大的偏差。他说："手厥阴心包不系五行，是坤元一正之土。虽主生长，阴静阳躁，禀乎少阳元气，乃能生育也。"（《医学发明·病有逆从治有反正论》）这是说手厥阴禀受了少阳升发的元气，具有升发孕育人身脏腑经络四肢百骸的功能，所以是坤元一正之土。东垣对手厥阴心包功能的发挥成为后来的孙一奎、张介宾等人以心包、三焦发挥命门学说的先导。

东垣在论口齿功能时也以坤土之易理来解说。他说：

> 论曰：夫齿者，肾之标；口者，脾之窍。诸经多有会于口者，其牙齿是手足阳明所过。上龈隶于坤土，乃足阳明之脉贯络也，止而不动；下龈嚼物，动而不休，手阳明大肠之脉所贯络也。
>
> （《兰室秘藏·口齿论》）

东垣认为上龈隶属于坤土，坤土是安静不动的，所以上龈是静止不动的，而足阳明之脉贯通连络于上龈，足阳明之脉属于胃。下龈是咀嚼食物的，所以动而不休，与手阳明大肠之脉贯通连络。这就是上面东垣讲的"坤元一正之土，亘古不迁者也。耕种之土，乃五行运用者也"。作为整体的大地的坤元一正之土是万古不变的，而人们赖以生存的耕种之土是必须翻动的，由此才能有丰美的收获。大肠是传道之官，是不断蠕动的，所以属于大肠的手阳明经脉联络于下龈，主咀嚼食物之动。

在《脾胃论·阳明病湿胜自汗论》中，东垣也论及坤土。他说：

> 或曰：湿之与汗，阴乎阳乎？曰：西南坤土也，脾胃也。人之汗，犹天地之雨也。阴滋其湿，则为雾露，为雨也。阴湿寒，下行之地气也。汗多则亡阳，阳去则阴胜也，甚为寒中。

从文王后天八卦方位图看，坤居西南，属土，在人脾胃属土。人身之汗犹如天地之间的雨水。雨水虽从天降，但是由地面湿气上升凝结而成，所以，人之汗生成的根源也是脾胃。因此，脾胃受病湿气过盛就可以发生自汗之证。

在论肝脏与目的生理时，东垣论及了离卦。"肝之窍通于目，离为火，能耀光而见物，故分别五色也，肝为之舍，肾主五精，鼻藏气于心肺，故曰主百脉而行阳道。”（《脾胃论·五脏之气交变论》）《说卦传》云：“离为火，为日。”离在人体为目。离为火、为日，火、日皆能发出光芒，照耀万物，眼目能辨别五色。眼目能够分别五色，不仅因为借助日火之光，而且从根本上是因为日、火与目都属于离卦，同气相求，所以具有相似的功用。

东垣之师曾告诫不能用峻利食药，配制一方：枳实一两，麸炒黄色，白术二两，只此二味，荷叶裹烧饭为丸。东垣不解其意，他说：

> 当是之时，未悟用荷叶烧饭为丸之理，老年味之始得，可谓神奇矣。荷叶之一物，中央空虚，象震卦之体。震者动也，人感之生足少阳甲胆也；甲胆者风也，生化万物之根蒂也。《左传》云：履端于始，序则不愆。人之饮食入胃，营气上行，即少阳甲胆之气也；其手少阳三焦经，人之元气也，手足经同法，便是少阳元气生发也。胃气、谷气、元气，甲胆上升之气，一也，异名虽多，止是胃气上升者也。荷叶之体，生于水土之下，出于秽污之中，而不为秽污所染，挺然独立。其色青，形乃空，清而象风木者也，食药感此气之化，胃气何由不上升乎？其主意用此一味为引用，可谓远识深虑，合于道者也。更以烧饭和药，与白术协力，滋养谷气而补令胃厚，再不至内伤，其利广矣大矣！
>
> （《内外伤辨惑论·辨内伤饮食用药所宜所禁》）

东垣晚年学验俱丰，对易学更是深造自得，始能将易理融汇于医理。荷叶中空，象震卦☳之体，震卦中间是空的。震卦位于东方，主动。人感受震卦，足少阳甲胆功能发用，甲胆属风，是生化万物的开始。《左传》说：开始的时候端正了，以后的发展就不会失序。饮食入胃，营气上行，形成的就是甲胆之气。另有手少阳三焦经，升发的是元气。手足经同法，形成少阳元气，主升发。虽然有不同的名称，但都是由胃气升发而来。荷叶生于水中，出淤泥而不染，色青形空。青为东方之色，空为震体之象，清而象风木。用药感受此气之化，胃气必升，用此药为引，东垣说“可谓远识深虑，合于道者也”。荷叶本来是普普通通的植物的叶子，东垣却从其生长及形象特点悟出用此药为引是“合于道者也”，提升到了“道”的高度。如果没有对易学以及天地自然生化之理的深刻领悟，是不能形成这种认识的。

除了上述以震卦论荷叶药理作用外，东垣还以震卦解说疾病。他说：

“夫雷头风者，震卦主之，诸药不效，为与证不相对也。升麻汤，升麻、苍术各一两，荷叶全一个。上为细末，每服半两，水煎；或烧荷叶一个，研细，用前药调服亦可。”（《活法机要·雷头风证》）方中用荷叶之意也是取其象震卦之象。

东垣创制清震汤，也是取义于震卦。“清震汤，治溺黄臊臭淋漓，两丸如冰，阴汗浸及两股，阴头亦冷，正值十二月天寒凛冽，霜雪交集，寒之极矣。”（《东垣试效方·阴痿阴汗及臊臭门》）《灵枢·经脉》云：“肝足厥阴之脉，起于大指丛毛之际，上循足跗上廉……循股阴入毛中，过阴器，抵小腹。”肝足厥阴之脉“循股阴入毛中，过阴器”，生殖器官的疾病责之于肝，而肝属东方木，于八卦为震，故名“清震汤”。

东垣对药物功能及用药的认识是以易象为理论基础的。《东垣试效方》首列《药象门》，可见这一问题的重要性。《药象门》是东垣医学的用药学基础。象是易学的核心概念之一，易学的特点是以象明理，以象尽意。易学认为要表达事物内在的“意”“理”，只有“言”是不够的，必须用“象”。《周易·系辞》云：“子曰：‘书不尽言，言不尽意。’然则圣人之意，其不可见乎？子曰：‘圣人立象以尽意，设卦以尽情伪，系辞焉以尽其言，变而通之以尽利，鼓之舞之以尽神。’”孔子认为抽象的语言不能尽意，尽意的最好方法是“立象”，“立象”之后再系辞，以言释象，就可以把“神”，即事物内在的“理”“意”表达出来了。一部《周易》就是以卦象、爻象、大象、小象以及各种具体的事物之象写成的。

《黄帝内经》受易学与中国传统文化影响，也以“象”为建立理论体系的基本方法。如《内经》有《阴阳应象大论》《平人气象论》以“象”名篇的文献，也有“藏象”之谓，但《内经》论“象”相对而言，或者对后人而言，还是比较简略，不易引起人的重视。东垣则把“象”在医学中的运用更加具体化、明确化了。东垣的这一贡献一方面是受其师学术思想的影响，另一方面则与其精通易学有关系。

《药象门》由十篇文章构成，其中第二篇为“用药法象”。“法象”一词最早见于《系辞》。《系辞》云：“法象莫大乎天地，变通莫大乎四时。”所谓“法象”是取法于象之意。“法象莫大乎天地”是说可以取法的象最大的莫过于天地。东垣的“用药法象”是说用药应该取法于天地自然之象。在论述药味厚薄时引用了《周易》的话。“轻清成象味薄者茶之类，本乎天者亲上；重浊成形味厚者大黄之类，本乎地者亲下。”《乾·文言》：“九五曰‘飞龙在天，利见大人’何谓也？子曰：‘同声相应，同气相求；水流湿，火就燥，云从龙，风从虎。圣人作而万物睹。本乎天者亲上，本乎地者亲下，则各从其类也。’”“本乎天者亲上，本乎地者亲下”，讲的是同类相聚，同气相求的道理。这种思想在今天看来可能是常识，但在古代却是重要的科学原理，古人依此原理为指导来解决各种问题。无论是中医学的基本理论还是用药学理论，都是依此为根据建立的。

东垣的药象门也可以说是药象学。为了形象地说明药象学理论，东垣作了“药象图说”，颇有仿周敦颐太极图说的味道。药象图说中画一圆圈，圈外第一列列出了十二地支和十二消息卦。从正北开始：子、丑、寅、卯、辰、巳、午、未、申、酉、戌、亥；对应的十二消息卦也从正北开始：复、临、泰、大壮、夬、乾、姤、遁、否、观、剥、坤。第二圈列十二消息卦卦象，正北方标肾沉藏，东方标肝升生，南方标心浮长，西方标肺降收。第三圈标明药性，如“自酉至子为阴，乃阴中之阴，药应之，味之厚者是也”，并举出具体药物“黄芩、黄连、黄柏、大黄、苦参、防己、葶苈之类，正秉天之气味，味寒，水之化浮沉也”，在药名之外标药性“苦、补、寒”。其他皆例此。

而在《药类法象》一书中的药象图则有所变化。图中画了五个实线圈，最内圈里标“太极”二字，则仿周敦颐太极图说意更加明显。第二圈标十二地支，并以实线分隔开。第三圈标十二消息卦卦名，也分隔开。在四正标肾沉，肝升，心浮，肺降。第四圈对应第三圈的肝升、心浮、肺降、肾沉，标：春生、夏长、秋收、冬藏。并标明药味药气，如对应肾沉，标：苦、补、寒和咸、泻、热。第五圈亦即最后一圈标明药性与具体药物。这个图比《东垣试效方》中的图更清楚些。

“象”作为解说药性的基本概念，是东垣在具体讨论药物作用时经常使用的概念。如：“轻，可以去实，麻黄、葛根之属是也。夫六淫有余之邪，客于阳分皮毛之间，腠理闭拒，谓之实也。实者，荣卫气血不行之谓也。宜以轻利开腠理，致津液通气也。皮毛经络寒邪之实去矣。故二药之体，轻清成象，象气之轻浮也。”（《医学发明・本草十剂・轻可去实麻黄葛根之属》）又如：“泄，可以去闭，葶苈、大黄之属，是也。此二味皆大苦寒，气味俱厚，葶苈不减大黄，又性过于诸药，以泄肺中之闭也。亦能泄大便，为体轻象阳故也。”（《本草十剂・泄可去闭葶苈大黄之属》）

易学的思想语言，已经内化于东垣的心中，在其著作中随处可见，已臻化境。如他说：“《痹论》云：阴气者，静则神藏，躁则消亡。饮食自倍，肠胃乃伤。此混言之也。……圣人垂此严戒，是为万世福也，如能慎言语、节饮食，所谓治未病也。”（《内外伤辨惑・饮食自倍肠胃乃伤分而治之》）“慎言语、节饮食”，乃颐卦之大象之辞。“《象》曰：山下有雷，颐；君子以慎言语，节饮食。”颐卦由上卦艮，下卦震构成。艮为山，震为雷。春雷在山下震动时，山上的草木开始萌芽生长，象征养育。所以，君子应当效法这一精神，言语谨慎，以修养德性；节制饮食，以营养身体。

又如：“左手关前一分为人迎者，以候天之寒暑燥湿风火中伤于人，其邪自经络而入，以迎纳之，故曰人迎，前人谓感邪皆太阳始，此说似乎不然。考寻《经》义，皆言风善伤肝，自足少阳胆经而入；热善伤心，始自手太阳小肠而入；湿善伤脾，自足阳明胃经而入；燥善伤肺，自足阳明大肠而入；寒善伤肾，自足太阳膀胱而入；暑善伤心包络，自手太阳三焦经入。凡此，皆同气相求，物以类聚之理，先表后里，先腑后脏，由浅及深也。”（《脉诀指掌病式图说·辨六淫外伤六经受病与人迎说》）

东垣批评前人感受邪气都是从太阳经开始的观点，认为六淫邪气各有其易伤的脏腑，其伤人都是依循由在表的阳经而入在里的阴经，而腑而脏的规律。其传变是依相互为表里的经脉传变的，这就是所谓的“同气相求，物以类聚之理”。“同气相求”是《周易》乾卦《文言》揭示的天地万物的基本规律。《文言》曰：“同声相应，同气相求；水流湿，火就燥，云从龙，风从虎。圣人作而万物睹。本乎天者亲上，本乎地者亲下，则各从其类也。”“同气相求”是说在发生学上具有相同之气的事物之间较其他事物更具亲和力，有着更加密切的关系。“物以类聚”是从《系辞》“方以类聚”演化而来。由以上数例可见，易学已经成为东垣医学的有机组成部分。

本节我们对李杲运用易学思想阐释医理形成了自己的医易学作了具体分析，最后再简单说明一下李杲医易学与理学的关系。李杲医学思想的核心是脾胃学说，而脾胃论思想的核心是脾胃气机的升降浮沉。以升降浮沉论脾胃甚至五脏六腑的生理活动规律是现代中医学的基本医学思想，人们很自然地认为这一思想渊源于《黄帝内经》。其实，这是想当然的看法。《内经》中论脾胃、论五脏六腑基本是以五行生克乘侮为思维框架的。《内经》中的“升降”概念主要出现在运气七篇大论之中，关于此七篇很多人认为晚出。而且其“升降”主要指的是天地之气的升降，而不是人体之气的升降。“浮沉”在《内经》中主要是指脉象或病势的浮沉，而不是气机的浮沉。显然，李杲以升降浮沉论脾胃生理的思想并非直接来源于《内经》，而是另有出处。李杲的老师是易水张元素，元素创立脏腑辨证学说，在遣药制方上依据药物气味厚薄的升降浮沉，并考虑五行之性来作药物分类。这是张元素的创见。李杲的升降浮沉之说应该直接源于其师，但张元素还只是以升降浮沉论药性，而没有论人体生理。而且张元素以升降浮沉论药性的思想又有何渊源？这就不能不联系到当时思想界的环境了。

张载深研大易，写作了《正蒙》等哲学著作，把中国古典哲学自然观推进到一个新的高度，对宋代之后的各个学术领域产生了深远影响。《正蒙·太和》开篇即言："太和所谓道，中涵浮沉、升降，动静、相感之性，是生絪缊相荡，胜负屈伸之始也。"又说："气坱然太虚，升降飞扬，未尝止息，易所谓'絪缊'，庄生所谓'生物以息相吹''野马'者欤！此虚实、动静之机，阴阳刚柔之始。浮而上者阳之清，降而下者阴之浊。其感遇聚散，为风雨，为雪霜，万品之流形，山川之融结。"可见，在张载看来，升降浮沉、动静相感是天地万物运动的基本形式。这一思想传播开之后，必然对医家的思想产生影响。李杲经由其师汲取张载的自然观而创立脾胃升降浮沉的医学生理观就是很自然的事情了。

阴阳互根是现代中医学阴阳理论的主要内容之一，人们也常常认为这一思想出于《内经》，实则仔细研读《内经》并无阴阳互根之说。最早讲阴阳互根的就是周敦颐的《太极图说》："太极动而生阳，动极而静，静而生阴，静极复动。一动一静，互为其根；分阴分阳，两仪立焉。"李杲在其医学著述中也经常论及互根，当源自《太极图说》之论。如：

> 水火者，阴阳之征兆，天地之别名也，故曰独阳不生，独阴不长。天之用在于地下，则万物生长矣；地之用在于天上，则万物收藏矣。此乃天地交而万物通也，此**天地相根**之道也。故**阳火之根**，本在于地下；**阴火之源**，本于天上，故曰水出高源。
>
> （《兰室秘藏·酒客病论·瓜蒂散》）
>
> 若天火在上，地水在下，则天地不交，阴阳不相辅也，是万物之道，大《易》之理绝灭矣，故《经》言独阳不生，独阴不长，天地阴阳何交会矣？故曰**阳本根于阴，阴本根于阳，若不明根源**，是不明道也。
>
> （《内外伤辨惑论·重明木郁则达之之理》）

由以上二例可知，在李杲的医易学思想中渗透了很多理学家自然观的新思想、新思维，为李杲的医学创新提供了重要的思想资源的支持。

第五章　朱丹溪融会理学的医学创新

自然哲学影响传统医学，决定其面貌是古代医学发展史的一般规律。这一规律发生作用又有其具体的机制，即需要医家的医学实践与理论创造才能实现。学术界已经普遍认同金元四大家的集大成者朱丹溪为自觉将理学引入医学的第一人。本章分析理学与丹溪医学理论创新之间的关系。

一、成学经历与理学渊源

朱丹溪（1282～1358 年），名震亨，字彦修，居丹溪，人尊之曰丹溪先生，婺州义乌（今浙江金华）人。家世业儒，至丹溪始以医鸣。丹溪少壮任侠，为人正直，不畏强暴。壮岁（36 岁）闻文懿许谦先生传朱子之学于八华山，前往受教，始悟“丈夫所学，不务闻道而唯侠是尚，不亦惑乎?”[①]“益闻道德性命之说，宏深粹密，遂为专门。”[②]

丹溪从许先生习儒有年，乡试失利。文懿曰：“吾卧病久，非精于医者，不能以起之。子聪明异常人，其肯游艺于医乎?”[③] 丹溪以母病脾，粗习于医，闻文懿言，弃举子业，完全致力医学。始奋力于时盛行之《局方》，既悟操古方治今病，势不能尽合，确立医学法度必本乎《素》《难》诸经。继而从罗知悌太无先生受刘完素、张从正、李杲三家之学，于医学始立定脚跟。为其后融会诸家，引理学入医学，创新医学理论打下了坚实基础。

由以上成学简历可知，丹溪一生为人为学可分为三个阶段，两次转

---

① 宋濂:《故丹溪先生朱公石表辞》,刘时觉、林乾良、杨观虎编著:《丹溪学研究》,北京,中医古籍出版社,2004,第 432 页。

② 戴良:《丹溪翁传》,刘时觉、林乾良、杨观虎编著:《丹溪学研究》,北京,中医古籍出版社,2004,第 439 页。

③ 戴良:《丹溪翁传》,刘时觉、林乾良、杨观虎编著:《丹溪学研究》,北京,中医古籍出版社,2004,第 439 页。

变。第一阶段为少壮任侠，第二阶段为师事许谦学习理学，悟到大丈夫为学当以求道为最高追求，不应仅仅唯侠是尚。这时发生了由尚武到崇文的第一次人生转变。第三阶段为弃举子业，完全致力医学。发生了由求取功名，希冀出仕向倚医艺惠泽民众的第二次重大转变。

从表面上看来，丹溪由武侠到文道到医艺的转变彼此无关，前后相去甚远，实际上其间是有着内在关联的。素朴的尚武任侠性格正是由武而文的基础，如孔门之子路，始以尚武自是，终折服于孔子之文道。由文道而医艺，由理学而医学，也是其前两个阶段发展的逻辑结果。丹溪虽遇许谦后弃武而文，但其泽慧众人、服务社会的人生追求并没有改变，所以当其举业受挫，蒙恩师指点能毅然弃其所习，不似一般文人视功名利禄如生命，至死求之不渝。而其在许谦门下受到的理学浸染，为其后冶医儒于一炉打下了坚实的基础。历史降大任于丹溪，开儒医会通之新局面，对中医学后期之蓬勃发展有筚路蓝缕之功，终成自觉引儒入医之第一人。

朱丹溪是金元医家中系统学习过理学的第一人，是理学中人。丹溪少孤，生逢动乱，在逆境中成长，性格刚毅，不畏强暴。“尚侠气，不肯出人下，乡之右族或陵之，必风怒电激，求直于有司，上下摇手相戒，莫或轻犯。”① 丹溪壮年始发愤为学，大体分为三个阶段：自学医学阶段，到东阳从许文懿学习理学阶段，至武林从罗知悌学医学阶段。丹溪在《格致余论·自序》中说：“震亨三十岁时，因母之患脾疼，众工束手，由是有志于医，遂取《素问》读之。三年似有所得。又二年母氏之疾，以药而安。”这是学医的第一阶段，目的是救治母病，主要是自学。

丹溪生于诗书世家，母家妻族均为儒学传家的“戚氏家学”，又处于婺学曾盛极一时的金华地区，自然受到理学的强烈影响。宋濂说：“时乡先生文懿许公讲道东阳八华山中，公上承考亭朱子四传之学，授受分明，契证真切，担簦而从之者，亡虑数百人。先生叹曰，丈夫所学，不务闻道而唯侠是尚，不亦惑乎？乃抠衣往事焉。先生之年，盖已三十六矣。”② 这是丹溪人生的重要转折点。

许谦，字益之，金华人，学者称白云先生。许谦事迹见载于《宋元学案·北山四先生学案》。许谦是金履祥的弟子。据《元史·儒学一·许谦》记载：“先是，何基、王柏及金履祥殁，其学犹未大显，至谦而其道益著，

---

① 宋濂:《故丹溪先生朱公石表辞》，刘时觉、林乾良、杨观虎编著:《丹溪学研究》，北京，中医古籍出版社，2004，第432页。

② 宋濂:《故丹溪先生朱公石表辞》，刘时觉、林乾良、杨观虎编著:《丹溪学研究》，北京，中医古籍出版社，2004，第432页。

故学者推原统绪，以为朱熹之世嫡。江浙行中书省为请于朝，建四贤书院，以奉祠事，而列于学官。”

许谦从金履祥所受最主要的是朱子“理一分殊”之学。“闻金仁山履祥讲道兰江，乃往就为弟子，仁山谓曰：‘士之为学，若五味之在和，醯盐既加，而咸酸颇异。子来见我已三日，而犹夫人也，岂吾之学无以感发子邪！’先生闻之，惕然。仁山因揭为学之要曰：‘吾儒之学，理一而分殊，理不患其不一，所难者分殊耳。’又曰：‘圣人之道，中而已矣。’先生由是致其辨于分之殊，而要其归于理之一，每事每物求夫中者而用之。居数年，得其所传，油然融会。尝自谓：‘吾无以过人者，惟为学之功无间断耳。’中外列荐，皆不应。屏东阳八华山中，学者负笈重趼而至，著录者前后千余人。”可见，许谦是使北山四先生之学发扬光大的重要人物。

丹溪所受许谦之学，据《宋元学案·北山四先生学案·聘君朱丹溪先生震亨》记载：“朱震亨，字彦修，义乌人。初为声律之文，刻烛而成，已弃去为任侠。既壮，则又悔之，遂往从白云于八华山中。白云为开明天命人心之祕，内圣外王之微，先生闻之汗下，由是挟册坐至四鼓，默察理欲之消长，抑其粗豪，归于纯粹，数年而其学坚定。以其所得者行之乡党州闾之间，兴利除害，郡邑不能夺也。又曰：‘吾穷而在下，泽不能及远，随分可自致者，其惟医乎？’于是得罗知悌之传，遂以医名，医家传之为丹溪先生。其学以躬行为本，以一心同天地之大，以耳目为礼乐之原，积养之久，内外一致，曰：‘圣贤一言，终身行之不尽，奚以多为！’浮艳之词，尤不乐顾，直以吾道蟊贼目之。”许谦为丹溪阐发的是“天命人心之秘，内圣外王之微”。对于许谦之学，丹溪也是深造自得，“默察理欲之消长，抑其粗豪，归于纯粹，数年而其学坚定”。

宋濂的记述更详细：“先生闻之，自悔昔之沉冥颠隮，汗如雨下。由是日有所悟，心扃融廓，体肤如觉增长。每宵挟册，坐至四鼓，潜验默察，必欲见诸实践。抑其疏豪，归于粹夷，理欲之关，诚伪之限，严辨确守，不以一毫苟且自恕。如是者数年，而其学坚定矣。”戴良在《丹溪翁传》中也有类似记载：“后闻许文懿公得朱子四传之学，讲道八华山，复往拜焉。益闻道德性命之说，宏深粹密，遂为专门。”

许谦门弟子众多，但丹溪先生无疑是最重要的弟子之一。丹溪虽然没有理学著述传世，但其理学造诣和修养是相当高深的。宋濂说，许谦的学生“担簦而从之者，亡虑数百人”；《元史》记载，“学者负笈重趼而至，著录者前后千余人”。但只有丹溪的事迹附列于《宋元学案》（见前引《聘君朱丹溪先生震亨》）和《元史》。《元史》记载：“同郡朱震亨，字彦修，谦之高第弟子也。其清修苦节，绝类古笃行之士，所至人多化之。”在众弟子中，丹溪是与许谦关系最密切的，许谦逝世时丹溪陪侍于侧。《宋元学案》记载：“至元三年十月，病革，正衣冠而坐，坐呼子元受遗戒。元复请所未尽，先生曰：‘吾平日训尔多矣，复何言！’门人朱震亨进曰：‘先生视稍偏矣。’先生更肃容而逝，年六十八。至正七年，谥曰文懿。”

丹溪一生行事为人，完全是典型理学家的风格。戴良说：“翁简悫贞良，刚严介特，执心以正，立身以诚；而孝友之行，实本乎天质。奉时祀也，订其礼文而敬泣之。事母夫人也，时其节宣而忠养之。宁欠于己，而必致丰于兄弟。宁薄于己子，而必施厚于兄弟之子。非其友不友，非其道不道。好论古今得失，慨然有天下之忧。世之名公卿多折节下之，翁为直陈治道，无所顾忌。然但语及荣利事，则拂衣而起。与人交，一以三纲五纪为去就。……翁在婺得道学之源委，而混迹于医。或以医来见者，未尝不以葆精毓神开其心。至于一语一默，一出一处，凡有关伦理者，尤谆谆训诲，使人感慨激励之不暇。左丘明有云：‘仁人之言，其利溥哉！’信矣。若翁者，殆古所谓直谅多闻之益友，又可以医师少之哉？”（《丹溪翁传》）至于丹溪先生的具体事迹，在宋濂的《故丹溪先生朱公石表辞》中有详细的记载，这里就不引述了。

丹溪习医是由几个因素促成的。丹溪随许谦学习理学后曾参加过科举考试，但两度失利。“复叹曰：‘不仕固无义，然得失则有命焉。苟推一家之政以达于乡党州闾，宁非仕乎？”（《故丹溪先生朱公石表辞》）由此有意于从医。而许谦授徒，并不以科举名利为目的。“及门之士，著录者千余人，随其材分，咸有所得。然独不以科举之文授人，曰：‘此义、利之所由分也。’”（《元史·许谦》）所以，许谦也劝他从医，说：“吾卧病久，非精于医者，不能以起之。子聪明异常人，其肯游艺于医乎？”（《丹溪翁传》）丹溪因为母亲的脾病对医学已经粗略研究过，听了老师的话，就把从前研习科举的书籍全都烧掉，一心一意钻研医道了。

丹溪到武林拜罗知悌为师。罗知悌是宋理宗朝宫廷内的近侍，精通医道，得金刘完素之再传，旁通张从正、李杲二家之学。罗以此授丹溪，丹溪学成而归，治愈了其师十多年的宿疾，医名大震。其后，丹溪在自己的医学实践基础上创立了自己独特的养阴学派。理学不仅作为一种道德修养学说深刻地影响了丹溪先生的一生，而且理学中的自然哲学思想作为基本理念渗透到了丹溪医学体系之中，成为丹溪医学的有机组成部分。

丹溪著述除亲撰有《格致余论》《局方发挥》《本草衍义补遗》外，现在流传的多为其弟子集解而成，主要包括《金匮钩玄》《丹溪心法》《丹溪手镜》《丹溪纂要》《脉因证治》等。

二、引儒入医第一人及格物穷理的创新精神

我们说，以儒理释医理在历史上不乏其人，如此前之刘完素、李杲等人皆有这方面的尝试。但自觉地引儒入医当首推丹溪。在丹溪看来，只有具备深厚的儒学修养才能深入研习医道。他在《格致余论·序》中说："《素问》，载道之书也，词简而义深，去古渐远，衍文错简，仍或有之。故非吾儒不能读，学者以易心求之，宜其茫若望洋，淡如嚼蜡，遂直以为古书不宜于今，厌而弃之。"饱受理学浸染的丹溪认识到，人体生命蕴含无穷的奥秘，要做一名治病救人的好医生，绝非仅靠记诵一些现成方剂即可，必须洞悉天人性命之理。当时一般的医生由于缺乏理学哲学思维的训练，没有坚实的理论素养，只好"相率以为"简单的"局方之学"，即或"间有读"《素问》者也只是"济其方技"，不能进行深入地考察，医道由此隐晦不明。所以说作为载道之书的《素问》"非吾儒不能读"，丹溪始终认为，医学是儒家格致之学的一个方面。在某种意义上说，医学就是儒家天人性命之学在人体生理病理方面的发挥。他说："古人以医为吾儒格物致知之一事，故目其篇曰：《格致余论》。"可以说在丹溪心中确立了这样的信念：儒家的自然哲学思想是医学的理论基础，掌握儒家的自然哲学思想是医家必备的理论素养。下面这些材料可以印证我们的观点。

> 时公[①]才弱冠，从府君谒丹溪，即蒙期待甚至，议论动伦辈。于是公游丹溪之门二十余年，岁二十余往返；其于讲学切问，皆圣贤宏奥，医特一事耳。[②]
>
> 丹溪每与语辄奇之，遂告以濂、洛授受之旨，微辞奥义，靡所不究。既而取诸家医书读之，了然心目间，别是非得失，若指黑白。[③]

可见，丹溪平生讲学多是理学家言，所谓"圣贤宏奥"，而医学只是一方

---

① 公：指戴思恭，字原礼，以字行，婺州浦江人，丹溪弟子，明代著名医家，以医名被征为御医，官至太医院使。

② 毛培镐、田渭法、徐荣华：《戴思恭史料新发现》，《浙江中医杂志》1988年第5期。

③ 毛培镐、田渭法、徐荣华：《戴思恭史料新发现》，《浙江中医杂志》1988年第5期。

面的事情而已。发现戴原礼为可造之材，便授以“濂、洛”之旨①，其在贯通之后，取医书读之，结果是“了然心目间，别是非得失，若指黑白”。在为学次第上，丹溪先理学后医学，儒理医理相通，儒理为医理之基础，儒理明而习医理，如探囊取物，易如反掌。

在宋儒看来，汉儒虽皓首穷经，但不得圣贤本旨，反作茧自缚，因以章句之学目之。有宋学术大变，脱墨守成说之旧，成穷索义理之风。学术由章句而义理。义理之学的根本精神就是不以名物训诂为意，以出新意、创新说为尚，倡导怀疑与创新。由此形成了有宋学术的疑古思潮，表现在哲学上，宋儒普遍倡导格物穷理精神。

气本论创始人张载说：“天地之气，虽聚散攻取百涂，然其为理，顺而不妄。”（《正蒙·太和》）“万物皆有理。”（《语录》）主张穷理，认为人若不穷理如梦过一生，佛教不懂得穷理而导出了“世界乾坤为幻化”的结论。（《正蒙·太和》）朱熹更以为理为天地万物的本原，主张“人人有一太极”“物物有一太极”，太极即理。

“格物致知”原为《大学》中的一句话，起初也许并无深旨，经程朱理学的发掘遂成为宋明哲学认识论的重要话题。朱熹训“格”为“至”，以《易传》“穷理”释“格物”。“穷至事物之理，欲其极处无不到也。”（《大学章句》）理学“格物穷理”之说蕴含着面向客观实际的精神。无论生产实践还是科学实践都应面对客观实际，实事求是，不应唯书本、唯经验是从。在客观实际中纠正深化已有认识的不足与缺陷，根据变化的实际创立新的学说。这种思想无疑对包括中医学在内的古代科学的发展有着积极的促进作用，对于深受理学浸染的理学中人朱丹溪的影响更是直接而深刻的。

金元四大医家之一的张子和认为疾病的发生都是由于外邪侵入人体，治疗上主张攻击邪气，创汗、下、吐三法。朱丹溪在深入学习《内经》及仲景《伤寒论》的基础上觉悟到张子和学术观点的偏颇性，后遇其师罗知悌，“因大悟攻击之法，必其人充实，禀质本壮，乃可行也。否则邪去而正气伤，小病必重，重病必死。……于是定为阴易乏，阳易亢，攻击宜详审，正气须保护，以《局方》为戒哉！”②

再如朱丹溪作《石膏论》认为药物的命名虽然有的难考其意，但多数还是有意义的。如从颜色、质地、味道、功能、时间等方面加以命名：

---

① “濂、洛”之旨：濂即周濂溪（周敦颐）；洛指程颢、程颐的洛学。濂、洛即宋明理学之主流。

② 朱丹溪：《格致余论·张子和攻击注论》，叶川、建一编纂：《金元四大医学家名著集成》，北京，中国中医药出版社，1995，第702页。

“阎孝忠妄以方解石为石膏。况石膏其味甘而辛，本阳明经药，阳明主肌肉。其甘也，能缓脾益气，止渴取火；其辛也，能解饥出汗，上行至头，又入手太阴、手少阳。彼方解石者，止有体重、质坚、性寒而已。求其所谓有膏，而可为三经之主治者焉在哉！医欲责效，不亦难乎？”（《格致余论·石膏论》）另外，我们通读丹溪著述，经常可见“思”字，如“率尔用药，不思之甚”“予俯而思之”等。当然，丹溪创新精神最根本的表现还是体现在其医学理论的创新中，下面分别论述之。

三、以“医”为“道”的医学观

在我国古代，人们把关于人伦道德、政治教化的学问称为“道”，将与之相对的关于自然、技艺的学问称为“艺”或“小道”。“子夏曰：虽小道，必有可观者焉，致远恐泥，是以君子不为也。”（《论语·子张》）这里子夏虽然认为“小道”有研究的价值，但恐怕会陷入其中不能自拔，所以君子不为。“子曰：‘南人有言，人而无恒不可以作巫医。’善夫！”（《论语·子路》）这里孔子引用了一句古人俗语，意在说明人要成就事业必须有恒心，否则连巫医也不能作。这里的巫医显然是一种贬义的用法。

总的说来，我国古代对包括自然科学和技术科学在内的“艺”持一种贬抑的态度。《礼记·乐记》说“德成而上，艺成而下”，显然这里将学术分成两类，一类是关于道德教化、人伦政治的成就，为上等；一类是关于技艺方面的成就，是下等的。大致说来，“德”（“道”）相当于今日之哲学社会科学；“艺”相当于今日之自然科学及工程技术科学。“道成而上，艺成而下”的价值观念深刻地影响着人们的职业选择，对自然科学的发展起到了抑制作用。医学由于其具有“艺”的性质，也被人们视为“小道”而不屑一顾。就连三国名医华佗都认为自己“本作士人，然以医见业，意常自悔”。医学虽然具有“艺”的性质，但又有着特殊性。医学作为关于人体生命的技艺，关乎包括君父在内的一切人，是实现儒家倡导的忠孝伦理的重要手段。这样医学便处于一种尴尬的境地，作为实现“忠孝”的重要伦理手段理应受到重视，但由于其“艺”的性质而往往受到一般人的轻视。这种情况直到唐代一直没有大的改观。宋朝范仲淹始倡“不为良相，即为良医”之说，宋之后很多士大夫积极钻研医道，历史上出现了“儒医”，对医学发展做出了重要贡献。然而，重道轻艺的传统观念是一股强大的势力，难以彻底消除，在整个中国封建社会，“医”作为“艺”的地位始终未变。如李东垣虽然有着极高的医学造诣，开始并不以医为业，人亦不敢以医呼之。后因遭遇了蒙元南侵的重大历史变故，才以医家的面目出现，否则历史上可能就少了一位名医。

深受理学浸染的丹溪认为“医为吾儒格物致知之一事”，医学是在士人不能出仕的情况下，实现人生理想的最佳手段。他说：“士苟精一艺，以推及物之仁，虽不仕于时，犹仕也。”① 士人的终极价值是造福于苍生百姓而不是做官，如果精通一门技艺，以此实现服务于社会人群的价值，做官与否都是一样的。

对中医学和理学都有深刻理解的丹溪认识到，医学绝不是一般的“艺”，天人一理，天人一道，儒家讲的天人性命之理，与医家并无二致，所以说“医为吾儒格物致知之一事”。对于《素问》与仲景遗书目以载道之书，他说“《素问》，载道之书也”②“仲景之书，载道者也”③“故非吾儒不能读”④。在《生气通天论章句》中说：“《至真要大论》曰：湿上甚而热。其间或言湿，而热在中者；或曰热，而湿在中者，此圣人爱人论道之极致。”在《饮食色欲箴序》中说：“《传》曰：饮食、男女，人之大欲存焉。予每思之，男女之欲，所关甚大；饮食之欲，于身尤切，世之沦胥陷溺于其中者，盖不少矣！苟志于道，必先于此究心焉。因作《饮食》《色欲》二箴，以示弟侄，并告诸同志云。”在《茹淡论》中说：“或问，《内经》谓精不足者，补之以味。又曰：地食人以五味。古者，年五十食肉，子今年迈七十矣！尽却盐醯岂中道乎？何子之神茂而色泽也？”在以上引证的材料中，“圣人爱人论道之极致”这个“道”指的是医道，“苟志于道”和“尽却盐醯岂中道乎”的“道”指的是“养生之道”，医道与养生之道乃同一道，皆生生之具。

最能说明丹溪将医道与儒道，天理与人理看成一理的材料如下。“一日，门人赵良仁问太极之旨，翁以阴阳造化之精微与医道相出入者论之。是盖以道相告，非徒以医言。”（《丹溪翁传》）这里明确提示丹溪将“医

① 戴良：《丹溪翁传》，刘时觉、林乾良、杨观虎编著：《丹溪学研究》，北京，中医古籍出版社，2004，第439页。

② 朱丹溪：《格致余论序》，叶川、建一编纂：《金元四大医学家名著集成》，北京，中国中医药出版社，1995，第682页。

③ 朱丹溪：《局方发挥》，叶川、建一编纂：《金元四大医学家名著集成》，北京，中国中医药出版社，1995，第672页。

④ 朱丹溪：《格致余论序》，叶川、建一编纂：《金元四大医学家名著集成》，北京，中国中医药出版社，1995，第682页。

道”与“儒道”（阴阳造化之精微）熔为一炉。以医为道的医学观，既使丹溪坚定了献身医学的决心，也是他会通医儒的理论前提。丹溪以医为道的思想对提高中医学在社会中的地位，对中医学的蓬勃发展具有重要的意义。

四、“人与天地同一橐籥”的气论医学宇宙观及人体观

在医学宇宙观上，朱丹溪一方面继承了《内经》的气论传统，①另一方面吸收了张载的气本论自然观，建立了自己的“人与天地同一橐籥”的医学宇宙观。朱丹溪虽然是朱熹嫡传弟子许谦的学生，但是在宇宙观上并不是像朱熹那样以理为天地万物的本原，而是结合医学的实际，继承张载的思想，以气为宇宙本原。

究其原因，朱熹以理为形而上之道，为生物之本；以气为形而下之器，为生物之具，是为其人性至善的观点寻找形而上的根据，使道德修养、成圣成贤成为可能。因此强调理为本原，强调理的至上性。但这并不符合医学实际。丹溪并没有囿于师门之说，而是接受了张载的气论。但是这并不等于说朱熹学说对朱丹溪的医学理论没有影响，实际上正如我们下面要分析的那样，朱熹的思想成为丹溪医学理论的核心内容之一。

根据戴良的记载，朱丹溪“乃以三家之论，去其短而用其长，又复参之以太极之理，《易》《礼记》《通书》《正蒙》诸书之义，贯穿《内经》之旨，以寻其指归。”② 又记载说：“一日门人赵良仁问太极之旨，翁以阴阳造化之精微与医道出入者论之，且曰：‘吾于诸生中未尝论至于此，今以吾子所问，故偶及之，是盖以道相告，非徒以医言也。’赵出语人曰：‘翁之医其始橐籥于此乎？’”（《丹溪翁传》）明确指出理学思想是丹溪医学的理论基础之一。所谓“翁之医其始橐籥于此”就是说丹溪医学是建立在“太极之旨”基础之上，是以此为发端的。

《易》《礼记》是秦汉以来就有的儒家典籍，理学家对此多有发挥。《通书》《正蒙》本身就是理学家周敦颐和张载的著作。“太极”概念最早见于《易传》。在上述著作中，“太极”是作为一个基本的概念被使用的。

理学开山周敦颐汲取了《易传》的“太极”和老子的“无极”概念，

---

① 《内经素问·五常政大论》曰：“气始而生化，气散而有形，气布而蕃育；气终而象变，其致一也。”

② 戴良：《丹溪翁传》，刘时觉、林乾良、杨观虎编著：《丹溪学研究》，北京，中医古籍出版社，2004，第439页。

作《太极图说》，建立了一个宇宙衍化论体系。太极成为宋明理学的核心概念，规定了宋明理学的致思方向，并且对包括医学在内的古代科技产生了深远影响。《太极图说》云：

> 无极而太极。太极动而生阳，动极而静，静而生阴，静极复动。一动一静，互为其根；分阴分阳，两仪立焉。阳变阴合而生水火木金土，五气顺布，四时行焉。五行，一阴阳也；阴阳，一太极也；太极，本无极也。五行之生也，各一其性。无极之真，二五之精，妙合而凝。乾道成男，坤道成女，二气交感，化生万物，万物生生，而变化无穷焉。

在宇宙观上，周敦颐认为太极是天地万物的本原，而太极即无限的存在，所以也就是无极，无极即无形无象，二者是异名同谓。太极由于其内在的本性而发生变化，太极之动，产生阳气；太极之静，产生阴气。所以太极的基本运动形式就是动静。动静之间交替循环，互为根据。由于阴阳的动静变化而生成水火木金土五行，进而产生包括人类在内的宇宙万物。总之，周敦颐认为太极阴阳之气的动静变化生成世界，而且这种变化是有规律的，即一动一静，交替循环。

关于太极的具体含义，周敦颐并没有明确指出，从下文的“二气交感”来看，“太极”应该指“气”。张载明确指太极为气。他说：“一物两体，其太极之谓欤!”（《正蒙·大易》）又说：“一物两体，气也。”（《正蒙·参两》）在本体论上，张载持气本论的观点，说：“太虚无形，气之本体，其聚其散，变化之客形尔。”（《正蒙·太和》）“天惟运动一气”（《易说·系辞上》）。

朱熹以二程的“理”来解读周敦颐的“太极”。“‘无极而太极’正所谓无此形状，而有此道理。”“总天地万物之理，便是太极。”（《朱子语类》卷九十四）“太极之义，正谓理之极至耳。”（《答程可久》）显然，戴良认为丹溪医学“复参之以太极之理”的观点是受了朱子的影响而提出的。

“太极之理”包括很多内容，“动静之理”是其中的重要方面。朱子云：“盖天地之间，只有动静两端，循环不已，更无余事。此之谓易。而其动其静，则必有所以动静之理焉，是则谓太极者也。”（《文集》四十五，《答杨子直一》）“太极之有动静，是天命之流行也，所谓一阴一阳之谓道……盖太极者，本然之妙也；动静者，所乘之机也。”（《太极图说解》）可见，在朱子看来，“动静之理”是“太极之理”的重要内涵，这一基本理念贯穿于朱子理学的各个方面。

所以，丹溪的医学宇宙观是在《内经》气论宇宙观的基础上，继承了周敦颐的太极和张载的“天惟运动一气”，并融摄了朱子的“太极动静之理”的思想，形成的动静有常、“人与天地同一橐籥”的气论医学宇宙观。

《正蒙》为张载所作，在现存的丹溪的著述中虽然没有见到直接引用张载《正蒙》中的文字，但其基本思想却是贯穿其中的。《正蒙》曰：

> 太虚无形，气之本体；其聚其散，变化之客形尔。
>
> 太虚不能无气，气不能不聚而为太虚。
>
> 气坱然太虚，升降飞扬，未尝止息，易所谓“絪缊”，庄生所谓“生物以息相吹”“野马”者欤！此虚实、动静之机，阴阳、刚柔之始。浮而上者，阳之清；降而下者，阴之浊。其感遇聚散，为风雨，为雪霜，万品之流形，山川之融结。
>
> 气之聚散于太虚，犹冰凝释于水。

我们看丹溪的说法：

> 天地以一元之气，化生万物。根于中者，曰神机，根于外者，曰气血，万物同此一气。人灵于物，形与天地参而为三者，以其得气之正而通也。故气升亦升，气浮亦浮，气降亦降，气沉亦沉，人与天地同一橐籥。子月一阳生，阳初动也。寅月三阳生，阳初出于地也，此气之升也。巳月六阳生，阳尽出于上矣，此气之浮也。人之腹属地气，于此时浮于肌表，散于皮毛，腹中虚矣。
>
> （《格致余论·夏月伏阴在内论》）
>
> 夫周流于一身以为生者，气也。阳往则阴来，阴往则阳来，一升一降，无有穷已。
>
> （《局方发挥》）
>
> 至哉坤元，万物资生，理之常也。
>
> （《局方发挥》）

由上述引文可见，丹溪和张载一样，认为气是万物生成的本原，气聚则生，散则死，一升一降运动不息。同时，丹溪认为“一元之气”是“化生万物”的根本，“万物同此一气”。人作为万物之灵，其生命运动规律与天地的规律是相同的。气升亦升，气浮亦浮，气降亦降，气沉亦沉，所谓“人与天地同一橐籥”。这一规律具体说来，就是阳往则阴来，阴往则阳来，一升一降之动静有常。这一动静有常的思想除了张载外，还有来自朱熹的重要影响。

此外，丹溪又引邵雍的思想来证明自己的观点：

> 邵子曰：天依地，地依天，天地自相依附。《内经》曰：大气举之也。夫自清浊肇分，天以气运于外而摄水，地以形居中而浮于水者也。是气也，即天之谓也。自其无极者观之，故曰大气，至清、至刚、至健，属乎金者也。非至刚，不能摄此水；非至健，不能运行无息，以举地之重；非至清，其刚健不能长上古而不老。
>
> 或曰：子以天气为属金者，固《易》卦取象之义，何至遂以属金言之乎？善言天者，必有证于人；善言大者，必有譬于小。愿明以告我。
>
> 曰：天生万物，人为贵，人形象天，可以取譬。肺主气，外应皮毛。《内经》谓阳为外卫，非皮毛乎？此天之象也。其包裹骨肉脏腑于其中，此地之象也。血行于皮里肉腠，昼夜周流无端，此水之象也。合三者而观，非水浮地，天摄水，地悬于中乎？圣人作《易》，取金为气之象，厥有旨哉！
>
> （《天气属金说》）

最后要说明的是丹溪宇宙观和朱子宇宙观的异同问题。有些论者认为丹溪的气论宇宙观是唯物论的，而朱子的“理先气后”论是唯心论的，在这一点上，作为朱子学后人的丹溪抛弃了师门之说。这种看法值得商榷。在理学发展史上，自张载标出“太虚即气”之说，遭到二程的反对，认为是“二本”，二程提出“理为本”，到朱子明确地把理和气结合起来考虑，这是学术发展的必然逻辑，但同时也出现了巨大的理论困难，即如何处理理气的先后关系问题。

陈来先生的研究已经证明，理气先后问题在朱子那里经过了漫长的发展历程，理论内涵是极其复杂的，不是简单用先后就能说明的。这个问题，这里不详细叙述。本文只是指出，我们不能简单地像过去那样把朱子哲学判定为“理本气末”的唯心主义。郭齐勇先生认为朱子的理气观既不是唯气的，也不是唯理的，更不是理气二元对立的，它强调的是理气混成一体的圆相论。郭先生的看法，比较符合朱子哲学的实际。在中国古代哲学中并没有我们过去认为的唯心主义和唯物主义的明确分野。朱子理气先后之论，一方面是其建构理论体系的需要；另一方面，主张理先气后，强调理的先在性是为说明人性本善，成圣成贤具有可能性的实际需要。丹溪作为医学家，要解决的是医学问题，没有必要刻意强调理的先在性。但这并不能证明丹溪在宇宙观上是背叛师门的。因为朱子学宇宙观本来就不是像有些人理解的是唯心主义的。事实上，丹溪也是非常重视“理”的。“及自为文，率以理为宗。”（《故丹溪先生朱公石表辞》）这也是本章要论述的主题。

丹溪作为一个医学家，与理学家不同的是，他并没有停留在泛论宇宙观的层面，而是以此为根据，进一步研究人体生理病理的造化规律，建立了“人与天地同一橐籥”的人体生化观。所谓“橐籥”，即古人用来鼓风吹火的工具，犹如今之风箱。《老子》曰：“天地之间，其犹橐籥乎？虚而不屈，动而愈出。”“橐籥”比喻事物发展的动力与源泉。“人与天地同一橐籥”意思是人与天地万物一样，都以气为发展的动力和源泉。气是周流全身维持生命的原动力，人体阴阳二气往来升降，是一个无限的过程。

丹溪在《格致余论·臌胀论》中进一步揭示了人体五脏之气的升降循环过程。

> 心肺，阳也，居上；肝肾，阴也，居下；脾居中，亦阴也，属土。《经》曰：“饮食入胃，游溢精气，上输于脾，脾气散精，上归于肺，通调水道，下输膀胱。水精四布，五经并行。”是脾具坤静之德，而有乾健之运，故能使心肺之阳降，肾肝之阴升，而成天地交之泰，是为无病之人。

五脏中，心肺居上，肝肾居下，脾居中，既静又动，既有“坤静之德”，又具“乾健之运”，故能使心肺之阳气下降，肾肝之阴气上升。脾居人体中焦，为升降之枢纽，所以脾本身就是既动又静，动静有常的典型体现。心肺之阳气下降，肾肝之阴气上升，上下交通如天地交之泰，就是健康之人。

在《格致余论·受胎论》中，丹溪依据气论宇宙观结合《易》理探讨了人体生命之本源的受胎过程，并根据当时的理学理论分析了先天生理异常的成因。

> 成胎以精血之后先分男女者，褚澄之论，愚窃惑焉。后阅李东垣

之方，有曰经水断后一二日，血海始净，精胜其血，感者成男；四五日后，血脉已旺，精不胜血，感者为女，此确论也。《易》曰：“乾道成男，坤道成女。”夫乾坤，阴阳之情性也；左右，阴阳之道路也；男女，阴阳之仪象也。父精母血因感而会，精之施也，血能摄精成其子，此万物资始于乾元也；血成其胞，此万物资生于坤元也。阴阳交媾，胎孕乃凝，所藏之处，名曰子宫。一系在下，上有两歧，一达于左，一达于右，精胜其血，则阳为之主，受气于左子宫而男形成；精不胜血，则阴为之主，受气于右子宫而女形成。

或曰：分男分女，吾知之矣。男不可为父，女不可为母，与男女之兼形者，又若何而分之耶？

余曰：男不可为父，得阳气之亏者也。女不可为母，得阴气之塞者也。兼形者，由阴为驳气所乘而成，其类不一。以女函男有二，一则遇男为妻，遇女为夫。一则可妻而不可夫。其有女具男之全者，此又驳之甚者。

或曰：驳气所乘，独见于阴，而所乘之形又若是之不同耶？

予曰：阴体虚，驳气易于乘也。驳气所乘，阴阳相混，无所为主，不可属左，不可属右，受气于两歧之间，随所得驳气之轻重而成形，故所兼之形，有不可得而同也。

在这里，丹溪表达了这样几层意思：①人体生命之本为精血。精血亦称精气、血气，为气之精微者，是人的生命高于万物的根据。②男女性别决定于受胎时精血的活力，属阳的精气活力强为男胎，属阴的血气活力强为女胎。并引《易》“乾道成男，坤道成女”为证。③胎孕的场所为子宫，受阴阳思想的影响，丹溪错误地认为子宫有左右两个，分孕男女胚胎。④在讨论了正常胚胎发育的基础上，分析了男女不育不孕（男不可为父，女不可为母）及阴阳人（男女之兼形者）两种异常生命现象的机理。男女不育不孕的机理在丹溪看来，是因为“阳气之亏”与“阴气之塞”。阴阳人的形成是因为“阴为驳气所乘”。这里提出了“驳气”的概念，驳者，杂也，乱也。这是宋明理学家用来解释异常现象的通用概念。如朱熹说：“气之异者，粹驳之不齐。”（《文集·答黄伯商》）“二五之气，有清浊纯驳，故气异。”（《朱子语类》卷四）显然丹溪的“驳气”概念有取于朱熹，但用途不同。朱子以“驳气”说明人的气质之性中有不善的根据，而丹溪以之说明生命之异常。

五、《阳有余阴不足论》《相火论》的理气之辩底蕴

前面我们说过丹溪是朱熹四传弟子许谦的学生，《元史》将其列于许谦之下，《宋元学案》将其列于《北山四先生学案》。丹溪能名列其中并非仅仅因为他是朱熹四传弟子许谦的学生，还由于他精深的理学造诣。对于理学，丹溪已经是登堂入室，得其精髓了，即所谓“益闻道德性命之说，宏深粹密”。当然丹溪并没有专门的理学著述，因为在他看来，这方面的工作已经由其师友做过，无需再重复。是不为也，非不能也。

宋濂在《故丹溪先生石表辞》中说：“先生所著书，有《宋论》一卷、《格致余论》若干卷、《局方发挥》若干卷、《伤寒论辨》若干卷、《外科精要发挥》若干卷、《本草衍义补遗》若干卷……凡七种，微文奥义，多发前人所未发。先生尝曰：‘义理精微，礼乐制度，吾门师友论著已悉，吾可以无言矣。’故其所述，独志于医为多。”

丹溪在决定弃举业而从医时，虽“悉焚弃向所习举子业”，然研习理学而形成的思维方式却是烧不掉的，况且丹溪所抛弃的并非理学思想本身，而是科举出仕之路。因此，我们在了解丹溪医学思想时，不能忘却理学，时时以理学为背景，才能对丹溪的医学思想有真切的把握，这一点是我们要时时记取的。特别是丹溪的祖师朱熹的思想，朱熹的思想本身是一个兼容综合前期理学思想而形成的博大体系，虽然丹溪在其医学文论中，没有长篇累牍地引用朱熹的文献，但实际上朱熹的基本思想观点已经成为丹溪建立自己医学理论体系的思维内核。我们就是要通过丹溪医学文献文本的蛛丝马迹，揭示出隐藏在字里行间的理学内蕴。

《阳有余阴不足论》《相火论》是丹溪最重要的两篇医学论文，所以戴良在《丹溪翁传》中几乎做了全文摘录。这两篇文章体现了丹溪谙熟《内经》及刘张李诸家之学与理学诸家之论，冶医儒于一炉的学术功力，反映了丹溪医学的根本学术主张。我们首先就《阳有余阴不足论》《相火论》二论的理气之辩底蕴作一分析。

理气范畴是宋明理学讨论的核心概念之一。宋以前，理、气这两个概念在中国传统哲学并没有发生特别的关联，由于张载讲“气本”，二程讲“理本”，理气关系才引起哲学家的关注。朱熹首先把理气作为一对范畴使用，并且从多个角度对理气关系作过探讨，遂成为宋明理学家争论的主要话题。丹溪虽然没有在其医学著述中明确地讲到理气关系，但是朱熹关于

理气关系的很多看法却成为丹溪构建其医学理论的思维前提。

这是因为理学之所以把理气结合在一起讨论是以人的道德理性精神与感性物质基础的对立统一关系为根本前提的，其“理”虽然也包括自然万物之理，但核心是道德伦理；其“气”虽然也是生化万物之具，但终究是气质之恶的来源，这就决定了理气关系的基本定位。医学讨论的“理”是包括生理、病理、药理等的自然之理；而“气”则无论是生理之气、病理之气，总归都是自然之气。医学的理气关系并没有理学的理气关系的那种紧张关系。所以，无论丹溪与朱熹有多么深厚的学术渊源关系，都无法直接把理学的理气关系套用在医学上。但是，理气关系的许多内涵却可以用来解读某些生理、病理关系，这些为丹溪所吸收。丹溪虽然没有使用理气这对范畴，但其对某些生理、病理内涵的理解却是以朱熹理气关系为基础的。

（一）“阳有余阴不足”与“理本气末”

朱熹把理气结合之后有理气先后之说，所谓“理先气后”“理气本无先后，若要推上去须说理先气后”等。理气既然成为一对范畴，则关于理气就可以有很多问题，形成很多命题，如理气动静、理气本末、理气强弱等。依据理先气后的逻辑就可以推出理静气动、理本气末、理强气弱等命题。这些对理气关系的理解都对丹溪对人体生命规律和疾病发生规律的认识产生了重要影响。先看《阳有余阴不足论》，其文如下：

> 人受天地之气以生，天之阳气为气，地之阴气为血，故气常有余，血常不足。何以言之？天地为万物父母，天大也为阳，而运于地之外；地居天之中为阴，天之大气举之。日实也亦属阳，而运于月之外；月缺也属阴，禀日之光以为明者也。
>
> 人身之阴气，其消长视月之盈缺。故人之生也，男子十六岁而精通，女子十四岁而经行。是有形之后，犹有待于乳哺水谷以养，阴气始成而可与阳气为配，以能成人，而为人之父母。古人必近三十、二十而后嫁娶，可见阴气之难于成，而古人之善于摄养也。《礼记》注曰：“惟五十然后养阴者有以加。”《内经》曰：“年至四十，阴气自半，而起居衰矣。”
>
> 又曰，男子六十四岁而精绝，女子四十九岁而经断。夫以阴气之成，止供给得三十年之视听言动，已先亏矣。人之情欲无涯，此难成易亏之阴气，若之何而可以供给也？《经》曰：“阳者，天气也；阴

者，地气也，主内。故阳道实，阴道虚。”又曰：“至阴虚，天气绝；至阳盛，地气不足。”观虚与盛之所在，非吾之过论。主闭藏者，肾也；司疏泄者，肝也。二脏皆有相火，而其系上属于心。心，君火也，为物所感则易动，心动则相火亦动，动则精自走，相火翕然而起，虽不交会，亦暗流而疏泄矣。所以圣贤，只是教人收心、养心，其旨深矣！

天地以五行更迭衰旺而成四时，人之五脏六腑亦应之而衰旺。四月属巳，五月属午，为火大旺，火为肺金之夫，火旺则金衰。六月属未，为土大旺，土为水之夫，土旺则水衰。况肾水常藉肺金为母，以补助其不足，故《内经》谆谆于资其化源也。古人于夏必独宿而淡味，兢兢业业于爱护也，保养金水二脏，正嫌火土之旺尔。《内经》曰：“冬不藏精者，春必病温。”十月属亥，十一月属子，正火气潜伏闭藏，以养其本然之真，而为来春发生升动之本。若于此时恣嗜欲以戕贼，至春升之际，下无根本，阳气轻浮，必有温热之病。

夫夏月火土之旺，冬月火气之伏，此论一年之虚耳。若上弦前下弦后，月廓月空亦为一月之虚。大风大雾，虹霓飞电，暴寒暴热，日月薄蚀，忧愁忿怒，惊恐悲哀，醉饱劳倦，谋虑勤动，又皆为一日之虚。若病患初退，疮痍正作，尤不止于一日之虚。今日多有春末夏初，患头痛脚软，食少体热，仲景谓春夏剧，秋冬差，而脉弦大者，正世俗所谓注夏病。若犯此四者之虚，似难免此。夫当壮年便有老态，仰事俯育一切堕坏。兴言至此，深可惊惧。

古人谓“不见所欲，使心不乱”。夫以温柔之盛于体，声音之盛于耳，颜色之盛于目，馨香之盛于鼻，谁是铁汉？心不为之动也？善摄生者，于此五个月，出居于外。苟值一月之虚，亦宜暂远帷幕，各自珍重，保全天和。期无负敬身之教，幸甚。

本文要论证的核心观点是人体的正常生命状态为阳有余而阴不足。首先丹溪肯定人体生命源于天地之气，天之阳气形成人体的气，地之阴气形成人体的血。由于天与地比较而言，天大运于地外，而地居天中，由天之大气托举，同样日月也有类似的情况，所以在自然界就是阳有余而阴不足。既然人体生命源于天地之气，人体当然也是阳有余而阴不足。这样丹溪就从生命的本源处，即从本体论的角度论证了阳有余而阴不足。

接下来丹溪又从人体生命发展历程的经验事实作了进一步的论证。“男子十六岁而精通，女子十四岁而经行”之后，“阴气始成而可与阳气为配”；“男子六十四岁而精绝，女子四十九岁而经断”而阴气先亏。可见在人的一生中，在理论上只有在人具有生殖能力的这段时间内，阴气可与阳气相配，在幼年和老年阴气相对不足，而阳气相对有余。这也是丹溪作《慈幼论》与《养老论》的理论根据所在。并且在文中，丹溪引用了《内经》和《礼记》的观点来强化自己的论证。丹溪主张人体的正常生命状态为阳有余而阴不足的目的是为其滋阴降火（扶阴抑阳）的治疗学原则提供理论根据。

丹溪在治疗学上主张滋阴降火，固然与其对刘、张、李诸家学术观点的批判继承，《局方》滥用温燥所造成的流弊以及他所处的江南地区潮湿温热的地理气候特点有关，但也不能忽视理学思想的影响。唯有如此才能对丹溪医学思想的形成有一个全面正确的理解。丹溪对阳有余而阴不足的论证，从表面看来没有直接运用朱熹的理气观点，而是以气论作为自己立论的基础。因此，有的学者认为丹溪摒弃了朱熹的理学唯心主义，而继承了张载的气论唯物主义，并且认为丹溪对理学唯物主义的继承与发展是其取得医学成就的原因，而朱熹理学唯心主义的消极影响给丹溪学说带来了局限性。这种观点值得商榷。

我们知道，在文化大革命之中，唯心主义与唯物主义是作为标签被人们所使用的。这两个概念实际上成了革命与反动、先进与落后、正确与错误的代名词。在中国哲学史的研究中，也存在着乱贴标签的现象，唯心、唯物成为划分哲学派别的根本标准，哲学史就成了唯心主义与唯物主义、辩证法与形而上学的斗争史。事实上，恩格斯早就明确指出，唯心主义与唯物主义只适用于思维对存在、精神对物质何者是本原的问题上，没有别的意义。我们知道，公开申明自己哲学的唯物主义或唯心主义的学派属性是西方近代以来的事情。古代西方哲学并没有自觉的学派属性申明，历史上哲学家的学派属性往往是后来研究者给他们加上去的，当然只要符合事实，也无可厚非。

将唯心主义与唯物主义这对分析框架用于中国哲学史的研究，在相对的意义上是可以的，在绝对的意义上是不可以的。所谓在“相对的意义上可以”是指以这对分析框架可以说明一些问题，正如张岱年先生曾经指出的唯心主义与唯物主义这对范畴在中国哲学中有不同于西方哲学的所指。所谓在“绝对的意义上不可以”是指在中国哲学史上并没有讨论过思维对存在、精神对物质何者是本原的问题，因此严格说来，关于唯心主义与唯物主义的讨论对中国哲学来说是个不存在的伪问题。这也可以以一个有趣的问题来证明。按照传统的说法，哲学史就是唯心主义与唯物主义、辩证法与形而上学斗争的历史，按照这样的逻辑，历史上被划分在不同阵营中的中国哲学家应该有过关于思存问题孰为第一性的激烈斗争，事实上这样的事情并没有发生过。当然不是说他们没有发生过争论，不过他们争论的并不是思存关系问题，因为在他们的头脑中不存在这一问题。他们有其争论的问题，如持气本论的张载就受到了持理本论的二程兄弟的激烈批评。在某种意义上，如果我们把“气”理解成物质，“理”理解成精神，可以说持气本论的张载是唯物主义或者说具有唯物主义倾向，而持理本论的二程兄弟是唯心主义或者说具有唯心主义倾向，但他们绝不是自觉的唯物主义或唯心主义。因此说气学唯物主义促进医学的发展，而理学唯心主义阻碍医学的发展是不符合历史事实的。

朱熹是理学的集大成者，他的博大体系是以周敦颐的“无极而太极”为外在框架，以程颐的天理为思想内核，兼收张载气学及邵雍的象数学而建立起来的。理与气是朱熹哲学的两个基本概念，理是生物之本，气是生物之具，理气一体圆融。戴良所谓丹溪“参之以太极之理”所指实即朱熹的“理”。

因为第一，在戴良所引到的文献中没有朱熹的著作，《通书》为周敦颐之作，《正蒙》为张载之作。第二，一方面，丹溪作为朱熹嫡传弟子许谦的学生，不可能不运用朱熹的思想而仅运用周、张的思想；另一方面，朱熹是理学之集大成者，况且“太极之理”就是朱熹的思想。周敦颐在《太极图说》中说“无极而太极”，至于“太极”的内涵是什么，周敦颐并没有明确说明。现在学者一般认为，根据汉唐以来的“太极元气，含三为一”的说法，周敦颐的“太极”应该指“气”，是朱熹明确把“太极”理解成“理”。戴良把“参之以太极之理”放在第一句，足以证明丹溪是以朱熹的理学观念作为其思想基础的。具体说，就是以“理气”作为一对待的范畴使用，透过理气这一对具体范畴，可以发现其更深层的思维模式是一主一辅、一强一弱、一隐一显的对待思维。

在中国思想史上，阴阳是标志对待的核心范畴，对待有今天对立统一的意思，如《易传》说：“一阴一阳之谓道。”但是阴阳双方的地位、作用并不是等同的。一般说来，阳为主导，阴为辅从。这种认识在汉代的董仲舒及《内经》中都是一种主导的观念。丹溪的“阳有余，阴不足论”从表面上看似乎与传统的阴阳观无异。“阳有余”即阳为主导，“阴不足”即阴为辅从。丹溪并没有对其“阳有余，阴不足论”如“阳主阴从”那样做一种价值上的肯定。实际上，丹溪要从此导出的思想是：由于先天阴阳的有余不足及后天的失养，极易出现阴不制阳，阳气暴长狂越，阴阳失衡的病理现象。

我们知道，朱熹在本体论上确立了理与气两个核心范畴，理是生物之本，即根据；气是生物之具，即材料。在时间上，朱熹肯定理气无先后可言；但在逻辑上，朱熹肯定理本气末。具体事物的形成离不开理与气的结合，理成为事物的内在本质，是决定一事物之所以为该事物的所以然者，即朱熹所谓的“天命之性”。气是形成一事物的具体材料，理包含在气之中，所谓“太极全体（理）堕入气质之中”。此时事物显现的性质是“气质之性”。“天命之性”虽然是纯粹至善的，但却是抽象的，应然的；而“气质之性”则是具体的，实然的，但是由于气有清浊偏全、昏明开塞之不同，及物欲的引诱，使得本然之善性常常不能彰显。所以常常出现“道心微”而“人心危”，人欲存而天理灭的情况。这在理学家看来当然是一种不正常或者说是一种病态的情况。这样我们就能发现丹溪在思维方式上与朱熹的惊人相似之处。

朱熹以“理本气末”来确定理为至上的价值本体；以“理堕入气”来承认人的恶行的现实性。从属性上说，丹溪的阴与阳都是气，“天之阳气为气，地之阴气为血”，但在深层的思维方式上，丹溪的“阴”相当朱熹的“理”，隐藏于内，是人体生命活动的源泉，是“本然之真”，生化之源，人体的机能活动由阴供给，“以阴气之成，止供给得三十年之视听言动”；丹溪的“阳”相当朱熹的“气”，彰显于外，由于物欲的扰动极易失常。丹溪说：“十月属亥，十一月属子，正火气潜伏闭藏，以养其本然之真，而为来春发生升动之本。若于此时恣嗜欲以戕贼，至春升之际，下无根本，阳气轻浮，必有温热之病。”（《阳有余阴不足论》）

这样我们看到，朱熹的理学思维不知不觉成了丹溪医学思维的内核，修养心性的理论转化为疗疾养生的理论基础。这并不奇怪，一方面，丹溪是朱熹理学的传人；另一方面，理学思维与医学思维之间有着内在的一致性，这一切可谓水到渠成，有着必然的逻辑。

（二）“心火（君火）”“相火”“肝肾之阴”与“理本气末”

上面我们分析了“阳有余阴不足论”的朱熹理气观底蕴，“阳有余阴不足论”相对说来还是比较简单的理论，不能满足医学实践的需要，在此基础上，丹溪将理论作了进一步的深化，提出了“心火（君火）”“相火”的理论以适应医学实践的发展。丹溪专门写了《相火论》来阐发自己的思想。《相火论》曰：

> 太极，动而生阳，静而生阴。阳动而变，阴静而合，而生水、火、木、金、土。各一其性，惟火有二。曰君火，人火也；曰相火，天火也。火内阴而外阳，主乎动者也。故凡动皆属火。以名而言，形气相生，配于五行，故谓之君。以位而言，生于虚无，守位禀命，因其动而可见，故谓之相。天主生物，故恒于动。人有此生，亦恒于动。其所以恒于动，皆相火之为也。见于天者，出于龙雷，则木之气；出于海，则水之气也。具于人者，寄于肝肾二部，肝属木而肾属水也。胆者，肝之腑；膀胱者，肾之腑；心胞络者，肾之配；三焦以焦言，而下焦司肝肾之分，皆阴而下者也。天非此火不能生物，人非此火不能有生。天之火虽出于木，而皆本乎地，故雷非伏，龙非蛰，海非附于地，则不能鸣、不能飞、不能波也。鸣也、飞也、波也，动而为火者也。肝肾之阴悉具相火，人而同乎天也。

丹溪在《相火论》之开篇直接继承了周敦颐《太极图说》的讲法，由太极的动静生阴阳，继而生五行。特别指出“各一其性，惟火有二”，就是君火和相火。君火、相火之名最早见于《内经》讨论气候变化规律的七篇大论之《天元纪大论》《五运行大论》等篇中。“相火”就是六气中的“少阳”，与“相火”相对的则是“君火”，即六气中的“少阴”。“君火”“相火”在《内经》中只是六气之中的“少阴”与“少阳”两种气候因素，并没有太多的深意。而丹溪则发展了“君火”“相火”的内涵，将“君火”“相火”用于解释人体生理。

丹溪的“君火”“相火”已经不是指自然界的两种气候因素，而是指人体的内在生机动力。“君火”就是唯一的“心火”，因为心在五行属火，在人体为君，“心者，君主之官”。故称心火为“君火”。而“相火”则不是唯一的，而是分属诸多脏腑。“君”“相”这两个概念源于我国古代君主制的政治体制，所谓天无二日，国无二主。故君只有一人，而佐君之相却可以有多人。丹溪说：“惟火有二。曰君火，人火也；曰相火，天火也。火内阴而外阳，主乎动者也。故凡动皆属火。以名而言，形气相生，配于五行，故谓之君。以位而言，生于虚无，守位禀命，因其动而可见，故谓之相。”

这里丹溪将人体生机之火作了君相二分。之所以把“君火”又称为“人火”，“相火”又称为“天火”，是从这两种生机之火的作用表现来说的。“君火”的作用是通过控制“相火”来实现的，有如“君主”通过对诸臣的控制并借用他们的力量来主宰天下。这种作用是隐藏在内而相对不显的，故称“人火”。“相火”的作用是直接表现在外的，直白显露，故称“天火”，如诸臣治国之功国人皆见，但实质上要受君主的掌控。

在“君火”“相火”的关系中，我们很容易发现朱熹“理本气末”“理主气从”“理微气显”等的理气之辩的思维理路。朱熹认为理是生物之本，是所以然；气是生物之具，是所当然。因而理是隐微不见的，气则是显然可观的。但理是气生物的主宰，这就是“理本气末”“理主气从”。朱熹曾经用人骑马来比喻理气关系。人骑在马上，人是不动的，动的是马；但马之所以能动是受人控制的。因此，君火、相火的关系在实质上是君火控制相火；在功用上则是君火隐微不见，相火之功则是灿然显明的。所谓“以名而言，形气相生，配于五行，故谓之君。以位而言，生于虚无，守位禀命，因其动而可见，故谓之相。”

关于“相火”的分布，丹溪认为在自然界“见于天者，出于龙雷，则木之气；出于海，则水之气也。”水木之气就是自然界的“相火”。在人体“具于人者，寄于肝肾二部，肝属木而肾属水也。胆者，肝之腑；膀腑者，肾之腑；心胞络者，肾之配；三焦以焦言，而下焦司肝肾之分，皆阴而下者也。”人体的“相火”主要寄居在肝肾两脏，因为肝属木而肾属水，这是与自然界的“相火”相应的。但是由于胆为肝之腑；膀腑为肾之腑；心胞络为肾之配；三焦从焦来说，下焦主司肝肾这一部分，都属阴而在下，所以除了肝肾以外，胆、膀胱、心包络及下焦皆具“相火”。甚至可以说，除了“心火”（“君火”）外，人体其他部分的生机之火，都是“相火”。

无论“君火”“相火”，丹溪都将它们看作人体生命的动力，即生机之火。丹溪说：“火内阴而外阳，主乎动者也。故凡动皆属火。……天主生物，故恒于动。人有此生，亦恒于动。其所以恒于动，皆相火之为也。”天生物恒于动，人的生命也恒于动，这一切都是相火的作用。根据这种说法，似乎丹溪是重“阳”的，但是我们不要忘记上面的话，“火内阴而外阳”，火的这种“动”的“外阳”的作用的发挥有赖于“内阴”，内阴是阳动的源泉、根本。正如丹溪所说：“天非此火不能生物，人非此火不能有生。天之火虽出于木，而皆本乎地，故雷非伏，龙非蛰，海非附于地，则不能鸣、不能飞、不能波也。鸣也、飞也、波也，动而为火者也。肝肾之阴悉具相火，人而同乎天也。”

相火是天生万物、人有生命的根据，但无论天还是人的相火都源于阴，“皆本乎地”，没有阴则雷不能鸣，龙不能飞，海不能波。同样人体的相火源于肝肾之阴，这是人与天相同的。上文提到，火“以名而言，形气相生，配于五行，故谓之君。以位而言，生于虚无，守位禀命，因其动而可见，故谓之相”。明确指出相火“生于虚无，守位禀命”，“虚无”即无形之阴，这一概念的使用明显受到朱熹对理的规定的影响。朱熹认为理是无方所、无形状的。总之，在肝肾之阴与火（君火、相火）的关系上，丹溪认为阴（肝肾之阴）为火（君火、相火）的根本；在君火、相火的关系上，君火为相火的根本，在其背后都隐含着朱熹“理本气末”“理主气从”的理学思维方式。丹溪运用理学思维方式，结合自己的医学实践赋予这两个概念以新的丰富内涵，对中医学理论的后期发展做出了新的贡献。

六、“相火妄动”的疾病发生观

虽然理学家在宇宙观上主张“天地之间，只有动静两端，循环不已，更无余事”（《朱子文集》四十五，《答杨子直一》），认为“动静”是天地万物的存在形式，但把动静观念引入社会人生领域时，动静则具有了价值内涵。理学家普遍认为“动”是“恶”的来源，主张以静制动，而复归于“善”。周敦颐首开其端，其《太极图说》云：

> 唯人也得其秀而最灵。形既生矣，神发知矣，五性感动而善恶分，万事出矣。圣人定之以中正仁义［自注：圣人之道，仁义中正而已矣］，而主静［自注：无欲故静］，立人极焉。

周敦颐认为人禀受五行之秀气，而为万物之灵。人的精神意识，与自然万物的五行之气交感变动而有了善恶的不同。人的善恶源于“五性感动”。周敦颐在《通书》中说：“君子乾乾不息于诚，然必惩忿窒欲，迁善改过而后至。乾之用其善是，损益之大莫过是，圣人之旨深哉！‘吉、凶、悔、吝，生乎动。’噫，吉一而已。动，可不慎乎！”周敦颐引《易传》的话：“吉凶悔吝生乎动。”并强调说：“吉一而已。动，可不慎乎！”在“动”所引发的“吉、凶、悔、吝”四者之中，只有“吉”这一者是好的，而“凶、悔、吝”三者都是人们所不希望的。因此对“动”不可不谨慎。当然，我们可以说周敦颐承认动静对宇宙万物生化的意义，没有“动”就没有世界。他所慎的“动”不是正常生化意义上的合规律的“动”，而是“变动”“妄动”。但是毕竟在用语上没有明确地标示出来，这样就难免给人以理学家主张“动恶静善”之感。在周敦颐看来，“妄动”是混乱的根源，是人丧失道德的根源。周敦颐的这一认识为丹溪所吸收，用来阐明疾病发生的机理。这集中表现在《相火论》中。

《相火论》是丹溪最重要的理论创造。丹溪之所以能够创造《相火论》，除了与其深厚的医学理论素养和当时当地疾病发生的特点有关以外，太极动静观也是其医学理论创造的思维基础之一。动静观是贯穿在《相火论》中的一条红线。丹溪从临床实践中发现时人所患之病，湿热、相火为最多。之所以如此，是由于丹溪生活的南方多湿热，当时社会风气用药多偏温燥，以及天下承平，人多贪纵食色而致。丹溪认为，从天赋上说人体就是“阳有余而阴不足”，加之以上因素，极易致阴虚火动而致病。丹溪悟出“相火”致病，是着眼于疾病的“火动”之象。

关于火的性质，理学家多有探讨。张载说：“火日外光，能直而施。”（《正蒙·参两》）朱熹说：“火质阳而性本静，火外明而内暗，以其根于阴也。”（《太极图说注》）体现了阴阳互根的思想。二程明确把“动”作为火产生的原因。“动极则阳形也。是故钻木戛竹，皆可以得火。夫二物者，未尝有火也，以动而取之故也。击石火出，亦然。”（《二程粹言·卷六天地》）所以，丹溪说：“火内阴而外阳，主乎动者也。”（《相火论》）在《相火论》中，丹溪首先对“相火”之“恒动”及其意义作了明确的阐述。

> 太极，动而生阳，静而生阴。阳动而变，阴静而合，而生水、火、木、金、土。各一其性，惟火有二。曰君火，人火也；曰相火，天火也。火内阴而外阳，主乎动者也。故凡动皆属火。以名而言，形气相生，配于五行，故谓之君。以位而言，生于虚无，守位禀命，因其动而可见，故谓之相。天主生物，故恒于动。人有此生，亦恒于动。其所以恒于动，皆相火之为也。见于天者，出于龙雷，则木之气；出于海，则水之气也。具于人者，寄于肝肾二部，肝属木而肾属水也。胆者，肝之腑；膀胱者，肾之腑；心胞络者，肾之配；三焦以焦言，而下焦司肝肾之分，皆阴而下者也。天非此火不能生物，人非此火不能有生。天之火虽出于木，而皆本乎地，故雷非伏，龙非蛰，海非附于地，则不能鸣、不能飞、不能波也。鸣也、飞也、波也，动而为火者也。肝肾之阴悉具相火，人而同乎天也。

丹溪继承了周敦颐的基本思想，认为阴阳五行是太极动静变合的结果。但丹溪对周敦颐的思想也作了重要的发展，认为火有君火（人火）、相火（天火）之分。“君火”“相火”之名首见于《素问·天元纪大论》：“君火以明，相火以位。”君火、相火是六气（初之气厥阴风木，二之气少阴君火，三之气少阳相火，四之气太阴湿土，五之气阳明燥金，终之气太阳寒水）中的两气，是用来表示自然界气候变化的名词。因为君火在相火之前，自然界的气候是逐渐由温转热的，所以相火主令的时候比君火主令时要热。也就是说相火比君火更显明。中国古代的君臣政治观是君无为，隐于内；臣有为，显于外。君火、相火概念由此类比而来。在《内经》中，相火仅指在自然界中主令的一段时间的气候特点，含义比较简单。丹溪则对相火理论作了重大发展，认为不仅自然界有君火、相火，而且人体内也有君火、相火。丹溪不常讲运气学说，实际上他讲的君火、相火主要是人体的君火、相火。从理论表述上看，丹溪认为君火、相火是人体的生理之火，具有创生人物的功能；但从理论产生的思维逻辑上看，实际上是从病理反推的结果。（注：中医学的很多理论都是从病理反推生理而来的。如中医认为肺气的主要功能是主肃降，即肺气是下行的。中医之所以形成这样的认识，是因为在经验上，当咳嗽的时候，会感到气往上顶，中医叫作“肺气上逆”，由此而认为正常的肺气是肃降下行的。）

以上引文，丹溪首先从生理上对君火、相火的实质、功能及其联系与区别作了阐释。无论君火、相火，其实质皆为火，“火”的性质是“内阴而外阳，主乎动者也”，所以“凡动皆属火”。可见，“动”是火的根本属性。从火的作用看，在正常生化条件下，火是万物生生化化的原动力。所谓“天主生物，故恒于动。人有此生，亦恒于动。其所以恒于动，皆相火之为也”。这里的关键词是“恒动”。所谓“恒动”，即有规律的动，这是化生万物的前提。上面提到“以名而言，形气相生，配于五行，故谓之君”。所谓“以名而言”，就是从其实质来说。因为名者实之宾，名是实质的反映，这里是以名代实。火由形气所化生，为万物生化的动力，与五行相配属为君。君为一国之主，借此说明火为生命之原动力。“以位而言，生于虚无，守位禀命，因其动而可见，故谓之相”，所谓“以位而言”，就是从其作用表现来说。“位”即位置、部位，为发生作用的场所，相火这种作用发生的根源在于“虚无”，即太极或者说君火，相火与君火的关系犹如臣相受君主指挥发挥具体的治国作用一样，是动而可见的。所以君火、相火的关系，从“同”来说都为生命之动力；从“异”来说，君火为本原、实质、原动力，相火为君火之派生、表现。二者是源与流，体与用，隐与显，一与多的关系。由于二者的隐显关系，所以丹溪多次讲到“天主生物，故恒于动。人有此生，亦恒于动。其所以恒于动，皆相火之为也”。由于二者的一多关系，所以丹溪认为君火唯属于心，而相火却寄于诸脏。

其次，丹溪在《相火论》中，对君火、相火的病理意义作了分析。在异常的病理条件下，如果相火妄动，则转变为致病因素。丹溪说："君火之气，经以暑与湿言之；相火之气，经以火言之。盖表其暴悍酷烈有甚于君火者也。"从这段表述看，病理意义上的君火、相火与生理意义上的完全不同，已经不具有生化动力的意义，而是致病因素，其所以区分君、相，只是从病邪表现的明显酷烈与否来说的。这里运用的是君相之间的隐显关系。由于君相之间具有隐显关系，而且在古人的眼中君主是神圣的不会犯错误的，政治的昏暗多是奸佞乱臣蒙蔽圣听的结果。所以，多以相火言病理。《相火论》说：

> 或曰：相火，天人之所同，何东垣以为元气之贼？又曰火与元气不两立，一胜则一负。然则如之何而可以使之无胜负也？
>
> 曰：周子曰，神发知矣。五性感物而万事出，有知之后，五者之性为物所感，不能不动。谓之动者，即《内经》五火也。相火易起，五性厥阳之火相煽，则妄动矣。火起于妄，变化莫测，无时不有，煎熬真阴，阴虚则病，阴绝则死。君火之气，《经》以暑与湿言之；相火之气，《经》以火言之。盖表其暴悍酷烈，有甚于君火者也。故曰相火元气之贼。

丹溪以问答的形式阐明了妄动的"相火"由生化的动力转化为致病的主要因素。这时的"相火"的内涵已经发生了转变，所以说"火与元气不两立"。丹溪引用周敦颐的话证明人具有意识之后，为外物所感，不能不动。说明"相火"的"妄动"，在一定条件下具有某种必然性。"相火易起，五性厥阳之火相煽，则妄动矣。"妄动之相火，煎熬真阴，而致阴虚、阴绝，而病、而死。所以说"相火，元气之贼"，丹溪将"相火"看成基本的致病因素。

要说明的是，在丹溪的思想中，君火、相火具有生理和病理两种不同的内涵，按理说应该用两套不同的概念来分别表述。或者是由于没有适当的概念，或者是由于君火、相火生理、病理之间的关系非常密切，丹溪并没有加以区分。这样在使用上或后人理解上难免造成一定的混乱。丹溪对此也似有察觉。他说："相火之外，又有脏腑厥阳之火。五志之动，各有火起。相火者，此《经》所谓‘一水不胜二火’① 之火，出于天造。厥阳者，此《经》所谓‘一水不胜五火’② 之火，出于人欲。”（《局方发挥》）可见，丹溪试图对“相火”的生理和病理意义加以区分。这里说的“出于天造”的“相火”就是《相火论》所谓的“恒动生物”的生理性的“相火”；而“出于人欲”的“脏腑之火”（“五性厥阳之火”）就是病理性的“相火”。

我们不禁要问，是什么引致相火妄动呢？在这个问题上，丹溪的理学背景产生了巨大影响。我们认为丹溪能够创造性地提出“相火妄动”致病的学说，除了其医学理论素养和临床实践之外，理学家的认识视野也具有决定性的作用。理学家认为人欲是道德上恶行的根源，天理是道德之善的先天根据，在道德修养上主张“存天理，灭人欲”。丹溪把这一思想引申到医学领域，认为“欲”（人欲、情欲）是导致“相火妄动”的主要原因。可以说“相火论”是丹溪为了解释情欲致病的机理而进行的理论创造。《阳有余阴不足论》云：

> 人之情欲无涯，此难成易亏之阴气，若之何而可以供给也？
>
> ……
>
> 十月属亥，十一月属子，正火气潜伏闭藏，以养其本然之真，而为来春发生升动之本。若于此时恣嗜欲以戕贼，至春升之际，下无根本，阳气轻浮，必有温热之病。
>
> ……
>
> 古人谓不见所欲，使心不乱。夫以温柔之盛于体，声音之盛于耳，颜色之盛于目，馨香之盛于鼻，谁是铁汉，心不为之动也？

---

① 《素问·逆调论》:“帝曰:人有身寒,汤火不能热,厚衣不能温,然不冻栗,是为何病？岐伯曰:是人者,素肾气胜,以水为事,太阳气衰,肾脂枯不长,一水不能胜两火,肾者水也,而生于骨,肾不生则髓不能满,故寒甚至骨也。所以不能冻栗者,肝一阳也,心二阳也,肾孤脏也,一水不能胜二火,故不能冻栗,病名曰骨痹,是人当挛节也。”有一种怪病,患者身寒却不怕冷。岐伯认为其病理是此人肾气胜,肾属水,水性寒,所以有如上病状。其不怕冷是因为人体的肝为一阳,心为二阳,而肾只是孤立的一脏,这样一水不能胜二火,所以不怕冷。这实际是人的体质决定的,故丹溪云“出于天造”。

② 《素问·解精微论》:“请问:人哭泣而泪不出者,若出而少,涕不从之,何也？帝曰:夫泣不出者,哭不悲也。不泣者,神不慈也。神不慈,则志不悲,阴阳相持,泣安能独来。夫志悲者,惋,惋则冲阴,冲阴则志去目,志去,则神不守精,精神去目,涕泣出也。且子独不诵不念夫经言乎,厥则目无所见。夫人厥则阳气并于上,阴气并于下。阳并于上,则火独光也;阴并于下,则足寒。足寒,则胀也。夫一水不胜五火,故目盲。”这是讲人哭泣却没有泪水的机理是由于内心并不是真的悲伤。如果真悲伤,志的作用就消失了,神就不能守住精,就会流泪。在论述此理后,作者论述了阳气并于上会出现目盲之证。其病理是“一水不胜五火”。王冰注:“五火,谓五脏之厥阳。”即五脏逆冲之火,所以丹溪云其“出于人欲”。

这里的“情欲”指以“性欲”“食欲”为主的人的各种感性欲望。由于“情欲”是导致“相火妄动”的主要原因，这样就引出了丹溪医学中颇具理学特色的“主之以静”的养德养生思想，把理学道德修养和医学养生有机结合起来了。

七、心、性、情与“主之以静”的养德养生观

心、性、情问题是理学家讨论的核心话题，因为这一问题直接关系到人生道德实践。在这一问题上，朱熹在继承前人的基础上，经过长时间的反复思考，即所谓的“丙戌（1166年）之悟”[①]和“己丑（1169年）之悟”[②]，形成了自己成熟、系统的看法。朱熹的基本观点是性体情用，心统性情。所谓“性”主要指天命之性，是人与物禀受于天的理，是纯粹至善的，是人可以成为道德主体的先验根据。具体说来，即仁、义、礼、智四德。另外还有气质之性，是理与气结合生物后形成的，是人物之所以存在的现实性的根据，由于气质的纯驳有异，气质之性也就有善有恶。这是人需要道德修养的根据所在。情是人类先天具有的情感，朱熹以恻隐、羞恶、辞让、是非为情。

性情是体用关系。所谓“体”，即一事物的形体、结构等方面，也就是一事物之存在本身；所谓“用”，即该事物所发生的功能或作用。所以朱熹以性为未发之体，情为已发之用。未发之性与已发之情均由心所统、所主。所谓“统主”，即性情由心来统摄主宰。由此可知，心乃一现实的活动主体，具有知觉能动性和自由主宰性，直白点说，心就是现实的意识

---

① 丙戌之悟的结果是觉悟到了“人自婴儿以至老死，虽语默动静之不同，然其大体莫非已发，特其未发者为未尝发耳”（《中和旧说序》，《朱文公文集》卷七十五）的道理。这实际上是认为人自生至死，虽有语默动静的不同，但人生基本上属于喜怒哀乐莫非已发的情感世界，只是未发之本体却未曾发展开来，依然凝敛含蓄在内罢了。这里未发之性与已发之情截然分开。他又认为“心为已发，性为未发”，对心、性、情三者的关系尚未有真切、确实的把握。

② 己丑之悟，朱熹已经过与张栻等湖湘学者的辩论，对“中和”问题有了长足认识。在《与湖南诸公论中和第一书》（《朱文公文集》卷六十四）、《已发未发说》（《朱文公文集》卷六十七）、《胡子知言疑义》（《朱文公文集》卷七十三）、《仁说》（《朱文公文集》卷六十七）等著作中，朱子认为未发之中为性，是心之体；已发为情，是心之用；心主（统）性情，贯通已发未发之间。仁、义、礼、智，性也；恻隐、羞恶、辞让、是非，情也；以仁爱，以义恶，以礼让，以智知者，心也。仁者，心之德，爱之理，是天地生物之心即物而在。以其本体言，性无不善；以其发用言，则有时而善。因此，要通达已发未发之旨，中和之道，心必以敬主性情，在日用处省察推明，这就是“用敬”“致知”的为学功夫。

思维活动，当然这种活动是合于道德理性的活动，而不是与道德理性相左的意识活动。

在对心、性、情作了这样的理解后，在修养论上朱熹要求人们“居敬穷理”。穷理即格物穷理，通过对物理的认识最后达到对本然至善天理的体认。所谓“居敬”，即对穷得的天理在日常生活中以诚敬之心来保存涵养，最终达到个体与天理的合一，即道德修养的完成，道德境界的实现。用人们熟知的话来说，就是“存天理，灭人欲”。

《尚书·大禹谟》说：“人心惟危，道心惟微，惟精惟一，允执厥中。”人心与道心，在朱熹看来“本只是一个物事，但所知觉不同”。追求道德理想的为道心，追求感性欲望的为人心；源于性命之正的为道心，殉于形气之私的为人心。人心“不是全不好底”，只是因其容易流于形气之私、人欲之蔽，而具有“危”的特性；道心则因人欲对天理的尘封和障蔽而幽微难发，本来光明的心不能不谓之“微”。所以需要“存天理，灭人欲”，让天理流行，本心朗照，让人的精神生命从幽暗的滥欲超入光明璀璨的理性世界。

朱熹的理本气末、理主气从思想在丹溪医学思想中还是作为深层的思维方式发挥作用的，而其心、性、情思想则直接运用于丹溪医学体系中了。关于性、情、欲的关系，朱熹说：“性犹水之静，情则水之流，欲则水之波澜。”（《朱子语类》卷五）朱熹认为性体情用，作为体的性必然要发用，只有发用才能证明它的存在。以水为喻，性好比水之静止，而情则是水之流动。合于规则的水的流动是好的，同样合于节度的人的情感正是性的体现。相反，无规则的水的流动，如山洪的暴发则是不好的，同样，失于节度、不合天理的情感则是恶的，这时的情也叫欲，往往合称情欲。

在朱熹看来，正是情欲蒙蔽了天理使之不能彰显，所以在修养论上朱熹提出了存天理灭人欲，使心与理一。具体的做法有“治心”“识心”“收心”“降心”“养心”和“存心”等。丹溪将朱熹的心、性、情思想用于医学，使其原本用来说明个体精神道德修养的学说发展为解释人体生理病理及医学养生的理论。丹溪认为，人有生之后，有了知觉能力，为外物所感，引动情欲，心火妄动，随之相火亦动，而损伤阴液，造成病理伤害。他说：

> 人之情欲无涯，此难成易亏之阴气，若之何而可以供给也？
>
> ……
>
> 心，君火也，为物所感则易动，心动则相火亦动，动则精自走，

相火翕然而起，虽不交会，亦暗流而疏泄矣。所以圣贤，只是教人收心、养心，其旨深矣！

……

十月属亥，十一月属子，正火气潜伏闭藏，以养其本然之真，而为来春发生升动之本。若于此时恣嗜欲以戕贼，至春升之际，下无根本，阳气轻浮，必有温热之病。

……

古人谓不见所欲，使心不乱。夫以温柔之盛于体，声音之盛于耳，颜色之盛于目，馨香之盛于鼻，谁是铁汉，心不为之动也？善摄生者，于此五个月出居于外，苟值一月之虚，亦宜暂远帷幕，各自珍重，保全天和，期无负敬身之教，幸甚。

（《阳有余阴不足论》）

在上面的引文中我们看到丹溪反复提到"欲"字，"人之情欲无涯""若于此时恣嗜欲以戕贼""古人谓不见所欲，使心不乱"（此为《老子》语），丹溪与朱熹一样是在消极的意义上使用"欲"字的。朱熹认为"情欲"是蒙蔽天理，使人的行为背离道德的原因。在丹溪看来，"情欲"不仅使人背离道德行为，而且过度的情欲还能引动人的君相二火，妄动之火，变化莫测，煎熬真阴，使人发病。

我们再看下面这段文字。

或曰：相火天人之所同，何东垣以为元气之贼？又曰火与元气不两立，一胜则一负。然则如之何而可以使之无胜负也。

曰：周子曰，神发知矣。五性感物而万事出，有知之后，五者之性为物所感，不能不动。谓之动者，即《内经》五火也。相火易起，五性厥阳之火相煽，则妄动矣。火起于妄，变化莫测，无时不有，煎熬真阴，阴虚则病，阴绝则死。君火之气，《经》以暑与湿言之；相火之气，《经》以火言之。盖表其暴悍酷烈，有甚于君火者也。故曰相火元气之贼。

（《相火论》）

有人提出问题，相火是天与人都有的，为什么李东垣把人的相火与元气对立起来，认为相火与元气势不两立呢？丹溪没有直接用医学理论回答这一问题，而是引用了周敦颐与朱熹的思想，从理学角度来回答。人出生后有了生命活动，进而产生了思想意识，人心与外物必然发生交感关系，这时人的意志、理智、情感不会是静止的，必然是要动的。这可以说是人的正常生命活动的特征，但问题是这种动往往失于节度，而对人的生理机能造成伤害。这里的元气概念显然类似于朱熹讲的合于性的合理发用的“情”（“情则水之流”）；而相火类似于朱熹的失于节度的“情”，即“欲”（“欲则水之波澜”）。所以这种情况下的相火虽然是阴液所化，却成了人体生命的损害者。所以说“相火元气之贼”。可见情欲失节，引动相火，灼伤阴液观点成为丹溪病理思想的核心。这一思想的形成显然与朱熹对心、性、情的理解有密切关系。

虽然重视情志（七情）因素在发病学上的意义是中医学自《内经》以来就形成的传统，但丹溪如此强调情欲伤阴的发病机理显然与朱熹对情欲的否定性思想有关。包括朱熹在内的理学家的思想都是为人的道德实践提供理论根据的，简言之，所要解决的是人的精神世界的问题；医学所要解决的是人的健康和疾病问题，简言之，要解决的是人的肉体的、生理的问题。二者之间有什么必然联系吗？我们说二者之间是存在必然联系的。

因为人具有肉体与精神、生物与社会二重性，是二者的辩证统一。人绝不只是肉体的生物的人，更是精神的社会的人。以往的西方近代医学只是将人看成生物体，认为人的疾病只是生物学上的改变。这种观念有很大缺陷。在现代，传统的生物医学模式已经被生物、心理、社会医学模式所取代。中医学从《内经》时代开始就非常重视精神情志因素在发病中的重要意义，避免了西方近代医学的片面性。中医学认为，积极的精神状态有益于人的健康；相反，消极的精神情绪损害人的健康甚至会使人发病。这一点已经为现代科学所证明，现代心身医学的蓬勃发展就很能说明问题。中医学对心身关系、形神关系的认识与作为传统文化主流的儒释道的认识是一致的。道家对人的精神与健康关系的观点自不待言，就是儒家思想的创立者孔子对此也有着深刻的体会。我们知道孔子有一句名言，“仁者寿”。这一观点已经为其本人、儒家学者及后人人生实践所证实。

辩证唯物主义告诉我们，物质决定意识，但另一方面，意识、精神对物质具有反作用，而且这种反作用有时还是巨大的。精神对客观世界的反作用是人所共知，不容否认的。作为有着相对独立性的精神对肉体自然的反作用，在理论上也是可以成立的。由于这种作用的隐微性，不易察觉而遭到一些人的否认，但这却是客观的事实。因为虽然人体生理机能活动有着极其复杂的生理生化机制，但精神意识却是人体生理的最后的最高主宰者。人的精神状态对生理机能活动、疾病的预后转归、健康状况有着重要的影响。人的精神意识与生理机能之间是相互影响、相互作用的。生理上的疾病往往导致人的意志消沉，积极乐观的心态往往有益于疾病的康复。所以说以通过道德修养提高精神境界为目的的理学与以医治疾病为目的的医学之间是有着必然联系的。

从某种意义上说，中医学是以养生为目的的积极的医学，区别于既病之后才去治疗的消极医学。养生之要义有二：曰养神、曰养形，即形神兼养。养神即理学与医学的结合点，道德修养的提高就是最好的养神方法，也是养生的方法，增进健康的方法。所以丹溪说："所以圣贤，只是教人收心、养心，其旨深矣!""各自珍重，保全天和，期无负敬身之教。"上面我们说过，丹溪情志病理思想的形成与朱熹对心、性、情的认识密切相关。不仅如此，丹溪还直接把朱熹的"道心""人心"，周敦颐的"中正仁义主静"的道德修养方法作为养生治疗的原则来运用。我们看下面这段文字。

> 周子又曰：圣人定之以中正仁义而主静。朱子曰：必使道心常为一身之主，而人心每听命焉。此善处乎火者，人心听命乎道心，而又能主之以静。彼五火之动皆中节（戴良作：彼五火将寂然不动），相火惟有裨补造化，以为生生不息之运用耳。何贼之有?
>
> （《相火论》）

人心听命于道心本是朱熹道德修养功夫的要义，这里丹溪将其与医学结合起来，认为"人心听命乎道心"也是调治相火的方法（"善处乎火者"）。如果"人心听命乎道心"且"又能主之以静"，那么五火之运动必然合于节度，这时的"相火"就不是元气之贼，而只能是"裨补造化"，成就生生不息的生命活动。这里仍然是以理主气从为思维根柢的。道心根源于理，人心根源于气。君火能够主宰相火如道心能够制御人心，则相火不能为害而只能裨补造化。

丹溪认为在生理上人体就是"阳有余阴不足"的。《阳有余阴不足论》说：

> 人受天地之气以生，天之阳气为气，地之阴气为血，故气常有余，血常不足。……人身之阴气，其消长视月之盈缺。故人之生也，男子十六岁而精通，女子十四岁而经行，是有形之后，犹有待于乳哺水谷以养，阴气始成而可与阳气为配，以能成人，而为人之父母。古

人必近三十、二十而后嫁娶，可见阴气之难于成，而古人之善于摄养也。《礼记》注曰：惟五十然后养阴者有以加。《内经》曰：年至四十，阴气自半，而起居衰矣。

不仅如此，在现实上，由于无限的情欲，更加消耗本来就不足的阴气。阳气要阴气的滋养才能阴阳和平而不亢盛。由于阴气的消耗，阴不制阳，阳气亢盛，相火妄动而导致疾病的发生。《阳有余阴不足论》说：

主闭藏者，肾也；司疏泄者，肝也。二脏皆有相火，而其系上属于心。心，君火也，为物所感则易动，心动则相火亦动，动则精自走，相火翕然而起，虽不交会，亦暗流而疏泄矣。所以圣贤，只是教人收心、养心，其旨深矣！

丹溪认为相火妄动的根源在于“心动”，所以解决的根本方法是理学的“收心、养心”之教。而“收心、养心”之教的具体做法就是以静制动、以静制欲。在这方面，丹溪吸收了周敦颐的“主静”说和朱熹的“道心、人心”说。

理学既然以妄动的人欲为影响道德修养的根本障碍，那么修养的方法自然是以静制动，以恒一的道德理性克服妄动的感性欲望。《太极图说》云：“圣人定之以中正仁义，而主静，立人极焉。”能主静，则可“仁义中正”。《太极图说》自注云：“无欲故静。”《通书》说：“君子乾乾，不息于诚，然必惩忿窒欲，迁善改过而后至。”这样，周敦颐就确立了以静制欲的道德修养准则。程朱进一步将周敦颐的“主静”说，发展为“持敬”，认为“敬”中涵“静”，而“静”不包含“敬”，如果单讲“静”易流于释老枯寂之病。理学将“人欲”看成是道德修养的大敌，丹溪不仅在道德修养上继承了这一点，而且在医学上发挥出情欲动火致病的病因病机学说；吸收“主静”“持敬”说，形成了“主之以静”的养德、养生原则。《相火论》说：

周子又曰：圣人定之以中正仁义而主静。朱子曰：必使道心常为一身之主，而人心每听命焉。此善处乎火者，人心听命乎道心，而又能主之以静。彼五火之动皆中节（戴良作：彼五火将寂然不动），相火惟有裨补造化，以为生生不息之运用耳。何贼之有？

这里，丹溪引用周子、朱子之说立论。周子之说前已述及。朱子之《中庸章句序》云：

> 心之虚灵知觉，一而已矣。而以为有人心、道心之异者，则以其或生于形气之私，或原于性命之正，而所以为知觉者不同，是以或危殆而不安，或微妙而难见耳。然人莫不有是形，故虽上智不能无人心，亦莫不有是性，故虽下愚不能无道心。二者杂于方寸之间，而不知所以治之，则危者愈危，微者愈微，而天理之公，卒无以胜夫人欲之私矣。精则察夫二者之间而不杂也，一则守其本心之正而不离也。从事于斯，而无少间断，必使道心常为一身之主，而人心每听命焉。则危者安，微者著，而动静云为，自无过不及之差矣。

道心即道德理性，人心即感性欲求之不合理的方面。朱子认为道心、人心是人人都有的。在本原的应然状态下，道心主宰人心，人的“动静云为”一切活动皆合乎中道之善。问题是在现实的自然倾向上，人心易危，道心易微，因而易使人背离道德。所以在修养上必须使道心主宰人心，人心听命道心，才能合乎道德要求。朱子又说：“静者，性之所以立也。”“故人虽不能不动，而立人极者必主乎静。唯主乎静，则著乎动无不中节而不失其本然之静矣。”（《朱子大全·太极说》）可见，朱子在动静观上是主张静为动本的，只有主静才能动而中节。这些思想为丹溪所吸收。

在丹溪看来，人心的妄动，不仅使人的活动背离道德，而且可能引动相火，导致疾病发生。因此，人心听命道心的道德修养不仅有养德的作用，还有养生的功能。“人心听命乎道心，而又能主之以静。则彼五火之动皆中节，相火惟有裨补造化，以为生生不息之运用耳。”这就是以静制动。以静制动的结果不是绝对静止的死寂状态，而是“动皆中节”的律动。可以说，相火的“裨补造化，以为生生不息之运用”的生理功能的发挥是以“人心听命乎道心，而又能主之以静”为前提的。只有“主之以静”“彼五火之动”，才能“皆中节”，或如戴良所谓“彼五火将寂然不动”。相火的“动皆中节”可以称为相火之静，是相火的正常生理状态。

前面说过，“收心、养心”的具体做法就是以静制动，而以静制动的关键又在于“心”。《阳有余阴不足论》云：“心，君火也，为物所感则易动，心动则相火亦动，动则精自走，相火翕然而起，虽不交会，亦暗流而疏泄矣。所以圣贤，只是教人收心、养心，其旨深矣！”在《房中补益论》中，丹溪具体阐述了“以静制动”的道理：有人问，《千金方》中的“房中补益”法是否有效用，丹溪回答说：

《传》曰："吉凶悔吝生乎动。"故人之疾病亦生于动。其动之极，病而死矣。人之有生，心为火居上，肾为水居下，水能升而火能降，一升一降无有穷已，故生意存焉。水之体静，火之体动，动易而静难，圣人于此未尝忘言也。儒者立教曰：正心、收心、养心，皆所以防此火之动于妄也。医者立教，"恬澹虚无，精神内守"，亦所以遏此火之动于妄也。盖相火藏于肝肾阴分，君火不妄动，相火惟有禀命守位而已，焉有燔灼之虐焰，飞走之狂势也哉！易兑取象于少女。兑，悦也。遇少男艮为咸。咸，无心之感也。艮，止也。房中之法，有艮止之义焉。若艮而不止，徒有戕贼，何补益之有？

丹溪从《易》之卦理分析中认识到"房中之法，有艮止之义"，也就是要节制房事。这样才能达到以静制动，"正心、收心、养心"，防止"火动于妄"的目的。

以静制动的"收心"方法是丹溪养德养生学的核心观念。在此基础上，丹溪强调饮食、色欲对养生和发病的意义，所以写作了二箴并序（《饮食箴》《色欲箴》及《饮食色欲箴序》）和四论（《房中补益论》《茹淡论》《慈幼论》和《养老论》）。丹溪将二箴并序放在《格致余论》的卷首，其用心是不言自明的。

《饮食箴》云："因纵口味，五味之过，疾病蜂起。……口能致病，亦败尔德。"《色欲箴》云："徇情纵欲，惟恐不及，济以燥毒。……既丧厥德，此身亦瘁。"在二箴中都提到了"德"："败尔德""丧厥德"。从今天的观点看来，养德与养生分属不同领域，似乎没有关系，实际上，二者关系是非常密切的。古人对此早有认识。孔子有句名言"仁者寿"，《中庸》也认为"大德必得其寿"。其后，理学家也非常重视养德和养生的关系。在一定意义上，二者甚至是一回事。受理学影响，丹溪也把养德与养生看成一而二，二而一的关系。

总之，丹溪医学是在继承《内经》，吸收了"刘、李、张之学"的基础上，融合了理学的太极之理和道德修养思想而形成的。丹溪所参之太极之理，即太极动静之理。太极动静之理作为一条红线贯穿于丹溪医学的宇宙论、疾病发生论和养德养生论中。一方面，丹溪肯定了"恒动"的"相火"对万物生化的意义；另一方面，又肯定了"相火妄动"的病因学意义。由五性感动，而悟出妄动伤阴。而妄动者，火也。发挥五行之一火为君、相二火说。引动相火的是人欲，强调人欲在发病学上的意义。主张在养生上节食色之欲，以静制动，使人心听命于道心，以养德为养生之重要手段。太极动静之理是理解理学对丹溪医学影响的关键。

八、宋明理学伦理观与丹溪的道德与养生实践

儒学是中国思想史、哲学史，乃至世界思想史、哲学史上极其重视伦理道德的流派，这是人所公认的。作为儒学新发展的宋明理学毫无疑问继承了这一传统，而且较先前的儒学对人们的伦理道德提出了更严苛的要求。其典型的说法即“存天理，灭人欲”的理欲之辩。欲是人的自然欲望，是人生命活动的原初动力。人类最基本的欲望是饮食、男女之欲，古人云“饮食、男女，人之大欲存焉”。在此基础上生发出各种各样的欲望。为了满足个人的欲望，人与人之间会发生各种矛盾冲突，进而可能造成社会秩序的混乱，影响社会发展。因此，欲望成为思想家、哲学家思考的重要问题。儒家重视道德、重视社会伦常秩序的建立，提倡节欲来维护社会人伦关系。儒家认为人与动物的不同在于人有“理义”，所谓“理义”即仁、义、礼、智等道德原则，是人的理性精神，而人欲则是感性需求。儒家认为人的理性精神高于感性需求。儒家认为为了“理义”，人应该节制感性欲求，必要时可以牺牲生命。孟子主张“寡欲”，荀子主张“导欲”。无论“寡欲”还是“导欲”，都没有绝对否定“欲”。而道家从崇高而神秘的道出发，认为人应该追求与道合一的超越境界，而实现与道合一的前提是灭除一切感性欲望，因而道家主张“无欲”。理学虽然是儒学的“继承者”，但在“欲”的问题上则取道家的说法。虽然理学对“无欲”的理解与道家不同，至少在名义上是道家的表达。这体现在理学开山周敦颐的“无欲故静”之说。其后，程朱更提出了“存天理，灭人欲”这一具有广泛影响的说法。理学关于“理欲”问题的看法，固然有着当时社会背景的刺激和理学家个人的崇高道德追求，但终究比其前对人的伦理道德要求更为严苛了。

道德行为在今天来说主要是指向他人或社会，即个人的行为有益于他人或社会是道德的；反之，则是不道德的。而古代的道德特别是儒家的道德行为则不仅指向他人与社会，更主要的是指向自我，即自我的行为是否符合道的原则，符合者为道德，不符合者为不道德。如朱熹所谓“饮食者，天理也；要求美味，人欲也”（《朱子语类》卷十三）。一个人追求美味，就是应该克制的不道德行为。所谓理学伦理道德应该主要是指向自我而不是指向他人。

宋明理学特别是朱熹的理学伦理观念（主要是理欲之辩）对丹溪的人

生与医学、人生实践与医学实践产生了深远影响，有时在二者之间很难划分出明确的界限，而是融为一体了。前面我们已经阐明丹溪受朱熹理学道德实践哲学的影响，认为人体先天即阴不足阳有余，原本不足的阴，在易动的情欲影响下，进一步损伤，形成情欲伤阴的病理机制，因此在治疗养生上倡导保养阴精。在这一思想观念指导下，丹溪把以道心调控人心，以道德理性调控感性情欲作为自己医学的核心观念以及人生实践的准则。

研读丹溪的著作就可以发现，这一观念和准则渗透于丹溪的医学与人生实践的各个方面。以此为依据，丹溪特别写作了二箴并序和四论。《饮食色欲箴序》说：

> 《传》曰："饮食、男女，人之大欲存焉。"予每思之，男女之欲，所关甚大；饮食之欲，于身尤切，世之沦胥陷溺于其中者，盖不少矣！苟志于道，必先于此究心焉。因作《饮食》《色欲》二箴，以示弟姪，并告诸同志云。

在此，丹溪首先引用《礼记·礼运》的话"饮食、男女，人之大欲存焉"，说明食色是人的基本欲求。饮食关乎个体的生存，性欲关乎人类的繁衍。所以丹溪说"男女之欲，所关甚大；饮食之欲，于身尤切"，但是对这两种欲望的不合理追求与满足，却会对个体及后代造成不应有的伤害。所以说："世之沦胥陷溺于其中者，盖不少矣！"从这段论述中可见，丹溪对于理学的"欲"是"一切祸乱之心理根源"① 的认识是深以为然的。因此，作为一个立志求道的人，一个决心按照道德原则生活的人，必须对此有深切的理解，所以写作这二箴，来警示子弟亲族及有相同志向追求的人。丹溪之所以把饮食、色欲方面的要求写成箴言，显然是便于人们记诵与实践。《饮食箴》云：

> 人身之贵，父母遗体。为口伤身，滔滔皆是。
> 人有此身，饥渴洊兴，乃作饮食，以遂其生。
> 睠彼昧者，因纵口味，五味之过，疾病蜂起。
> 病之生也，其机甚微，馋涎所牵，忽而不思。
> 病之成也，饮食俱废，忧贻父母，医祷百计。

① 姜广辉:《理学与中国文化》,上海,上海人民出版社,1994,第301页。

山野贫贱，淡薄是谙，动作不衰，此身亦安。
均气同体，我独多病，悔悟一萌，尘开镜净。
曰节饮食，易之象辞，养小失大，孟子所讥。
口能致病，亦败尔德，守口如瓶，服之无斁。

《饮食箴》的中心思想是告诫人们，对于维持人体生命的饮食物，一方面，应当节制饮食的量；另一方面，不能贪图厚味肥甘，而应以淡食为主。这样有利于养生、养德。在《饮食箴》的基础上，丹溪又写作了《茹淡论》，对饮食养生原理结合自己的实践体会作了具体说明。

在《茹淡论》中，丹溪讨论了以“味”补“精”的问题。在古人看来，人体生命的本质或者说动力是“精气”，但分开来说，“精”属阴而“气”属阳，故有“阴精”“阳气”之说。在天地有寒热温凉四气和酸苦甘辛咸五味。生存于天地之间的动植物，禀受天地之气味而形成自身的气味。当然，具体到某种动植物，由于其生存的具体时空的差异性，其禀受的气味有着偏全厚薄多少之异。根据同类相求的原理，可以用动植物的气味来调整或补充人体精气的不足。这就是所谓的“形不足者，温之以气；精不足者，补之以味”（《素问·阴阳应象大论》）。丹溪对《内经》的“精不足者，补之以味”“地食人以五味”的理论作了具体分析，认为味有出于天赋和成于人为的不同。天赋之味，如谷、菽（豆）、菜、果等自然冲和之味，具有食人补阴之功，这是《内经》所谓的味。而人之所为的，都是烹饪调和偏厚之味，具有致疾伐命的毒性。《内经》的“阴之所生，本在五味”，说的就是这天赋之味。“阴之五宫，伤在五味”，就是那人为之味。

人饥饿时要进食，粳米味甘而淡，具土之德，是食物中属阴而最具补性者，必须与菜同进。《内经》说“以菜为充”的原因是担心饥饿的时候急食、过食，或者思虑过多，而致脾胃损伤，所以以菜助其充足，取其疏通而易化。这正是天地生物之仁啊。《论语》说“肉虽多，不使胜食气”，《传》曰“宾主终日百拜，而酒三行，以避酒祸”，这些都是圣人施以教化的用意。因为谷与肥鲜同时进用，厚味得到谷气的辅助，积聚日久，能不助阴火而致毒吗？所以服食家修炼却谷术是可以的，如果不却谷而服食，没有不受其毒害的。《内经》说：“久而增气，物化之常。气增而久，夭之由也。”

那些安于厚味的人没有很好地思考这一道理。可以看出，这里体现的仍然是淡食养德的理学思维。正如朱熹所说：“饮食者，天理也；要求美味，人欲也。”（《朱子语类》卷十三）在文中，丹溪引用了《论语》和《传》中的话，来说明圣人施教之意，把儒家教化与医学养生之道结合起来。

丹溪不但对淡食的养生意义在理论上有深刻的理解，而且能够将这一认识贯彻到自己的人生实践当中，绝非仅仅讲说，以炫众取宠。其真正做到了知行合一，是自己的理论的忠实实践者和受益者。《茹淡论》曰：

> 或问：《内经》谓：“精不足者，补之以味。”又曰：“地食人以五味。”古者，年五十食肉，子今年迈七十矣！尽却盐醯，岂中道乎？何子之神茂而色泽也？
>
> 曰：味有出于天赋者，有出于人为者。天之所赋，若谷、菽、菜、果，自然冲和之味，有食人补阴之功，此《内经》所谓味也。人之所为者，皆烹饪调和之味，有致疾伐命之毒。此吾子所疑之味也。今盐醯之却，非真茹淡者。大麦与粟之咸，粳米、山药之甘，葱、薤之辛之类，皆味也。子以为淡乎？安于冲和之味者，心之收，火之降也。何疑之有？
>
> （《格致余论》）

有人不解地问道：古训有年五十食肉，可是您如今年迈七十了，却完全抛弃盐醯之味，难道合乎养生之道吗？为何您精神矍铄而面色润泽呀？根据丹溪对味有天赋之味与人为之味的划分，可知抛弃盐醯之味并非真的是茹淡。因为大麦与粟具咸味，粳米、山药具甘味，葱、薤具辛味，这都是味。能说是纯淡吗？安于冲和之味的人会得到心收火降的效果；相反，喜欢偏厚之味的人只能得到欲纵火胜的危害。可见，丹溪在生活中长期“茹淡”，收到了“年迈七十”却“神茂而色泽”的养生效果，其内在机理是“心之收，火之降”。丹溪不但自己身体力行，而且常常告诫患者须“淡食以养胃，内观以养神，则水可升，火可降”。丹溪生活简朴，不为物欲所动，把朱子关于人心听命于道心的理学主张和自己的养生思想在自己的生命实践中有机地结合起来，成为融理学于医学的独特医学家。丹溪作为引理学入医学的第一人对后来理学与中医学的互动产生了深远影响。

宋濂在《故丹溪先生朱公石表辞》中也说：“（先生）居室垣墉，敦尚俭朴，服御唯大布宽衣，仅取蔽体；藜羹糗饭，安之如八珍。或在豪家大姓，当其肆筵设席，水陆之羞交错于前，先生正襟默坐，未尝下箸。其清修苦节，能为人之所不能为；而于世上所悦者，澹然无所嗜。唯欲闻人之善，如恐失之，随闻随录，用为世劝。遇有不顺轨则者，必诲其改，事有难处者，又道之以其方。”

丹溪如此行为显然非常人之所能行，是其依理学要求长期修为的必然结果。前引宋濂云：“先生闻之，自悔惜之沉冥颠隮，汗如雨下。由是日有所悟，心扃融廓，体肤如觉增长。每宵挟册，坐至四鼓，潜验默察，必欲见诸实践。抑其疏豪，归于粹夷，理欲之关，诚伪之限，严辨确守，不以一毫苟且自恕。如是者数年，而其学坚定矣。”可见，丹溪随许谦学习时曾经严格以理学要求修习，每晚静坐至四更天，默察心性，一定要与实践结合起来，把粗疏杂乱之气祛除，而归于纯粹，也就是严辩理与欲、诚与伪的分界，坚定保守，而不丝毫懈怠。就这样，坚持了几年。如此才有宽衣蔽体、藜羹八珍、美味现前而未尝下箸的超常之举。

在理欲之辩中，作为“饮食、男女之欲”两大欲望中的男女之欲，也是理学家讨论的主要话题。理学家当然不可能把作为人类繁衍之必然行为的男女之欲看成是纯粹的人欲而加以否定，而是以婚姻之内合理的男女之欲为天理。这一方面与追求出世成仙、成佛的佛道二教不同。二程说：“婚姻，男女之交也。人虽有欲，当有信而知义。”（《程氏经说》卷三）二程不反对男女之欲，程颐虽讲“去欲”“灭欲”，他本人并没有断绝色欲。这并不是程颐虚伪，而是其个人对“欲”的理解与身体状况决定的。婚姻之内的“合理”性事是天理，不是人欲。所谓“合理”当然与人的年龄和身体等有关。而二程弟子谢良佐则说：“伊川则不绝，某则断此二十来年矣。”（《宋元学案·上蔡学案》）谢良佐绝此当然与其自身的身体状况等有关。在这个问题不能有划一的要求。丹溪既是理学中人，又是医学家，其对纵欲的危害见得要比一般理学家多，理解得也就越深。其《色欲箴》云：

惟人之生，与天地参，坤道成女，乾道成男。
配为夫妇，生育攸寄，血气方刚，惟其时矣。
成之以礼，接之以时，父子之亲，其要在兹。
睠彼昧者，徇情纵欲，惟恐不及，济以燥毒。
气阳血阴，人身之神，阴平阳秘，我体长春。
血气几何，而不自惜，我之所生，翻为我贼。
女之耽兮，其欲实多，闺房之肃，门庭之和。
士之耽兮，其家自废，既丧厥德，此身亦瘁。
远彼帷薄，放心乃收，饮食甘美，身安病瘳。

在此箴中，丹溪首先也肯定了男女之欲对人类繁衍的不言而喻的意义，所谓“配为夫妇，生育攸寄……父子之亲，其要在兹”。接着话锋一转，严厉地批评了那些“徇情纵欲”之人，这些人放纵性欲，本来已经身体不支，却食用燥毒之剂戕害身体。丹溪告诫那些纵欲者，人体只有气血阴阳平衡才能健康，而气血阴阳是有限的，如果不知爱惜，就会贼害自己。无论男女都应该节制性欲，否则就会使家业衰败，丧失美德，身染沉痾。应该远离帷幕，收敛“放心”。只有饮食甜美，才能身心安康。在《阳有余阴不足论》中，丹溪对纵欲的危害从医理的角度不厌其详地反复论述，这里就不再引证了。

丹溪又作《房中补益论》以发明《色欲箴》之意。关于人体生理，丹溪认为，心属火居上，肾属水居下，水能升而火能降，一升一降，循环无穷，而人体生机不息。肾水之体静，心火之体动，动易静难，这是自然的趋势，所以儒家圣人立教曰“正心”“收心”“养心”，目的是防止火之妄动。医家圣人立教，“恬澹虚无”“精神内守”，目的也是遏制火之妄动。因为相火潜藏在肝肾阴分，如果君火不妄动，相火只有禀命守位而已，怎么会有燔灼之虐焰，飞走之狂势呢！

接下来，丹溪又用《周易》的咸卦来说明性事养生之理。咸卦卦象为艮☶下兑☱上。兑取象于少女，有喜悦之意，与代表少男的艮卦配合为咸。咸卦的彖辞曰：“咸，感也。柔上而刚下，二气感应以相与，止而悦，男下女，是以亨利贞，取女吉也。天地感而万物化生，圣人感人心而天下和平。”从咸卦的彖辞可以看出，咸是交感之意，但是丹溪对咸的交感之意做了新的理解，认为是“无心之感”。意思是虽交合而不纵情。所以说，“艮，止也。房中之法，有艮止之义焉”。如果交合而不能自控情欲，那么只能对身体造成伤害，哪里谈得上补益呢？

在丹溪看来，孙思邈作《房中补益》（见《千金方》）的用意，是那些壮年贪纵者，肾水之体已非平日之静。所以著房中之法为补益之助，但这种方法只能用于体质强壮、心静、遇敌不动的人。如果没有圣贤之心，神仙之骨，则不易做到。女性取法于水，男性取法于火，自然之理为水能制火。一乐于与，一乐于取；此自然之理。如果把性事活动作为补益，害人太多了！何况中古以下，风俗日益颓堕，人的资禀日益薄削，以性事活动为补益，犹如痴人说梦，实在太难了。

总的看来，丹溪受理学“存天理、灭人欲”伦理思想影响，对性事持谨慎的态度，主张节制，反对放纵。对于孙思邈的房中补益之说，虽然没有公开否定，实际上是将其虚悬一格，认为只有具备“圣贤之心，神仙之骨”的人才可以，事实上这种人几乎是不存在的，因此丹溪在实质上否定了房中补益之说。

我们知道，丹溪认为，在正常情况下人体处于阳有余而阴不足的状态，特别是在幼年和老年，这种情况更为严重。所以幼儿和老人的养生更加重要。因此，丹溪特作《慈幼论》和《养老论》以申明其意。这里不仅体现了中医养生学原则，也渗透着理学慈幼敬老的伦理学思想。慈幼敬老是儒学的悠久传统，理学也继承了这一优良传统。张载说：“尊高年，所以长其长；慈孤弱，所以幼其幼。”（《西铭》）丹溪把理学的这一伦理思想运用于养生和医学领域，特别关注幼儿和老年人的疾病治疗与日常的养生。《慈幼论》和《养老论》就是在这一伦理动机的引领下，丹溪慈幼敬老思想在医学和养生学方面的实践与思考的总结。《养老论》和《慈幼论》在《格致余论》的第五、第六篇的位置，可见其重视程度。

丹溪认为，人生在十六岁之前，亦即青少年时期，一方面，血气俱盛，生机勃勃，如日方升，如月将圆；但另一方面，阴气的成长不足，肠胃尚脆而窄，所以在养育方法上，不可不谨慎。具体说来，丹溪在衣服与饮食两方面提出了保养的方法。

由于母亲的乳汁直接影响婴幼儿的健康，所以丹溪对乳母的养生也提出了具体要求。作为哺育子女的母亲，在饮食情志、生活起居各方面应当特别谨慎节制。母亲消化饮食营养，形成乳汁，如果情欲内动，乳脉就会发生反应，病气传到乳部，乳汁必定凝滞。孩子吃了这样的乳汁，马上就会发病，不吐则泻，不疮则热，或为口糜，或为惊搐，或为夜啼，或为腹痛。疾病初发，尿必甚少，仔细询问，随证调治，母亲康复后孩子也会康复，可以防消于未然。由此看来，乳母饮食的选择，不可不谨慎。另外，乳母先天禀赋的厚薄，情性的缓急，骨相的坚脆，德行的善恶，孩子都能很快受到影响，关系特别重大，不能不引起注意。由上述可见，丹溪特别强调乳母情欲内动或德行之善恶与哺育婴之间的重要关系，体现了理学伦理观念的重大影响。理学思想已经深深地渗透在丹溪医学思想与实践的方方面面了。

在对乳母提出养生要求的基础上，丹溪对孕妇也提出了养生要求。胎教的积极意义，就不必赘述了。但胎孕致病，由于发生隐微，往往为人所忽视。胎儿在子宫内，与母同体，得热则俱热，得寒则俱寒，病则俱病，安则俱安，因此孕妇的饮食起居，应当特别谨慎细密。丹溪举出三则病案说明孕妇养生的重要意义。一例是东阳张进士的次子，年二岁，满头有疮，一日疮急自平，遂患痰喘。丹溪诊为胎毒，询其病因，乃孕妇喜食辛辣热之物所致。口授一方，数日而安。一例为丹溪次女，生子二岁，疮痍遍身，忽一日其疮顿愈，数日遂成痃疟。诊为胎毒。源于孕时不守其父丹溪先生所定之养生方。一例为陈氏女，八岁时患痫病，遇阴雨则作，遇惊也作，口出涎沫，声如羊鸣。丹溪诊为胎受惊，调治半年而安。

我国古来就有养老、敬老的优良传统，人到了年老体弱之时，应该在生活起居方面得到照顾，在饮食上得到补益，对此人们没有异议。在丹溪生活的时代，受《局方》的影响，人们在药物方面喜欢以温燥之品为补益，在饮食上喜用甘旨。根据丹溪“阳有余阴不足”的观点，人至老年这种现象更加明显，甚至可能发展为病理性的“阳有余阴不足”。因此，老年人的补益决不能以温燥之品及甘旨饮食。关于此问题，丹溪与时人发生过一场争辩。

丹溪首先对滥用温燥之品作了批判。丹溪认为，人到六七十以后，精血俱耗，平素无事，就已有热证了。何以证明？人到了老年无不出现头昏目眵，肌痒尿数，鼻涕牙落，涎多寐少，足弱耳聩，健忘眩晕，肠燥面垢，发脱眼花，久坐兀睡，未风先寒，食则易饥，笑则有泪，这些现象就是明证。

有人认为，《局方》主张应多与老人乌、附丹剂，难道不是因为年老，体气虚弱下元虚冷，以理应用温补吗？而您认为乌、附丹剂都属热性，不能用于老人，是何道理？丹溪认为何止乌、附丹剂不能妄用，就是好酒腻肉，湿面油汁，烧炙煨炒，辛辣甜滑，都在禁忌之列。

对方又批评说：您为什么如此愚钝呢？以甘旨奉养老人，经书中的训导具在，做儿子做媳妇的，对老人的奉养甘旨不足，于孝道便有欠缺。先生如此持论，有什么特别的道理来说明吗？

在这里，养老已经不单是生理上的身体保健问题了，而且与孝道联系了起来，是实现孝道的手段。对于对方的批评，丹溪回答说：正所谓道并行而不悖者，请详言之。古时实行了井田之法，乡间的教化之风遂兴，人们皆知礼让，比屋可封，幼壮之人不用肉食，五十才食肉。如果强壮之人贪恋口腹之欲，等到五十疾病蜂起，气耗血竭，出现筋柔骨痿，肠胃壅阻，涎沫充溢一类的症状。何况人体之阴，难成易亏，六七十后，阴不足以与阳相配，孤阳将要浮越，由于天生之胃气尚存，再加上水谷之阴，所以阴阳尚能相连而定。上面陈述的证候都是血少，《内经》曰：肾恶燥。像乌、附这样的丹剂，不是燥剂是什么？对于血少之人，如防风、半夏、苍术、香附，都是燥剂，尚且不敢多用，何况乌、附丹剂一类呢？

对方又批评说：一部《局方》，都是温热养阳之品，先生之言不是太荒谬了吗？

丹溪说：《局方》用燥剂，本为治疗湿病，湿得燥则豁然而收；《局方》用暖剂，本为治疗虚病。补肾不如补脾，脾得温则易化而食味进，下虽暂虚，也可稍有好转。《内经》关于治法，也准许用劫法，正是此意。劫法原为体质强壮而病情轻浅者设立的，这也是儒者使用权变之法的含意。如果将其作为常规的治法，难道不是大大错误？那些年老之人，虽然平素体质强壮，这时也近乎虚薄；病情虽然轻浅，病根也容易拔除，这时可以用劫药以求速效吗？至于体胖血少，体瘦气实的人，偶尔可以用劫药的，如果失手的话，如何拯救呢？在我来说，宁愿取效稍慢些，以求万全，难道不好吗？像乌、附之类的丹剂，不能轻用，这是明白的道理。

其次，丹溪对甘旨饮食作出批判。丹溪说：至于饮食，特别应当谨慎节制。因为老人内虚脾弱，阴亏性急。内虚胃热则易饥而思食，脾弱难化则食已而再饱，阴虚难降则气郁而成痰，至于视听言动都已废弃懒散，稍不如意，极易发怒，虽有孝子贤孙，也是常常不能满意，何况未必都是孝子顺孙呢？所以物性属热的，用炭火制作的，气味香辣的，滋味甘腻的，不可食用，这一道理是明显的啊！虽然那些肠胃坚厚、福气深壮的人，从世俗的观点来看，不妨以甘旨之食奉养。但是放纵口腹之欲，可享一时之快；累积日久，必为灾害。由此看来，多食不如少食，少食不如不食，前哲格言有“爽口作疾，厚味措毒”，这些话还在耳边回响，能不谨慎吗！

有人批评说：照您的说法，大概将绝而不与了，如此你心安吗？

丹溪认为君子对人的爱体现在德行上，小人所谓的“爱人”是对人的不良行为的姑息放纵，何况对于我们所尊重的父母呢？饮与食，是用来养生的，不能因此而致病，如果原本用来养生的饮食，反而伤害了身体，恐怕就不是君子所谓的“孝”与“敬”了。这样的话应该如何做呢？丹溪认为，好生恶死，好安恶病，是人之常情。作为子孙，必须首先用义理开导父母，对父母讲明物理，利用各种比喻，陈述利与害，只要心意真诚、言词准确，一切按照敬慎之道来实行。另外，又亲身率先实行，父母终将明白，亲子之间就不会发生矛盾了。先生说的“绝而不与”，在父母有病的时候这样做，正是孝道的表现。如果在无病之时，量酌可否，按时而进，某物不可食用，某物可以代替，对于孝道有什么伤害呢！如果平素日常生活中，从无开导劝告之言，等到饥肠已鸣，馋涎已动，饮食在前，馨香扑鼻之时，怎么能禁止得了呢？

《礼记·内则》说：以饮食忠养之。[①] “忠”这个字，恐怕与此意合，希望不要轻易看过。我侍奉老母，固有愧于古人。但老母年过七旬，平素多痰饮，到现在没有发作，正是节制保养有道，自认为有术。只在大便燥结时，用新牛乳、猪油和糜粥进奉。虽可以暂时通利，但终究是腻物积累过多。第二年夏天，郁滞而为黏痰，发为胁疮。连日作痛，寐兴陨获。作为儿子，实在感到羞愧无容身之地。因此，深思而得节养之说。时常进以参、术等补胃、补血之药，随天气变化而加减，于是大便不燥，面色莹洁。虽然看来身体瘦弱，但终究无病。能安享晚年，正是由此。因而制成一方，用参、术为君，牛膝、芍药为臣，陈皮、茯苓为佐。春加川芎，夏加五味、黄芩、麦门冬，冬加当归身、倍生姜。一日或一帖或两帖，观察小便，刚感到短少，就进此药，小便之长如旧，即是祛病的关键方法。后来到东阳，听说老何安人，性聪敏，七十以后，稍觉不快，就让其停粥数日，只进人参汤，数帖而止，后九十余，无疾而卒。

我们看到，《养老论》的中心思想是丹溪根据自己的学术观点，对老年养生中妄用乌、附丹剂和甘旨之食作出了批判。根据《饮食箴》的思想，在饮食的总量上应该节制，在饮食的品质上主张淡薄为主。丹溪就是依此为据来对异议者展开学术批评的。阅读该文我们发现，丹溪不是仅从生理角度来谈老年的养生问题，而是将养生与孝道联系起来，把养生看成实行孝道的重要手段。有人以人都有喜爱美味的心理攻击丹溪：按照你的淡薄之说，就将断绝父母美味的食用，那样你能安心吗？这就涉及对父母是否孝顺的重大的伦理问题了。丹溪认为孝顺父母，并不是无原则地一味顺从，而应该根据老人的自然生理状况采用适宜的饮食之道。丹溪说：“君子爱人以德，小人爱人以姑息，况施于所尊者哉？惟饮与食将以养生，不以致疾，若以所养转为所害，恐非君子之所谓孝与敬也。然则如之何则可？曰：好生恶死，好安恶病，人之常情。为子为孙，必先开之以义理，晓之以物性，旁譬曲喻，陈说利害，意诚词确，一切以敬慎行之。又次以身先之，必将有所感悟而无扞格之逆矣。”（《养老论》）丹溪主张对于父母的不理解，应该用一颗至诚之孝心以物理人情反复开导，父母终将明白而没有不解之矛盾了。丹溪特别强调在父母生病时“绝而不与”其美味正是真正的孝道的表现，在平时可以酌量稍稍与之。

最后，丹溪以自己用淡薄之道奉养高年老母的实际证明自己理论与实践的正确，确认自己实践了《礼记·内则》“以饮食忠养之”的古训。可以说丹溪已经将其医学与儒家伦理思想融为一体了。

---

① 《礼记·内则》曰：“曾子曰：孝子之养老也，乐其心，不违其志，乐其耳目，安其寝处，以其饮食忠养之。”

九、王霸之辨与王道治疗观

在中国哲学史上，王霸之辨问题最早由孟子提出。王道、霸道既是一对政治学范畴，也是一对哲学范畴。王道政治的哲学基础是孟子的性善论。孟子认为人人都有不忍人之心，不忍人之心即对他人的同情心，也叫恻隐之心。这种心源于人的本性之善。有了这种心，人就会有合乎道德的利他行为，而政治家就会行善政。所谓“先王有不忍人之心，斯有不忍人之政”，“不忍人之政”，即王道政治。

关于王道政治的内涵，孟子说：“以德行仁者，王。”用德行实行仁爱政治的就是王道。关于王道德政的实现机制，孟子说：“以德服人者，中心悦而诚服也。”（《公孙丑上》）德政是通过道德教化实现的，人们的服从是发自内心的、真诚的，因而其效力是恒久的。从根本上说，治人者与被治者之间是一种和谐关系。与王道政治相对的则是霸道政治，霸道政治则是凭借实力的强权政治。孟子说：“以力服人者，霸。”“以力服人者，非心服也，力不赡也。”（《公孙丑上》）霸道政治是通过暴力实现的，人民的服从并非发自内心，而是力量不足以与统治者相抗衡的无奈选择，因而其效力是不会持久的。从根本上说，治人者与被治者之间是一种对抗关系。当然，孟子明确肯定王道而否定霸道。

孟子的王道政治论成为儒家政治论的基本价值取向而为后来大多数儒家学者所接受，并且给以新的论证。朱熹以“理欲之辨”对孟子的王道政治论作了新论证。朱熹以为夏商周三代的政治是王道，汉唐等朝代都是霸道。在王道政治中，最高统治者的心中完全是“天理流行”因而“凡其所行，无一事之不得其中，而于天下国家无所处而不当”（《答陈同甫》）。而霸道政治，最高统治者的心中则“未免乎利欲之私”（同上）。这样，在历史观上，朱子构建了人心与道心、人欲与天理对立的二元结构，并在取益邵雍易数学的基础上，对历史作出了一治一乱，三代以王道胜，三代之后则以霸道胜的霸胜王、力胜德的政治道德退化论。其中包含了这样的观念：道心、人心，天理、人欲，王、霸，德、力，正是历史曲折变化的原因与动力。但是无往不复，终始若环，从道德理想主义的立场出发，朱子深信历史总会有贞下起元的时刻，未来将属于天理、道心与王德主宰、流行的光明世界。可见朱熹和孟子一样，认肯王道政治，并且深信王道政治必将最终实现。

丹溪作为深契朱熹思想的医家，将朱熹的王道政治思想转化为其医学上的王道治疗观。丹溪是金元医学的集大成者，在金元四大医家中以滋阴派著称。四大医家中，刘河间倡火热论，治疗上主张苦寒直折；张子和主外邪为病说，提出汗、下、吐，攻邪已病的治疗大法；至李东垣始悟脾胃元气受伤为百病之总病机，为补土派之开山。丹溪在医学传授上为刘河间一系，并通晓张李之说。《丹溪翁传》记载：其师罗知悌“得金刘完素之再传，而旁通张从正、李杲二家之说”①。但是丹溪并未拘执师说，而是在自己临床经验的基础上，结合朱熹的王道政治思想，提出了王道治疗观。

王道政治是以道德教化作为治国的根本方法，顺民心应民意而不是采取强制手段迫使人民服从；而霸道政治则是不顾人民的意愿，强迫人民服从统治者的意志以满足统治集团的私欲。王道、霸道政治类比于医学治疗学原则，王道治法指用适宜于病情的相对柔和的治法；而霸道治法则指使用峻猛的药物的治法。当然，在政治上，王道政治是应该肯定的，而霸道政治是应该反对的。而医学上的霸道治法则不能一概否定。在患者体质强壮，病情急剧时，适当使用霸道治法不但是可以的，而且是必要的。但霸道治法毕竟具有较大的风险，必须审慎使用，适可而止。

具体到丹溪的王道治法就是反对滥用攻伐，主张治疗上根据疾病多阴伤的病理特点，倡导滋阴说。在《臌胀论》中，丹溪说：

> 心肺，阳也，居上；肝肾，阴也，居下；脾居中，亦阴也，属土。《经》曰：“饮食入胃，游溢精气，上输于脾，脾气散精，上归于肺、通调水道，下输膀胱。水精四布，五经并行。”是脾具坤静之德，而有乾健之运，故能使心肺之阳降，肾肝之阴升，而成天地交之泰，是为无病之人。
>
> 今也，七情内伤，六淫外侵，饮食不节，房劳致虚，脾土之阴受伤，转输之官失职，胃虽受谷不能运化，故阳自升，阴自降，而成天地不交之否。于斯时也，清浊相混，隧道壅塞，气化浊血瘀郁而为热。热留而久，气化成湿，湿热相生，遂成胀满。《经》曰臌胀是也。以其外虽坚满，中空无物，有似于鼓。其病胶固，难以治疗，又名曰蛊。若虫侵蚀，有虫之义。

① 戴良：《丹溪翁传》，刘时觉、林乾良、杨观虎编著：《丹溪学研究》，北京，中医古籍出版社，2004，第439页。

> 验之治法，理宜补脾。又须养肺金以削木，使脾无贼邪之虑。滋肾水以制火，使肺得清化之令。却盐味以防助邪，断妄想以保母气，无有不安。医不察病起于虚，急于作效，炫能希赏。病者苦于胀急，喜行利药，以求一时之快，不知宽得一日半日，其肿愈甚，病邪甚矣，真气伤矣，去死不远。

丹溪认为臌胀病是“清浊相混，隧道壅塞，气化浊血瘀郁而为热。热留而久，气化成湿，湿热相生，遂成胀满”。此病病程长，病性属虚，治疗上应以补益为主。在补脾土的同时，一方面，养肺金以制肝木，使肝木不能克伐脾土；另一方面，滋养肾水以制心火，使肺金免于心火之克伐，清化之令得行。在生活起居上，应减少食盐的摄入量以防助邪，戒断妄想，保持良好心态，以保养元气，没有不痊愈的。可是有的医家不知道病起于虚，急于求效，以夸耀己能，求得赏赐。病人苦于胀急，也喜用通利之药，以求一时之快，结果病情加重，正气损伤，离死就不远了。

接下来，丹溪举出了相反的病例来证明自己的观点。其一是其友人俞仁叔，儒而略通医道，患此疾，自制禹余粮丸服之。此丸温热之药太多，而其人脉弦涩而数紧，为虚，不听劝告，服之而死。另有杨兄、陈氏二人，丹溪以“补气行湿”“补气补血”之法而获瘳。

有人提出疑问说：您用药确实精审，但为什么取效如此之慢？病人长期卧床，一定不喜欢慢而欲求速效啊！丹溪说：这病的发生或三五年或十余年，根深势笃，欲求速效，是自求祸患啊！只有懂得“王道”治法的人，才能治此病。疑问者接着说：臌胀病就不能用通利药吗？丹溪说：如果确实不是因虚，而且病程短，脾胃之气尚壮，也可以略用疏导之品。如果以张子和用浚川散、禹功丸为根据，行速攻之策，是万万不可的。在这里，丹溪明确提出了王道治法。他说“知王道者，能治此病”，即以补剂缓图，如圣王以仁爱治国。

在《张子和攻击注论》中，丹溪对张子和的攻击治疗思想进行了批判。丹溪初读子和书，认为“医之法尽于是”。因为子和之所以“惟务攻击。其意以为正气不能自病，因为邪所客，所以为病也。邪去正气自安，因病有在上、在中、在下、深浅之不同，立为汗、吐、下三法以攻之。”中间读《内经》，“思《内经》有谓之虚者，精气虚也；谓之实者，邪气实也。夫邪所客，必因正气之虚，然后邪得而客之。苟正气实，邪无自入之理。”于是对于子和之法，不能不产生怀疑。又思《内经》说过：“阴平阳秘，精神乃治；阴阳离决，精气乃绝。”又思仲景说过：“病当汗解，诊其尺脉涩，当与黄芪建中汤补之，然后汗之。”于是怀疑子和之书，非子和之笔。作为一个驰名中土的名医，其思想怎么会与《内经》、仲景之意有如此大的差别？

丹溪于是寻访名医，几经周折始得《原病式》《东垣方稿》，才大悟子和之鲁莽，但始终没有得到确切的答案。后得见罗知悌先生，见其治一病人，每日以牛肉、猪肚甘肥等，煮糜烂与之。凡经半月余，且时以慰谕之言劳之。又曰：我与钞十锭作路费，我不望报，但欲救汝之死命尔。察其形稍苏，与桃仁承气，一日三帖，下之皆是血块、痰积方止。次日只与熟菜、稀粥将息。又半月，其人遂如故。又半月余，与钞十锭遂行。

这时丹溪大悟使用攻击之法，必须是其人体质强壮。否则邪去而正气伤，小病必重，重病必死。乃觉悟到治病人应当像汉高祖克秦暴，周武王克商之后，如果不发财散粟，与民约法三章，实行与民休息的政策，那些饱经战争之苦疲惫不堪的人民怎能恢复元气呢？同样，正气受伤的病人，如果再用攻击，何能平复啊？于是确定了“阴易乏，阳易亢，攻击宜详审，正气须保护”的王道治疗原则，以《局方》滥用温燥作为警戒。

在《倒仓论》，丹溪在阐明倒仓法治病的原理时也说：“窃详肉液之散溢，肠胃受之，其厚益虚损，宁无精神焕发之乐乎？正似武王克商之后，散财发粟，以赈殷民之仰望也。”

在《病邪虽实胃气伤者勿使攻击论》中，丹溪阐述了病邪虽实，胃气伤者，勿使攻击的道理。丹溪说：

> 凡言治国者多借医为谕，仁哉，斯言也！真气，民也；病邪，盗贼也。或有盗贼，势须剪除而后已。良相、良将，必先审度兵食之虚实，与时势之可否，然后动。动涉轻妄，则吾民先困于盗，次困于兵，民困而国弱矣。行险侥幸小人所为，万象森罗果报昭显，其可不究心乎？

意思是说，治国的人常借医学来说明问题，这话非常好。正气，好比人民；病邪，好比盗贼。如果有盗贼，必须铲除才可以。但是作为良相、良将，必须首先审查思考自己的军队与物资保障情况，及当时的客观形势如何，然后才行动。如果草率行动，结果是百姓先困于盗，次困于兵，最终是民困而国弱。只有那些行险侥幸的小人才敢这样做，客观实际如此，结果是很明显的，怎么能不用心研究呢？接下来，丹溪举出几个病案来说明。最后结论是：

大凡攻击之药，有病则病受之，病邪轻而药力重，则胃气受伤。夫胃气者，清纯冲和之气也，惟与谷肉菜果相宜。盖药石皆是偏胜之气，虽参、芪辈为性亦偏，况攻击之药乎？此妇胃气自弱，好血亦少。若块尽而却药，胃气之存者，几希矣！议论至此，医云乎哉！

顾护胃气是仲景在《伤寒论》中反复强调的治疗学思想。元明之际的医家吕复在《诸医论》中评价仲景说："张长沙医如汤武之师，无非王道，其攻守奇正，不以敌之大小皆可制胜。"胃气是生命之本，如君王以人民为本。君王以人民为本，故有民本王道政治；生命以胃气为本，故有王道治法。丹溪王道之治是对医圣仲景和亚圣朱熹思想的融合与发展。

十、丹溪的医易学思想

《周易》是中国文化的源头之一，中国文化的各个领域都深受其影响。《周易》的自然哲学思想对中医学影响尤其重大，代表中医学理论体系形成的《黄帝内经》就吸收了如阴阳、象数等很多易学思想。唐代孙思邈说过：不知易不足以为太医。但总的说来，唐以前的医家对易学思想的运用尚属自发而非自觉的阶段。

宋以后，受理学家重视易学风气的影响，许多医家自觉地以易理来解说医理，特别是明代的张介宾创作了《医易义》，标志着易与义结合的高峰。丹溪虽然没有达到这样的高度，但已经能够自觉地熟练地运用易理来阐明医理，为医易学的形成做出了一定贡献。根据戴良的记载，朱丹溪的医学"乃以三家之论，去其短而用其长，又复参之以太极之理，《易》《礼记》《通书》《正蒙》诸书之义，贯穿《内经》之旨，以寻其指归"[①] 而形成的。这里明确地指出了丹溪医学与一系列易学著述的关系。

"太极"是《周易·系辞》中的概念，周敦颐作《太极图说》，把"太极"作为其哲学的本原观念。朱熹继承了周敦颐的"太极"与二程的"天理"观念，提出了"太极之理"。"太极之理"遂成为中国古代社会后期思想界言说中的重要概念。"太极"既然首先是易学的观念，"太极之理"也就是朱熹的易学概念之一。有关"太极之理"的研讨也就是易学的研讨。除了"太极之理"，戴良提到的《易》《通书》《正蒙》，都是易学著作。

① 戴良：《丹溪翁传》，刘时觉、林乾良、杨观虎编著：《丹溪学研究》，北京，中医古籍出版社，2004，第440页。

《易》应该是指《周易》原著本身，《通书》是周敦颐的解易之作，《正蒙》是张载参悟《易传》而创作的重要哲学著作。丹溪既然“参之以太极之理，《易》《礼记》《通书》《正蒙》诸书之义”，就可证明易学思想是丹溪医学的重要思想资源甚或是基本理论架构。丹溪最重要的理论创作是《相火论》，《相火论》就是以周敦颐的“太极动而生阳，静而生阴”为出发点展开论述的。《相火论》说：

> 太极，动而生阳，静而生阴。阳动而变，阴静而合，而生水、火、木、金、土。各一其性，惟火有二。

周敦颐《太极图说》云：

> 无极而太极。太极动而生阳，动极而静，静而生阴，静极复动。一动一静，互为其根；分阴分阳，两仪立焉。阳变阴合而生水火木金土，五气顺布，四时行焉。五行一阴阳也，阴阳一太极也，太极本无极也。五行之生也，各一其性。

可见，丹溪《相火论》关于宇宙生成论的思想基本上继承了周敦颐的思想，是对周敦颐思想的简括。其创新之处在于提出了“惟火有二”的观点。丹溪《相火论》中没有周敦颐《太极图说》开头的“无极而太极”一语。我们知道，关于“无极”与“太极”，朱熹与陆九渊发生过论争。陆九渊认为“无极”是老氏之语，不是儒家的思想，“太极”之前讲“无极”是床上叠床、屋上架屋的多余之语，而主张删除“无极”二字；而朱熹认为不能单讲“太极”而不讲“无极”，“无极”虽然不具有本体论意义，但是对“太极”的必要的修饰，不是可有可无的。他说：“不言无极，则太极同于一物，而不足为万化之根本；不言太极，则无极沦于空寂，而不能为万化之根本。”（《答陆子美》书一，《朱文公文集》卷三十六）这句话指出了“太极”的形上超越性和本体创生性。概括而言，也就是“太极之理”。丹溪作为医家，没有必要纠缠纯粹的哲学论争，既然朱熹已经确立了“无极”是对“太极”的修饰，“无极而太极”就是“太极之理”，就没有必要保留周敦颐的开头一句了。所以，丹溪剔除了“无极而太极”而径言“太极动而生阳”。这不是疏忽，而是有意而为。因为开头的文字怎么会疏忽掉？也不是字数多，区区五字，何必删除？这只能解释为在思想深处，丹溪认同了“无极而太极”是朱熹的“太极之理”，而不是有人认为的由无极而生太极的本体论说法。本体论的最高概念只能是“太极”而不是“无极”。

所谓“参之以《通书》之义”，应该是丹溪对周敦颐《通书》中关于“动”之思想的继承与发挥。《通书·慎动第五》云：“动而正，曰道；用而和，曰德。非仁、非义、非礼、非信，悉邪矣。邪动，辱也；甚焉，害也。故君子慎动。”动静是天地万物存在的基本方式，从直观经验看，万物或运动或静止，动静处于不断地转换之中，万物在动静转换相兼之中实现自己的生命价值。从哲学的高度说，运动是绝对的，静止是相对的。正如王夫之所言“静者静动，非不动也”（《思问录·内篇》），看起来静止的事物实际上是以静的状态在动，而不是不动。这句话的实质是说，在人的角度看来静止的事物实际上是在运动着的。这样的思想在古代可能不易理解。我们生活的大地从人的直观感觉看并没有动，实际上地球是分分秒秒都在不停地运动着的。我们的身体看起来，今天和昨天比较也没有什么变化，实际上我们的体内也是分分秒秒在进行着生理生化的运动。因此，《太极图说》云：“太极动而生阳，动极而静，静而生阴，静极复动。”由动而静，静极复动是万物生化的基本条件。个人生命及其社会价值的展开也是以动为前提的。但凡事又有两方面性，动之不当，不但不能实现目的，反而会招致相反的结果。因此，必须“慎动”。这是周敦颐提出“慎动”说的根据。合乎正理的“动”是“道”，符合和谐的“用”是“和”。这里的“用”即功用，是动的具体内涵之一。不符合仁、义、礼、信的行为（动）就是邪，邪动会招致羞辱，严重的会造成伤害，因此要“慎动”。结合《太极图说》与《通书》来看，周敦颐在宇宙发生论上是承认“动”的根本意义，由“动”的宇宙发生论意义也就是决定了“动”的人生与社会价值。但“动”有可能招致负面价值，因此，主张顺动（顺道而行），反对妄动（背道而行），也就是“慎动”，在行动之前思考清楚动的后果，而选择行动与否。

在《通书·乾损益动第三十一》，周敦颐对这一思想作了详尽的阐发。“君子乾乾，不息于诚，然必惩忿窒欲，迁善改过而后至。乾之用其善是，损益之大莫是过，圣人之旨深哉！‘吉凶悔吝，生乎动。’噫！吉一而已，动可不慎乎！”根据《说卦传》：“乾，健也；坤，顺也。”乾的性质是健，又《说卦传》：“震，动也……艮，止也。”似乎动止（动静）只是震、艮的性质。在狭义上可以这样说，而在广义上动止（动静）也是乾坤的性质：乾动，坤静。所谓“天行健，君子以自强不息”。“君子乾乾”，即君子奋斗不息去追求“诚”，这就是“动”。但这种动是有前提的，即“必惩忿窒欲，迁善改过”，也就是不能逐欲而妄动。周敦颐认为乾健最好的作用就在于此（顺道德而动），损益的最大作用也在于此。所谓“损”即祛除欲望，“益”即增益德行。周敦颐引用《周易》的占断断语，认为“吉、凶、悔、吝”都由“动”而生，没有“动”（人的行动）就没有所谓的“吉、凶、悔、吝”。在断语中，好的断语“吉”只占其一，而不好的则占其三，因此，动能不谨慎吗？必须慎动。

周敦颐对不合于“正”的“动”可能带来的危险的警惕所形成的“慎动”思想对丹溪医学的生理、病理观产生了重要影响。《相火论》云：“天主生物，故恒于动。人有此生，亦恒于动。其所以恒于动，皆相火之为也。”这里的观点与周敦颐一样，认为“动”是天地万物即人类能够生存发展的根本原因。同时，丹溪也认为妄动会带来危险。《相火论》云：

> 曰：周子曰，神发知矣。五性感物而万事出，有知之后，五者之性为物所感，不能不动。谓之动者，即《内经》五火也。相火易起，五性厥阳之火相煽，则妄动矣。火起于妄，变化莫测，无时不有，煎熬真阴，阴虚则病，阴绝则死。君火之气，《经》以暑与湿言之；相火之气，《经》以火言之。盖表其暴悍酷烈，有甚于君火者也。故曰相火元气之贼。

丹溪认为万物交感不能不动，但动极易导致“妄动”，在人体生理学上表现为“相火易起，五性厥阳之火相煽”，相火妄动，煎熬真阴，就会导致轻则阴虚则病，重则阴绝则死的结果。丹溪又云：“《传》曰：‘吉凶悔吝生乎动。’故人之疾病亦生于动。其动之极，病而死矣。”（《房中补益论》）这里的“吉凶悔吝生乎动”，虽然直接引自《系辞传》，但周敦颐在《通书·乾损益动》中作了特别的发挥，提出了“慎动”思想，丹溪此论应该直接来源于周敦颐。这就是戴良所谓的“参之以《通书》之义”。至于丹溪对张载《正蒙》的“参之”，我们在前面讨论“‘人与天地同一橐籥’的气论医学宇宙观及人体观”一节时已经论及，兹不赘述。可见，理学家的易学思想是丹溪医学的重要思想资源乃至思维框架。

下面我们来分析丹溪医学对具体易理之运用。

其一，以乾、金之性论天、气。关于天地的结构，丹溪引用邵雍的观点，认为天依附于地，地依附于天，天地互相依附，即《内经》所谓的地由“大气举之”。自从宇宙形成，清浊分离以来，天以气为实质运行于宇宙之外围而且统摄着地外的水，地以实质形体居于宇宙之中而且浮于水上。

所以“气”就是所谓的“天”。从天的无限性来说，叫“大气”。在《周易》，乾为天。《说卦传》曰：“乾，天也。”乾卦象辞曰：“天行健，君子以自强不息。”从五行说，乾，西北之卦，属金。所以丹溪说，天“至清、至刚、至健，属乎金者也”。正是由于天具有至刚之性，才能摄水；至健之性，才能运行无息以举地之重；至清之性，其刚健才能长于上古而不老。

在根据易理对天地宇宙的结构功能做了分析后，丹溪又以人体的结构功能为喻进一步来阐明天地宇宙的结构功能。因为天为广大的宇宙，是人难以经验的事物，关于天的论说，必须以人能够经验的事物为喻，才能使人明白。所谓“善言天者，必有证于人；善言大者，必有譬于小。”我们知道，古人有天人合一，天人一体的观念，这种思想在今天具有科学思维的人看来，难以理喻，但在古人是坚信不疑的。为什么可以以人来比喻说明呢？因为人在天所生的万物中是最高贵的，因此人的形体与天是最相像的，所以可以用来比喻。人体的肺主气，与体外的皮毛相应，《内经》所说的属阳的外卫，就是皮毛。这就是天之象。包裹在体内的骨肉脏腑就是地之象。血运行于皮里肉腠之间，昼夜周流循环无端，这就是水之象。将这三者合起来看，难道不是水浮地，天摄水，地悬于中吗？圣人作《易》，以金为气之象，是有着深刻意蕴的。

其二，以乾坤阴阳、天地交泰，阐明人体生理状态。《臌胀论》说：

> 心肺，阳也，居上；肝肾，阴也，居下；脾居中，亦阴也，属土。《经》曰：“饮食入胃，游溢精气，上输于脾，脾气散精，上归于肺、通调水道，下输膀胱。水精四布，五经并行。”是脾具坤静之德，而有乾健之运，故能使心肺之阳降，肾肝之阴升，而成天地交之泰，是为无病之人。
>
> 《周易》泰卦彖辞曰：“泰，小往大来，吉亨。则是天地交，而万物通也；上下交，而其志同也。”象辞曰：“天地交泰。”

泰卦卦象为乾☰下坤☷上，象征着阳气上升，阴气下降，阴阳结合，自然之势。在人体来说，心肺属阳居上，肝肾属阴居下，脾居中属阴属土。心肺之阳下降，肝肾之阴上升，阴阳和合，而其间的关键是脾。因为脾属土，位居中州，脾既具坤静之德，又有乾健之运，所以能使心肺之阳降，肾肝之阴升，而成天地交之泰，就是无病的健康人。

其三，以乾坤之道，论胚胎的形成，《受胎论》曰：

> 成胎以精血之后先分男女者，褚澄之论，愚窃惑焉。后阅李东垣之方，有曰经水断后一二日，血海始净，精胜其血，感者成男；四五日后，血脉已旺，精不胜血，感者为女，此确论也。《易》曰："乾道成男，坤道成女。"夫乾坤，阴阳之情性也；左右，阴阳之道路也；男女，阴阳之仪象也。父精母血因感而会，精之施也，血能摄精成其子，此万物资始于乾元也；血成其胞，此万物资生于坤元也。阴阳交媾，胎孕乃凝，所藏之处，名曰子宫。一系在下，上有两歧，一达于左，一达于右，精胜其血，则阳为之主，受气于左子宫而男形成；精不胜血，则阴为之主，受气于右子宫而女形成。

《易·系辞》上说："刚柔相摩，八卦相荡。鼓之以雷霆，润之以风雨，日月运行，一寒一暑，乾道成男，坤道成女。"《周易》认为，乾坤阴阳是宇宙间存在的两种最基本的力量，二者的相互作用形成了宇宙中的万千事物，包括人类的男女。《易·系辞》下也说："天地氤氲，万物化醇，男女媾精，万物化生。"丹溪以《易》"乾道成男，坤道成女"之论为基础，论证胚胎性别的形成，认为乾坤、左右、男女与阴阳有密切关系。乾坤是阴阳的本性；左右是阴阳的道路；男女是阴阳的显象。男精女血，男女精血交合成胎。如果精强血弱，则成男胎。《周易》乾卦彖辞曰："大哉乾元，万物资始，乃统天。"这就是属阳的乾元即男精为主导，形成男性。如果精弱血强，则成女胎。《周易》坤卦彖辞曰："至哉坤元，万物资生，乃顺承天。"这就是属阴的坤元即女血为主导，形成女性。由于左右为阴阳的道路，所以精胜血，则受气于左子宫，成男胎；血胜精，则受气于右子宫，成女胎。从今天的科学观点看，所谓左右两子宫是不存在的。丹溪提出左右两子宫并没有科学的根据，只是根据阴阳左右的自然哲学观念的推导。但在逻辑上是可以自圆其说的，从中可见丹溪对易学的精熟程度，至于具体的科学错误我们是没有什么好苛责古人的。

其四，以易理论房室养生。在《房中补益论》中，丹溪首先重申了人体心肾水火的正常生理状态。即在正常情况下，心居上属火，肾居下属水，水升火降，一升一降，循环无穷，才有正常之生机。这也就是《周易》泰卦所阐明的天地交泰之象在人体中的表现。但是属阴的肾水易静，而属阳的心火却易动，动易而静难，这样就可能打破阴阳水火的平衡。所以丹溪非常重视遏制火之妄动。从丹溪的医学理论可知，火有君火、相火之分。君火即心火，相火包括甚广，主要寄居于肝肾，且相火妄动之势远甚于君火。但君火又有控制相火的能力，君火不动相火亦伏。所谓"君火不妄动，相火惟有禀命守位而已，焉有燔灼之虐焰，飞走之狂势也哉!”所以制火之功，在于“正心、收心、养心”“恬澹虚无，精神内守”。

其五，丹溪以咸卦之理批判了“房中补益”之说。我们知道，唐代孙思邈的《千金方》中有一篇著名的文献叫《房中补益论》。孙思邈认为房事活动有益于养生，这一思想对后世影响很大。从实际情况看，其消极影响要大于积极作用。因此，有人询问丹溪，《千金方》房中补益法是否可用。丹溪引《易传》的“吉凶悔吝生乎动”之语，说明人之疾病也生于动。而且动至极限，就会死亡。咸卦卦象为艮下兑上。兑为少女，为悦；艮为少男，为止。所以咸卦代表感应，代表夫妇之道。咸卦的彖辞曰：“咸，感也。柔上而刚下，二气感应以相与，止而悦，男下女，是以亨利贞，取女吉也。天地感而万物化生，圣人感人心而天下和平。”

我们说男女雌雄的交合本是人及动物的自然本能。但是人类男女的结合却不能任由自然本能的冲动而为。人类中的每个个体都是社会的一员，其行为必须符合一定的社会规范。所以人类的性行为是在婚姻的范围内进行的。男女两性必须本着良好的动机，经过纯洁的爱情才能幸福结合，配成夫妇。夫妻间的房事活动，必须是遵守各种社会的规范及生理的规律，而不能任由本能的冲动。丹溪说：“易兑取象于少女。兑，悦也。遇少男艮为咸。咸，无心之感也。艮，止也。房中之法有艮止之义焉。若艮而不止，徒有戕贼，何补益之有?”“兑，悦也”，即代表男女之间的甜蜜爱情；“咸，无心之感”，即代表男女交感非出于邪恶之心，而是源自本性的自然交感，故称“无心之感”；“艮，止也。房中之法有艮止之义焉”，即代表夫妻之间的房事活动需要有节度。否则放纵无度，只能是残害身体，哪里谈得上补益？可见在丹溪看来，只有夫妻间的以爱情为基础的合于社会规范的有节度的房事活动才对人有补益作用。相反，出于其他一切动机的房事活动，都会对人体产生危害。

孙思邈《千金方·房中补益》认为，男阳女阴，男子可以通过房事活动采女子之阴来补自己之阳。而且宣扬御女越多效果越好，说黄帝御女数十而成仙。这些思想当然是错误的，需要批判。丹溪虽然没有公开对此作出批判，但是作出了新的解说。丹溪认为，《千金方》之所以倡房中补益之说，是因为那些壮年贪欲之人，“水之体非向日之静也”，但这种方法只能用于“质壮、心静、遇敌不动之人”，如果是无“圣贤之心，神仙之骨”的人，不能轻易尝试。从自然之理来说，女法水，男法火，水能制火。一乐于与，一乐于取。夫妻通过性活动可以达到身心的平和。如果将房事当作补益，实际上是害人多多！何况中古以下，社会风俗日薄，人的资禀日差，什么“房中补益”，简直就是痴人说梦。可见，丹溪虽然表面上没有公开批判，实质上是否定了孙思邈的《房中补益》之说。

最后，以坤为牛，说明倒仓法的原理。仓，即仓库，所谓“倒仓”，简单地说就是清扫仓库。古人把肠胃比喻为市场，因为其中无物不有，而最多的是谷物，所以把胃肠称为“仓”，就像存贮谷物的仓库一般。“倒”的意思是完全除去旧东西并加以涤濯，而使之洁净。胃居人体中焦，属土，喜接受包容饮食，但不能自己运行消化。人在遇到适口的饮食物时，很难不过量而伤积；情感之偏执，五味之丰厚，很难不伤害胃的冲和之德。饮食糟粕之剩余与停痰瘀血等，互相纠缠，日积月深，郁结成聚，大的如核桃之穰及各种奇形的虫子，这样胃就失去了清和之功。病发于中，必表现于外，结果形成瘫痪、劳瘵、蛊胀、痢疾等各种无名奇病。

针对这种病因，丹溪创立了“倒仓法”。具体方法是以肥黄公牛为原料，经过一定程序制作而成黄牛汤，疗效颇佳。关于其疗效的原理，丹溪是以易理来解释的。《周易·说卦传》曰：“坤为牛。”《周易·坤·文言传》曰：“坤道其顺乎？承天而时行。”《系辞上传》曰：“效法之谓坤。”所以丹溪说：“牛，坤土也。黄，土色也。以顺为德，而效法乎？”雄性为阳，为乾，《乾·象辞》曰：“天行健，君子以自强不息。”所以说：“健以为功者，牡之用也。”

关于黄牛汤的具体治疗机理，丹溪认为肉是胃所喜欢的，煮熟化为液，成为无形之物，横向布散进入肉里络脉。由肠胃而渗透到肌肤、毛窍、爪甲，无所不入。人体日常的饮食残留物积聚日久则形成有形之物，依附肠胃迂回薄弱曲折之处，成为栖泊的窝巢，阻碍津液气血，熏蒸燔灼而成病。如果没有剖肠刮骨的神妙作用，谁能使之恢复健康？又哪里是点点丸散之类的一般药物所能解决的呢？肉液布散充溢到肠胃之中，其厚度都超过以前，有似水肿，在迂回薄弱曲折之处，已经不是过去的情况了，肉液充满流行，如洪水泛滥，那些浮莝陈朽之物都被推逐荡漾，顺流而下，不能停留。在表的，由吐而发汗解除；在上消化道的，由吐而涌出；在下消化道的，从便泄而去除。凡属一切滞碍，一洗而清。而牛肉具备重厚和顺之性，盎然涣然，能润泽枯槁，补益虚损，使人精神焕发。正如武王克商之后，散财发粟，以赈殷民之仰望。

另外，丹溪在《饮食箴》中还引用了《周易》颐卦的卦辞，说“曰节饮食，易之象辞”。

丹溪还对朱熹的“物物有一太极”的思想在医学领域作了发挥。朱熹认为太极就是理。他说：“太极之义，正谓理之极至耳。”（《答程可久》）

"总天地万物之理便是太极。"（《朱子语类》卷九十四）既然在朱熹看来，"人物之生，必秉此理，然后有性，必秉此气，然后有形"，那么自然可以推出"人人有一太极，物物有一太极"。不过，这在朱熹只是一种理论观点，而丹溪就将这一观点实际运用到了医学领域。在《吃逆论》中，丹溪说：

> 人参入手太阴，补阳中之阴者也；芦则反尔，大泻太阴之阳。女子暴怒气上，肝主怒，肺主气。《经》曰：怒则气逆。气因怒逆，肝木乘火侮肺，故吃大作而神昏。参芦喜吐，痰尽气降而火衰，金气复位，胃气得和而解。麻黄发汗，节能止汗；谷属金，糠之性热；麦属阳，麸之性凉。先儒谓物物具太极，学者其可不触类而长，引而伸之乎？

周敦颐的《太极图说》云："太极动而生阳，动极而静，静而生阴，静极复动。一动一静，互为其根，分阴分阳，两仪立焉。"这里的意思是说作为整体的太极，包含着对立的阴阳两个方面。人参的身体部分入手太阴肺经，补属于阳中之阴的肺，而人参的头（"芦"）的功能正好相反，泻手太阴肺经之气。同样，麻黄能发汗，而麻黄节却有止汗之功；谷物属金性凉，而谷糠却性热；麦属阳性热，而麦麸却性凉。由此丹溪悟到朱熹的"物物有一太极"之说，应该加以触类旁通，引申发挥。

丹溪这一思想虽然在他的医学当中没有太多的意义，但对后人的影响却是相当大的。循着这一思路，后世就不仅仅是寻找外物的太极，而是去发现人体的太极。这就是后期中医学里著名的命门太极说。这一学说经明代医家赵献可、孙一奎等人的努力而最终形成，但丹溪的启迪之功不可隐没。现代名中医姜春华说："医家以为命门与太极有相似之意义，故从太极学说而阐发命门之义，遂成为中医学上之重要学说。元朱丹溪为性理大家许衡之弟子，首先引用周子太极图说之太极动而生阳、静而生阴之说，惟氏以论相火，并未涉及命门之阴阳（《格致余论·相火论》）。故以太极与命门，完成一种学说实为明中叶以后。"① 通过上面的分析，我们可以说，丹溪是谙熟《周易》的，能够熟练地运用易理来解说医理，为后来医易学的发展做了准备工作。

随着中医学与理学交流的加深，医易学也不断地发展、完善，理学自

① 姜春华:《明代名门学说与宋儒太极图说》,《上海中医药杂志》1962年第12期。

然哲学的范畴概念与医易学结合得也日益紧密。我们讨论的明代医家孙一奎、赵献可、张介宾创新的中医理论在某种意义上也就是医易学，因此，在论述理学自然哲学思想与明代医家中医理论创新时就不再单独讨论医易学了。

十一、理学鬼神观与丹溪否定邪鬼致病说及其科学精神

我们知道，原始的鬼神宗教信仰是上古时期世界各地普遍存在的文化现象，我国古代也不例外。但是到了春秋战国时代，即哲学家所谓的轴心时代，世界各地各民族的文化发展却走上了不同的道路。古希腊文化将原始的神灵作了理性化的处理，神成为理神，特别是随着基督教的诞生，上帝成为全知全能的创造宇宙万物的主。而在我国，随着气论自然观的兴起，原始的巫术鬼神信仰衰落了，以儒道为代表的中国文化的主流，将鬼神作了理性化的处理，或者成为其思想体系的一个环节，或者成为道德实践的手段。如老子，“以道莅天下，其鬼不神”，“鬼”成为老子“道论”体系的一个环节，丧失了其神秘、神圣性。而孔子对“鬼神”的态度是“敬鬼神而远之，可谓智矣。”（《论语·雍也》）“未能事人，焉能事鬼；未知生，焉知死。”（《论语·先进》）“非其鬼而祭之，谗也。”（《论语·为政》）孔子否定了鬼神具有全知全能，主宰人间祸福的能力。对“鬼神”祭祀只是提醒后人不要忘记自己的根本，具有很强的道德教化目的。至于鬼神是否真的存在，是一个不能，也不需要去研究的问题。在某种程度上，孔子对鬼神的认可，相当于康德承认上帝存在、灵魂不死的道德预设。中医学很早就吸收了这一思想。如《内经》说：“拘于鬼神者，不可与言至德。”总体上说，中医学抛弃了远古以来形成的鬼神致病说。但是在一些古代医学著作中，我们还是能够看到鬼神致病说的影响，如有“鬼疰”“尸疰”等病名。

到了宋明时代，理学家一方面继承了儒学对鬼神问题的实用主义态度，即鬼神的道德教化功用；另一方面由于气论或理气论自然观的建立而对鬼神问题有了新的认识。理学家认为天地万物都由气化而来，人类也是如此。具体说来，人是形气结合而生成，而气又可以分为属于形之灵的魄和属于气之灵的魂。人死后，魂属气而升天，魄属形而入土。由于子孙与先祖同出一气，所以子孙之气能够与先祖之灵魂相互感应。这就解释了祭祀的可能性和必要性。因为灵气的感应相通，使得祭祀成为可能，祭祀是

在不可见的气的层面与先祖的交流。而儒家文化极其强调孝道，孝道不仅是对于活着的父母，而且也包括故去的先祖，因此，祭祀又是必要的。人死后离体的魂魄也就是鬼神，姜广辉先生把理学的这种鬼神观称为“气灵论”。他认为：“这种思想反对佛、道以及世俗的所谓鬼神，而把鬼神看作物质之气的自然属性和神妙功能，理学家努力朝唯物论的方向来解释鬼神问题。”① 因此，“理学家只认为天地、山川、圣贤、祖考等有祭祀的必要，其他的民间迷信的祭祀都被视为‘淫祀’而加以摒弃”②。

张载在对《周易》等儒家经典及佛道著述精研的基础上，建立了“太虚即气”的气论哲学体系，对释道生死观进行了批判，对鬼神问题提出了新的认识。张载认为，太虚之气是宇宙万物的本体，宇宙万物是太虚之气的表现形式，万物经过一定的发展历程最终要复归于太虚之气。他说：“太虚无形，气之本体，其聚其散，变化之客形尔。”（《正蒙·太和》）太虚之气，凝聚就成为有形的万物，万物消散复归于无形的太虚。宇宙间存在的过程仅此而已。由此看来，鬼神不过是阴阳二气的两种表现形式而已。张载说：“鬼神者，二气之良能。”“天道无穷，寒暑也；众动不穷，屈伸也；鬼神之实，不越二端而已矣。”（《正蒙·太和》）把鬼神理解为阴阳二气的功能，为理学对鬼神的理解确立了基调，其后的理学家大都沿着张载的思路理解鬼神，为理学比较理性而唯物地处理鬼神问题做出了重要贡献。

在确立了自己的鬼神观后，张载对释道鬼神观作了批判。他说：

> 浮屠明鬼，谓有识之死，受生循环，遂厌苦求免，可谓知鬼乎？以人生为妄［见］，可谓知人乎？天人一物，辄生取舍，可谓知天乎？孔孟所谓天，彼所谓道。惑者指游魂为变为轮回，未之思也。大学当先知天德，知天德则知圣人，知鬼神。今浮屠极论要归，必谓死生轮流，非得道不免，谓之悟道，可乎？
>
> （《正蒙·乾称》）

佛教认为人死后，人的灵魂可以转世投胎，开始新的生命过程。张载认为，这种认识是错误的。在他看来，人死后，形成人的气就回归到太虚本原之中，鬼的意思就是回归，根本没有什么独立存在的灵魂。他又批判道教说：

① 姜广辉：《理学与中国文化》，上海，上海人民出版社，1994，第368页。

② 姜广辉：《理学与中国文化》，上海，上海人民出版社，1994，第367页。

彼语寂灭者，往而不反；徇生执有者，物而不化。二者虽有间矣，以言乎失道则均焉。

（《正蒙·太和》）

“语寂灭者”指的是佛教，“徇生执有者”指的是道教。道教以神仙不死为其基本宗教追求。根据张载的气化理论，“气之聚散于太虚，犹冰凝释于水”（《正蒙·太和》），万物的生死是必然的过程。道教希望长生不死，是违背自然规律的，是不可能的。所以批评道教是“物而不化”。

朱熹也有类似的观点：

问生死鬼神之理。曰：天道流行，发育万物，有理而后有气。虽是一时都有，毕竟以理为主，人得之以有生。气之清者为气，浊者为质。知觉运动，阳之为也；形体，阴之为也。……所谓神者，以其主乎形气也。人所以生，精气聚也。人只有许多气，须有个尽时；尽则魂气归于天，形魄归于地而死矣。

神，伸也；鬼，屈也。如风雨雷电初发时，神也；及至风止雨过，雷住电息，则鬼也。

鬼神只是气。屈伸往来者，气也。天地间无非气。

（《朱子语类·鬼神》）

在理学鬼神观影响下，丹溪不承认鬼神的实体存在。在日常生活中，丹溪不信神鬼，有一件事是很好的证明。据宋濂《故丹溪先生石表辞》记载：“县有暴丞，好谄渎鬼神，欲修岱宗祠以徼福，惧先生莫己与，以言尝之曰：‘人之死生，岳神实司之，欲治其宫，孰敢于令？’先生曰：‘吾受命于天，何庸媚上偶为生死计耶？且岳神无知则已，使其有知，当此俭岁，民食糠核不饱，能振吾民者，然后降之福耳。’卒罢其事。”人称其“屏释老之诞，罢渎神之祀，持公平以服众，排纷难以安闾里，人多德之”①。

人的生死在理学家看来是自然气化的过程，与鬼灵无关。张载在《西铭》中说：“天地之塞，吾其体；天地之帅，吾其性。”意思是天地之气生成我的形体，天地之神形成我的本性。对此，丹溪作为理学中人是深为认可的，不认为有什么主宰人的生死的“岳神”，承认“受命于天”，因而反

① 郑柏:《金华贤达传·儒学》,刘时觉、林乾良、杨观虎编著:《丹溪学研究》,北京,中医古籍出版社,2004,第16页。

对“媚土偶”的“淫祀”，是典型的理学家的作为。

理学鬼神观对丹溪的影响除了表现在社会层面，更主要的是在医学上，丹溪以理学鬼神观为根据，明确反对邪鬼致病说。虽然《内经》时代就明确反对鬼神为病，但鬼神致病作为远古以来的历史传统，在丹溪生活的时代依然是很多人根深蒂固的观念。对此，丹溪给予了唯物的解释，他认为人们说的“邪”（鬼神）病的本质是“虚”、是“痰”，因而反对驱邪赶鬼的“祝由术”。《虚病痰病有似邪祟论》曰：

> 血气者，身之神也。神既衰之，邪因而入，理或有之。若夫血气两亏，痰客中焦，妨碍升降，不得运用，以致十二官各失其职，视听言动皆有虚妄，以邪治之，其人必死。吁哉冤乎！谁执其咎？

丹溪认为气血是人身之神，是人体最宝贵的东西。气血虚弱，外邪（六淫邪气）侵入是可能的。如果气血两虚，痰涎停聚中焦，妨碍气机升降，则脏腑功能失调，视听言动出现虚妄现象，如果以邪鬼作祟来治疗，必致死亡。

丹溪举了三个病例说明，其一：

> 宪幕之子傅兄，年十七八。时暑月，因大劳而渴，恣饮梅浆，又连得大惊三四次，妄言妄见，病似邪鬼。诊其脉，两手皆虚弦而带沉数。予曰：数为有热，虚弦是大惊。又梅酸之浆，郁于中脘。补虚清热，寻去痰滞、病乃可安。遂与人参、白术、陈皮、茯苓、芩、连等浓煎汤，入竹沥、姜汁，与旬日未效。众皆尤药之不审。余脉之，知其虚之未完与痰之未导也。仍与前方入竹沥，又旬日而安。

病人妄言妄见，病似邪鬼。脉见虚弦而带沉数。病因为“虚之未完与痰之未导”，即虚弱未得补益，痰涎未得疏导。

其二：

> 外弟发一日醉饱后，乱言、妄语、妄见。询之系伊亡兄附体，言生前事甚的，乃叔在边叱之。曰非邪，食腥与酒大过，痰所为耳。灌盐汤一大碗，吐痰一二升，汗因大作，困睡一宵而安。

 丹溪外弟发乱言、妄语、妄见。人以为亡兄附体，说到生前事很准。丹溪认为不是邪鬼作祟，而是食腥与酒大过，痰所为。

其三：

又金氏妇，壮年暑月赴筵，妇乃姑询其坐次失序，遂赧然自愧，因成此病。言语失伦，其中又多间一句曰：奴奴不是。脉皆数而弦。余曰：此非邪，乃病也。但与补脾清热导痰，数日当自安。其家不信，邀数巫者，喷水而咒之。旬余而死。

或问曰：病非邪而邪治之，何遂至于死？

余曰：暑月赴宴，外境蒸热；辛辣适口，内境邪热。而况旧有积痰，加之愧闷，其痰与热何可胜言？今乃惊以法尺，是惊其神而血不宁也；喷以法水，是审其体，密其肤，使汗不得泄也，汗不泄则蒸热内燔；血不得宁，则阴消而阳不能独立也。不死何俟？

丹溪认为金氏妇的病是因惭愧而气机郁滞，痰涎凝聚而成，而非邪鬼。病家不信，请来巫者使用"喷水而咒之"的祝由术，结果十余日而死。由此丹溪对祝由术的疗效作了评价：

或曰：《外台秘要》有禁咒一科，庸可废乎？

予曰：移精变气乃小术耳，可治小病。若内有虚邪，外有实邪，当用正大之法，自有成式，昭然可考。然符水惟膈上热痰，一呷凉水，胃热得之，岂不轻快，亦可取安。若内伤而虚，与冬严寒，符水下咽，必冰胃而致害。彼邪热在上，热邪在表，须以汗解。率得清冷，肤腠固密，热何由解？必致内攻，阴阳离散，血气乖争，去死为近。

中医学自古以来就有"祝由术"，即《外台秘要》的"禁咒"科。在《内经》中有对"祝由术"的评价。《内经》虽然在病因学上否定了鬼神致病说，但并没有完全否定"祝由术"的治疗意义。在今天看来，"祝由术"中包含心理治疗的科学内涵。丹溪也没有完全否定"祝由术"的治疗意义，认为"祝由术"（"移精变气"）不过是"小术"而已，能治像心理性的没有实质性病理改变的"小病"。而对于像"内有虚邪，外有实邪"的"大病"就无能为力了，必须使用正规的治法，否则可能导致死亡。

又《治病先观形色，然后察脉问证论》记载了郑太和"病似邪鬼"案：

又浦江义门郑兄，年二十余，秋间大发热，口渴，妄言妄见，病似邪鬼。七八日后，召我治。脉之，两手洪数而实；视其形肥，面赤带白，却喜露筋。脉本不实，凉药所致。此因劳倦成病，与温补药自安，曰：柴胡七八帖矣。以黄芪附子汤，冷与之饮。三帖后，困倦鼾睡，微汗而解，脉亦稍软；继以黄芪白术汤，至十日，脉渐收敛而小，又与半月而安。

丹溪以理学鬼神观为理论武器，以自己的高超医技为制胜法宝，从正反两方面证明了人们所谓的“邪”（鬼神）病，都是物质的原因造成的，所谓“鬼神”不过是疾病中出现的虚假的“幻象”而已。只有透过虚假幻象，看穿疾病的本质，采取正确的治疗方法，才可能使病人免于夭亡的悲剧。

与否定邪鬼致病说相联系的是，丹溪具有一定的实事求是的科学精神。《胎妇转胞论》说：

转胞病，胎妇之禀受弱者，忧闷多者，性急躁者，食味厚者，大率有之。古方皆用滑利疏导药，鲜有应效。因思胞为胎所堕，展在一边，胞系了戾不通耳。胎若举起，悬在中央，胞系得疏，水道自行。然胎之坠下，必有其由。

一日，吴宅宠人患此。脉之，两手似涩，重取则弦，然左手稍和。余曰：此得之忧患。涩为血少气多，弦为有饮。血少则胞弱而不能自举。气多有饮，中焦不清而溢，则胞之所避而就下，故坠。遂以四物汤加参、术、半夏、陈皮、生甘草、生姜，空心饮，随以指探喉中，吐出药汁。俟少顷气定，又与一帖，次早亦然。如是与八帖而安。

丹溪认为，转胞病可能是胞为胎所压迫，展在一边，胞系了戾不通而致，经过治疗痊愈。但对此方法，丹溪还没有确定的认识，所以他说：

此法未为的确，恐偶中耳。后又历用数人亦效，未知果如何耶？仲景云：妇人本肥盛且举自满。全羸瘦且举空减，胞系了戾，亦致胞转。其义未详，必有能知之者。

丹溪说这种方法不能肯定其是确切的方法，怕是偶然幸中，后来又用了几个人也有效。但丹溪并没有就此作出肯定的结论，而是说不知到底如何，可见其谨慎的态度。对于上面所引仲景的话，丹溪说“其义未详”，没有不懂装懂，乱作解释，相信一定有了解的人。由此例可以看出，丹溪在医学上确实具备实事求是的科学精神，绝不孟浪鲁莽行事。在他的著作中，我们常常可以看到类似的话语。如《养老论》中，丹溪以自制的方剂为其母和老何安人使用，效果颇佳，后者“九十余无疾而终”，丹溪没有自吹神奇，而是说“以其偶同，故笔之以求是正”。在《痘疹陈氏方论》中，丹溪在对钱氏、陈氏用药优劣作出评价后说：“予尝会诸家之粹，求其意而用之，实未敢据其成方也。”

对于具体的学术问题，丹溪不迷信权威，敢于提出自己的正确见解。在《〈生气通天论〉病因章句辩》中，对王冰的错误断句作了更正。王冰章句：“因于寒，欲如运枢，起居如惊，神气乃浮。因于暑，汗，烦则喘喝，静则多言，体若燔炭，汗出而散。因于湿首，如裹湿，热不攘，大筋软短，小筋弛长，软短为拘，弛长为痿。因于气为肿。”丹溪新定章句：“因于寒，体若燔炭，汗出而散。因于暑，汗，烦则喘喝，静则多言。因于湿，首如裹，湿热不攘，大筋软短，小筋弛长，软短为拘，弛长为痿。因于气为肿。”显然，丹溪章句为胜。

在医学的传授上更能说明丹溪之科学精神。丹溪在自己的医学实践中深深体会到了《内经》“非其人无授，非其真无教”的道理，医学关乎人的性命，医事难知。其临终前，无他言，独呼从子嗣汜，“谓曰：‘医学亦难矣，汝谨识之！’”[①] 丹溪在择徒授徒方面及其严格苛刻，虽弟子众多，但其家族中习医者仅一子、一侄而已，他皆外人。可见丹溪并没有把医学看成自己家族谋生富贵的手段，体现了他作为一个理学家的仁爱精神和医学家的科学精神。

---

① 宋濂:《故丹溪先生朱公石表辞》,刘时觉、林乾良、杨观虎编著:《丹溪学研究》,北京,中医古籍出版社,2004,第437页。

第六章　孙一奎与命门学说初立

一、孙一奎生平及主要著述

孙一奎（1522～1619年），字文垣，号东宿，别号生生子，安徽休宁人，明代著名中医学家，生活在明嘉靖至万历年间。孙一奎生于书香门第。其父业儒，因数次应试落第，心中郁闷，身患羸疾。一奎以父病，萌“不为良相，便为良医”之念，遂弃举业而攻岐黄。

孙一奎的这一重要人生选择在今天看来，似乎没有什么奇异之处。然而在传统社会，士人以进士及第、治国安邦为最高价值追求的时代，作出这样的人生选择是需要一定勇气的。孙一奎能够作出这样的选择与他自己的认识和其父的支持是分不开的。他因为父亲屡试不及所致体疲形羸而痛心，自谓：“昔人有言，事亲者不可不知医。何得究竟秘奥，俾葆和吾亲无恙乎！”[①] 显见，孙一奎事亲的至孝之心。

南宋二程所倡导的知医为孝论在当时仍然具有广泛的影响，对孙一奎的人生道路选择产生重大影响。其父因为自己多年屡踬棘闱而身心疲惫，也非常支持一奎弃儒习医的想法。当孙一奎告知父亲“欲舍业而事方术”时，其父高兴地说：“医何不可为也！良医济施与良相同博比众，又何论良贾。”[②]

孙一奎习医之初，上自轩岐，下及古今名家，无所不读。孙氏习医不仅苦读经典，而且广询远览，游学海内。孙一奎在《赤水玄珠》自序中说，在研读轩岐遗书（《内经》）以及诸大家载籍三年之后，认识到“索居而窥观，孰与广询而远览？”[③] 当今是学术昌明，人才辈出的时代，四

---

① 韩学杰、张印生主编:《孙一奎医学全书》,北京,中国中医药出版社,1999,第13页。
② 韩学杰、张印生主编:《孙一奎医学全书》,北京,中国中医药出版社,1999,第13页。
③ 韩学杰、张印生主编:《孙一奎医学全书》,北京,中国中医药出版社,1999,第13页。

海九州怎么会没有见解高明的人？为什么把自己限制在狭小的天地里呢？于是游历了新都、彭蠡、庐浮、沅湘、秦淮、越地，足迹遍三吴。其在游历中与所遇之士，就医学问题进行了广泛而深入的交流辩论。在经历了游学与临床三十多年后，孙一奎感到自己耳目渐广，视野逐渐开阔了；心中有所体会的东西也渐渐融会贯通了；即便不能为人治病，但决断生死大多比较准确。大致在诊病中很少出现误诊，用药也没有错误，实现了自己一生的夙愿和抱负。

从师承关系说，孙一奎师从汪石山弟子黄古潭先生，而汪石山乃丹溪私淑弟子，所以孙一奎与丹溪在学术上亦有渊源关系。我们知道河间倡导“火热论”与丹溪的“阳有余，阴不足”论是与他们所处的不同社会环境密切相关的。

河间生活在宋金对峙，战乱频仍，热病盛行的中原，故治疗多以寒凉之剂，方能收功。而丹溪生活在承平日久的南方，人多酗酒纵欲，精竭火炽，再以刚剂，则死不旋踵矣；必滋阴降火之方才对症而能挽生。而丹溪之学广传后，又产生了用药偏于苦寒，以致克伐脾胃，损伤元气之弊，至明代温补派产生，才克服了寒凉用药之流弊。汪石山则是温补派的重要思想先驱。在学术传承上，汪石山为丹溪私淑弟子，但没有墨守丹溪成规，而是发展了丹溪的阴血理论，着重对气血营卫的研究，比较全面地纠正了后人对丹溪思想的片面理解。汪石山继承《内经》营卫理论，首倡营卫一气之说，临床用药善用参芪，为温补培元理论奠定了基础。

孙一奎作为汪石山的再传弟子，对参芪用法也甚为推崇。他说：“仲景治亡血脉虚，以此（指人参）补之，谓气虚血弱，故补其气而血自生，阴生于阳，甘能生血也。”（《医旨绪余·王节斋本草集要参芪论》）

孙一奎一方面继承了汪机的学术思想，另一方面又推崇薛己的治病必求真阴真阳之本，所以常常在《赤水玄珠》病证条下引薛己之说以发明之。孙一奎认为疾病的病因大多是下元不足。真元在命门，命门属阳，即“肾间动气”。阳动则万物发生，为生命的原动力，所以其培补元气偏于温补。在处理阴阳失调的具体方法上，强调“扶阳抑阴”，即便阴阳两虚，也以温补阳气为先，体现了天地生化万物的“阳生阴长”之意。孙一奎把汪石山的参芪用法与薛己的温补下元结合起来，温阳药与益气药合用，常把附子、肉桂与人参、黄芪合方。他创立的“壮元散”“壮元汤”就是把大量温阳药与益气药配伍使用的。孙一奎在疾病治法上所持的基本学术思想是与其所接受的理学思想和创新医学理论有关的。

有明一代理学已经确立了在国家思想学术理论中的统治地位，朱熹的

《四书集注》成为钦定的科举考试教科书。借着国家的力量，理学在社会上得到广泛传播。孙一奎与理学大师朱熹同为安徽人士，这里理学的传播更加广泛深入。从大的客观环境方面，可以说，孙一奎生活在具有浓郁理学氛围的文化环境之中。从小的环境看，孙一奎的父亲业儒，其师黄古潭先生“少业儒，通五经。以疾就医”。

在《赤水玄珠》自序中，孙一奎论及其父“始受《易》，为诸生”。可见，易学在孙氏家族已然成为家学。在《赤水玄珠》的“采用群书书目”中首列《河图》《洛书》《周易》《洪范》等，并及《朱子纲目》《伊洛渊源》《性理大全》《陆象山年谱》《王文成文集》《王龙溪语录》《陈白沙文集》等理学著作。因此，理学的影响自不待言。在父师影响下，孙氏治学可谓博学无所弗窥。其著作有《赤水玄珠》《医旨绪余》和《孙氏医案》三种。《赤水玄珠》30 卷，参经史 93 种，方书 182 种编辑而成。而理学自然观成为其融会中医学与理学，进行医学理论创造的哲学基础。孙氏的医学理论创造主要集中体现在《医旨绪余》一书中。

所谓“医旨”即医学之主旨、基本精神和根本内容，“绪”即统绪，合而言之，即医学基本理论内容的体系，“余”为富余，即孙氏本人对医学基本理论内容的创新与增益。在该书中，孙氏全面吸收了理学的太极自然观，并以此为基础推演出“命门-肾间动气”的太极生命观，对中医学的“命门”学说进行了创造性的发挥，为中医学基本理论的革命性变革做出了贡献。对理学太极自然观的吸收表现在以周敦颐的《太极图》与《太极图说》为基本框架，以朱熹的理气论为基本观念，以易理为基轴，发挥理学自然观，提出了自己独具特色的“人与天地万物同此理气”的医学太极自然观。

二、“人与天地万物同此理气”的太极自然观

理学开山周敦颐吸收了《易传》的太极观念、《老子》的无极观念，结合阴阳五行学说，构造了一个太极→阴阳→五行→万物的宇宙演化模式。此论确定了宋以后宇宙生成论哲学发展的方向，并且对包括中医学在内的其他学科发生了重要而深远的影响。周敦颐的宇宙演化论有图有说，其论名为《太极图说》，是对太极图的解说。

无极而太极。太极动而生阳，动极而静，静而生阴，静极复动。

> 一动一静，互为其根；分阴分阳，两仪立焉。阳变阴合而生水火木金土，五气顺布，四时行焉。五行一阴阳也，阴阳一太极也，太极本无极也。五行之生也，各一其性。无极之真，二五之精，妙合而凝。乾道成男，坤道成女，二气交感，化生万物，万物生生，而变化无穷焉。

周子以短短的一百余字勾画出了宇宙演化的基本图景。周子言简意赅，词约义丰，对某些关键的概念并未作出明确的规定，这就为后学发挥提供了极大的空间。

张载说："一物两体，其太极之谓与？"（《正蒙·大易》）又说："一物两体，气也。"（《正蒙·参两》）可见，张载是将太极了解为气的。而理学集大成者朱熹将太极了解为理。他说"太极之义，正谓理之极至耳"（《答程可久》），"总天地万物之理，便是太极"（《朱子语类》卷九十四）。朱熹认为理与气是不能分割的。《朱子语类》卷一云："天下未有无理之气，亦未有无气之理。"又说："天地之间有理有气。理也者，形而上之道也，生物之本也。气也者，形而下之器也，生物之具也。是以人物之生，必禀此理然后有性，必禀此气然后有形。"（《朱文公文集》卷五十八）有理必有气，有气必有理，才能生成真切实际的天地和万物。不过理为形上之道，是生物的本原；气为形下之器，是生物之资具。人与物禀受此理而成自身之人性或物性，禀受此气而成就自身之形体器质。

由于理气对于此世界中人物之生成作用不同，所以理气虽然一体混成，却不妨将二者区别开来。朱子云："所谓理与气，此绝是二物。但在物上看，则二物浑沦，不可分开各在一处，然不害二物之各为一物也。若在理上看，则虽未有物而已有物之理，然亦但有气理而已，未尝实有是物也。"（《朱文公文集》卷四十六）由于理气一体混成，但"不害二物各为一物"，所以人们必然要追问理气之究竟：是理为先，还是气为先？

一般说来，朱子主张理气无先后可言，然一定要追问何者为先，何者为后，则理为先，气为后。他说："理未尝离乎气。然理形而上者，气形而下者。自形而上下言，岂无先后？"（《朱子语类》卷一）可见，对于理气问题，在现实性上，朱子主张理气混成不离；在逻辑上，主张理先气后。

在太极理气问题上，孙一奎完全承继了朱子的思想。《医旨绪余·太极图抄引》说：

> 生生子曰：天地万物，本为一体。所谓一体者，太极之理在焉。故朱子曰："太极只是天地万物之理。在天地，统体一太极，在万物，万物各具一太极，即阴阳而在阴阳，即五行而在五行，即万物而在万物。"夫五行异质，四时异气，皆不能外乎阴阳。阴阳异位，动静异时，皆不能离乎太极。人在大气中，亦万物中一物尔，故亦具此太极之理也。惟具此太极之理，则日用动静之间，皆当致夫中和，而不可须臾离也。医之为教，正示人节宣天地之气，而使之无过不及。攻是业者，不能寻绎太极之妙，岂知本之学哉！故具太极图抄于首简。

在这里，孙一奎认为天地万物本为一体，就在于都具有太极之理，以理为天地万物的共同本质。并引朱熹的话说："太极只是天地万物之理。在天地，统体一太极，在万物，万物各具一太极，即阴阳而在阴阳，即五行而在五行，即万物而在万物。"此语见于《朱子语类》卷九十四。

接着孙一奎发挥说："夫五行异质，四时异气，皆不能外乎阴阳。阴阳异位，动静异时，皆不能离乎太极。人在大气中，亦万物中一物尔，故亦具此太极之理也。惟具此太极之理，则日用动静之间，皆当致夫中和，而不可须臾离也。"五行、四时虽然各不相同，但都不能离开阴阳之气，而阴阳动静又不能离乎太极之理。人作为生存于大气中的万物中的一物，同样也具备太极之理，太极之理是不能片刻离的。正由于人以太极之理为本，所以作为治病祛疾，保护人体健康的医学也必以对太极之理的探寻为根本。

这一节是对周敦颐《太极图说》的"五行一阴阳也，阴阳一太极也，太极本无极也"的发挥。这是从无极太极衍生阴阳五行万物的反推，说明阴阳五行万物以及人的变化都必须依据太极之理。同样，医学也必须以太极之理为核心。所以说，"医之为教，正示人节宣天地之气，而使之无过不及。攻是业者，不能寻绎太极之妙，岂知本之学哉！故具太极图抄于首简"。

这里，孙一奎把太极之理看成人之为人的根本道理，因此，对太极之理的寻绎自然成为医学的核心、基础，故目之为"知本之学"。可见，孙一奎将理学的太极视为人体生命科学的基石，所以把"太极图抄于首简"。在对太极图作了简要说明后，孙一奎直接移植了周敦颐的太极图，然后仿周子作《太极图说》。孙一奎的《太极图说》包括引用的山阳度氏之说和所附《中和集・太极图说》。虽然在形式上孙一奎本人未著文字，但所引用者代表了作者本人的思想。

山阳度氏曰：上之一圈者，太极本然之妙也。及其动静既分，阴阳既形，而其所谓上之一圈者，常在乎其中，盖本然之妙，未始相离也。至于阴阳变合而生五行，水火木金土各具一圈者，所谓分而言之，一物一太极也。水而木，木而火，火而土，土而金，复会于一圈者，所谓合而言之，五行一太极也。然其指五行之合也，总水火木金而不及土者，盖土行四气，举是四者以该之，两仪生四象之义也。其下一圈，为乾男坤女者，所谓男女一太极也，以见太极之妙，流行于天地之间者，无乎不在，而无物不然也。

从引用的山阳度氏的论述中我们可以发现，作者一直在强调太极本然之妙虽然不断地分化出阴阳、五行、万物以及人类，但作为本然之妙的太极却始终存在于万物之中，未始相离，太极之理流行于天地万物之间。这样的认识显然也是承自朱子。朱子在谈太极本然之理时曾说："谓之无极，正以其无方所无形状；以为在无物之前，而未尝不立于有物之后；以为在阴阳之外，而未尝不行于阴阳之中；以为通贯全体，无乎不在，则又初无声臭影响之可言也。"（《太极图说解》）

无极与太极在字面上的意思是矛盾的，朱子以为之所以在"太极"之前以"无极"修饰，正在于太极没有具体的处所、形状；认为在万物发生之前，其实万物发生之后太极依然存在；认为太极存在于阴阳之外，其实太极也是运行于阴阳之中的；认为太极贯通天地宇宙的整体，无所不在，却又没有声响形迹可言。这就是说太极并非是独立自存的超越实体，而是无所不在的天地万物运行所共同遵循的"理"。所谓"太极之妙，流行于天地之间者，无乎不在，而无物不然"。这就是太极本然之妙。

《中和集》为元代道士李道纯所撰，孙一奎引录了其《太极图说》全文如下：

《中和集》曰：上之一圈者，释曰"圆觉"，道曰"金丹"，儒曰"太极"。所谓无极而太极者，不可极而极之谓也。释氏云："如如不动，了了常知。"《易·系》云："寂然不动，感而遂通。"《丹书》云："身心不动，以后复有无极真机。"言太极之妙本也。是知三教所尚者，静定也，周子所谓主于静者是也。盖人心静定，未感物时，湛然天理，即太极之妙也。一感于物，便有偏倚，即太极之变也。苟静定之时，谨其所存，则天理常明，虚灵不昧，动时自有主宰，一切事物之来，俱可应也。静定工夫纯熟，不期然而自然，至此无极之真，复矣；太极之妙应，明矣；天地万物之理，悉备于我矣。

李道纯以儒释道三教解说太极图最上之一圈，虽然三教有“圆觉”“金丹”“太极”之不同称谓，但其内容却有着相通之处，皆指寂然不动的本源状态。结论是“三教所尚者，静定也”，即周敦颐的“主静”说。修道的关键在于“静定工夫纯熟”，能够做到静定则可复明无极之真、太极之妙应，而备悉天地万物之理。

为了阐明太极之理对医学的重要意义，孙一奎又写了《不知〈易〉者，不足以言太医论》一文。

生生子曰：天地间非气不运，非理不宰，理气相合而不相离者也。何也？阴阳，气也；一气屈伸而为阴阳动静，理也。理者，太极也，本然之妙也。

这里强调“理气相合而不相离”，天地之间的万事万物由生物之本的理主宰，由生物之具的气运化。阴阳是气，气的屈伸、动静是理，理是太极本然之妙。

“理”与“气”明确地构成一对范畴，是从朱子开始的。朱子认为，理是生成万物的根本，气是生成万物的材料。理是形而上者，气是形而下者。阴阳是气，所以阴阳者，即使阴阳成为阴阳的是理。这里孙一奎完全继承了朱子的说法，认为理的作用就是：“所以纪纲造化，根柢人物，流行古今，不言之蕴也。是故在造化，则有消息盈虚；在人身，则有虚实顺逆。有消息盈虚，则有范围之道；有虚实顺逆，则有调剂之宜。”（《不知〈易〉者，不足以言太医论》）古往今来，天地之造化、人物之根柢皆依赖此理。造化的消息盈虚，人身的虚实顺逆都是理的体现，因此就有了对消息盈虚的范围之道，对虚实顺逆的调剂之宜。

自然造化消息盈虚的范围之道，还是理的自发作用。因为理就是自然造化消长虚实的规则，规则就是对万物运化的限制，亦即范围。对虚实顺逆的调剂之宜，则是人的自觉作用了。在古人看来，天地是生化万物的主体，包括人体在内的万物是自化的主体；而人作为有意识的灵性存在又是赞化的主体。也就是说，人能够在尊重万物生化规律的前提下，辅助万物的生化。之所以需要人的赞化是因为万物在自然生化中可能会出现偏差，或者万物的运化不符合人的需要。在尊重万物运化总规律的前提下，人可以发挥其赞化功能使万物的运化朝着有益于人，又不损害物的方向发展。

疾病就是自然的人体生化中出现了偏差，这就需要人发挥赞化功能，辅助人体恢复正常生化机能，也就是虚实逆顺的调剂。

孙一奎认为理既是如此重要，又是难以言说的，无论儒家的伏羲、文王、周公、孔子，还是医家的黄帝、岐伯、越人，所探究的都是同一理。他说："斯理也，难言也。包牺氏画之，文王彖之，姬公爻之，尼父赞而翼之。黄帝问而岐伯陈之，越人难而诂释之，一也。但经于四圣，则为《易》，立论于岐黄则为《灵》《素》，辨难于越人则为《难经》，书有二，而理无二也。知理无二则知《易》以道阴阳，而《素问》，而《灵枢》，而《难经》，皆非外阴阳而为教也。"（《不知〈易〉者，不足以言太医论》）

孙一奎认为由于这个"理"难言，所以不同的圣人就用不同的形式来揭示这个"理"。包牺氏（伏羲氏）是用画卦的方式。传统易学认为伏羲首创了八卦，伏羲的八卦方位图成为先天八卦。文王居羑里而演《周易》，把伏羲的八卦发展为六十四卦，并且给抽象的卦画增加了解说性的文字。这就是文王彖之。姬公即周公，因为周王朝为姬姓。姬公爻之，是说周公给六十四卦的三百八十四爻增加了爻辞。尼父赞而翼之，是说孔子写了十篇解说《易经》的文字，即被称为"十翼"的《易传》。这是"太极之理"从易学方面被揭示的主要过程。"太极之理"以医学的形式被揭示则始于岐伯黄帝的《灵枢》与《素问》，经过秦越人的辩论责难而为《难经》。儒家的圣人与医家的圣人著述虽然不同，讲的道理却是一个，《易经》是讲阴阳的，同样医家的《素问》《灵枢》《难经》也离不开阴阳之理。所谓"书有二，而理无二"。孙氏肯定了儒医一理，《易》医相通。他说：

> 《易》理明，则可以范围天地，曲成民物，通知乎昼夜。《灵》《素》《难经》明，则可以节宣化机，拯理民物，调燮札瘥疵疠而登太和。故深于《易》者，必善于医；精于医者，必由通于易。术业有专攻，而理无二致也。斯理也，难言也，非独秉之智不能悟，亦非独秉之智不能言也。如唐祖师孙思邈者，其洞彻理气合一之旨者欤，其深于《易》而精于医者欤，其具独秉之智者欤。故曰：不知《易》者，不足以言太医，惟会理之精，故立论之确，即通之万世而无弊也。彼知医而不知《易》者，拘方之学，一隅之见也；以小道视医，以卜筮视《易》者，亦蠡测之识，窥豹之观也，恶足以语此。

孙一奎认为《易》医一理，理无二致。所以，真正对《易》有深入研究的人一定通晓医道，而真正精通医道的人也一定通晓《易》。而洞彻

《易》医之理则非易事，只有禀受非常之智的人才能悟、能言。那些只知道点医学皮毛以及以小道视医，以卜筮视《易》的人都是拘方窥豹的浅见之学。孙一奎认为“深于《易》者，必善于医；精于医者，必由通于易”“不知《易》者，不足以言太医”，洞晓《易》理，“理气合一之旨”是成为太医的必要条件，理学是医学的理论基础。

在对“理气合一之旨”作了基本的理论说明之后，孙氏作《问三才所同者，于人身何以见之》一文，具体阐述人与天地万物同此理气的道理。

> 生生子曰：人之与天地万物同者，同此理气也。朱子曰：人之与物，本天地之一气，同天地之一体也，故能与天地并立而为三才。《皇极经世》曰：天有四时，地有四支。四支各有脉也，一脉三部，一部三候，以应天数。神统于心，气统于肾，形统于首，形气交而神主其中，三才之道也。《撄宁生卮言》曰：天地非大气鼓鞴，则寒暑不能以时，潮汐不能以讯，霜露冰雪不能以其候，人身非此气鼓鞴，则津液不得行，呼吸不得息，血脉不得流通，糟粕不得传送也。《内经·阴阳应象大论》曰：天气通于肺，地气通于嗌，风气过于肝，雷气通于心，谷气通于脾，雨气通于肾。六经为川，肠胃为海，九窍为水注之气。
>
> 《卮言》曰：人首尊而足卑，天地奠位也；脾肺相为母子，山泽通气也；肝胆主怒与动，雷风之相薄也。心高肾下，水火不相射也。此人之所以与天地参而为三也。

孙氏首先提出“人之与天地万物同者，同此理气”的命题。又引朱子之说证明人与天地并立而为三才。继引邵雍《皇极经世》详明三才之道。引用滑寿的《撄宁生卮言》和《内经·阴阳应象大论》说明人生以气为生命之原动力，人体器官在位置上与天相应，在功能上与天地之气相应，说明人与天地万物确实同此理气。

从医学的角度说，论证人体的器官位置与天相应，除了强化天人相应的观念外并没有实际的意义，而论证人体生命活动的机能与天地之气相应，则具有指导临床治疗与养生实践的实际意义。孙一奎引滑寿的《撄宁生卮言》：“天地非大气鼓鞴，则寒暑不能以时，潮汐不能以讯，霜露冰雪不能以其候，人身非此气鼓鞴，则津液不得行，呼吸不得息，血脉不得流通，糟粕不得传送也。”这段文字非常形象地阐释了人的生命机能与天相应的道理。这里的关键词是“鼓鞴”。“鞴”通“韛”，指风箱。鼓鞴即用来形容大气是天地万物运动的动力源泉，其作用如同风箱。由于人的生命之气也是禀受于天地，与天地之气相同。因此，人具有与天相似的生命活动规律。人与天地相应，正如《内经·阴阳应象大论》曰："天气通于肺，地气通于嗌，风气过于肝，雷气通于心，谷气通于脾，雨气适于肾。六经为川，肠胃为海，九窍为水注之气。"

三、"命门-肾间动气"的太极生命观

孙一奎不仅在自然观上接受了理学特别是朱子的太极理气论，而且将太极观念引入医学，创立了太极命门说，为后期中医学理论的革命性变革做出了巨大贡献。可以说，在中医学发展史上，孙一奎是运用太极之理探求生命本原的第一人。

我们知道，理学形成之后就对包括中医学在内的古代科技的发展产生了重要影响，作为朱子四传弟子许谦的学生的朱丹溪是自觉地将理学运用于中医学的第一人。丹溪也非常重视太极，据戴良的《丹溪翁传》记载："一日，门人赵良仁问太极之旨，翁以阴阳造化之精微与医道相出入者论之。是盖以道相告，非徒以医言。"可见丹溪已经将太极之理运用于医学的研究中。朱熹有"物物有一太极"之说，丹溪将其用于解说药理。在《吃逆论》中，丹溪说：

> 人参入手太阴，补阳中之阴者也；芦则反尔，大泻太阴之阳。女子暴怒气上，肝主怒，肺主气。《经》曰：怒则气逆。气因怒逆，肝木乘火侮肺，故吃大作而神昏。参芦喜吐，痰尽气降而火衰，金气复位，胃气得和而解。麻黄发汗，节能止汗；谷属金，糠之性热；麦属阳，麸之性凉。先儒谓物物具太极，学者其可不触类而长，引而伸之乎？

周敦颐的《太极图说》云："太极动而生阳，动极而静，静而生阴，静极复动。一动一静，互为其根，分阴分阳，两仪立焉。"这里的意思是说作为整体的太极，包含着对立的阴阳两个方面。人参的身体部分入手太阴肺经，补属于阳中之阴的肺，而人参的头（"芦"）的功能正好相反，泻手太阴肺经之气。同样，麻黄能发汗，而麻黄节却有止汗之功；谷物属金性凉，而谷糠却性热；麦属阳性热，而麦麸却性凉。由此丹溪悟到朱熹的

“物物有一太极”之说，应该加以触类旁通，引申发挥。总的来说，丹溪运用太极之理解决的还是一些具体的医学问题，没有上升到基本理论的高度去认识，但丹溪将太极运用于医学的尝试，还是有着重要启迪作用的。循着这一思路，后世就不仅仅寻找外物的太极，而是去发现人体的太极。可以说，孙一奎正是在朱子“物物有一太极”“人人有一太极”思想的指导下，在丹溪尝试引入太极之理解决医学问题的基础上，经过自己的艰苦努力，创立了命门太极说。

在形式上，孙一奎仿周敦颐的《太极图说》作《命门图说》。《命门图说》云：

> 生生子曰：天人一致之理，不外乎阴阳五行。盖人以气化而成形者，即阴阳而言之。夫二五之精，妙合而凝，男女未判，而先生此二肾，如豆子果实，出土时两瓣分开，而中间所生之根蒂，内含一点真气以为生生不息之机，命曰动气，又曰原气。禀于有生之初，从无而有。此原气者，即太极之本体也。名动气者，盖动则生，亦阳之动也，此太极之用所以行也。两肾，静物也，静则化，亦阴之静也，此太极之体所以立也。动静无间，阳变阴合，而生水火木金土也。其斯命门之谓欤。

这一段是该文的核心，孙一奎将周敦颐的《太极图说》中宇宙生成论的思想推广到人体生命科学，创立了命门太极说。肯定天人一致的道理，不离阴阳五行。人与天地万物一样是由阴阳气化而成。人体也是由阴阳五行的精气巧妙地凝结而成的。在胚胎发育之始，未分别男女之前，最先生成的就是二肾。好比豆种出土时两瓣分开，中间生出的胚芽。他认为，这胚芽中包含着“一点真气”，是生命的始源，是此后个体生命展开其生命历程的关键，是生生不息之机，所以叫作“动气”，也叫“原气”。它禀受于生命之初，从无而到有。这原气就是太极本体，即人体太极的本然状态。叫作“动气”是由于动则生，正是阳动之意。周子曰“太极动而生阳”，孙一奎称“动气”显然受周子影响，当然在文献上，最早《难经》提出“动气”之名，但如果无周子之说，孙一奎也可能不会采用。正由于“动气”，太极的作用才得以实现。两肾为静物，静则生化，正是周子“阴静”之意，这是太极之体能够存立的缘由。动静无间，阳变阴合，而生水火木金土。这里的五行当指人体的五脏生理系统。这大概就是“命门”所涵摄的内容吧。这里孙一奎指出了命门是人体的太极，其内涵是禀受于先天的原气、动气，是人体生命活动开展的根本。

孙一奎以肾间动气、原气为命门的太极命门观与张载“太虚即气”的气论哲学亦有关系。张载在宋代哲学家中力倡气化论哲学，并且把中国古典气论哲学推进到新的高度，对宋以后的哲学、科学影响巨大。张载认为，“气”不是静止的僵死之物，而是时刻涌动的能量之流。他说：“气坱然太虚，升降飞扬，未尝止息，《易》所谓‘絪缊’，庄生所谓‘生物以息相吹’‘野马’者与！”（《正蒙·太和》）王夫之注曰：“坱然，犹言滃然，充满盛动貌。遍太虚皆气也。”又说：“天惟运动一气，鼓万物而生，无心以恤物。”（《横渠易说·系辞上》）显见，张载以气为永无止息的能量之流，万物皆由一气鼓动而生成。关于“气”的活动样态，张载有很多论述。

> 太和所谓道，中涵浮沉、升降、动静相感之性，是生絪缊、相荡、胜负、屈伸之始。
>
> 游气纷扰，合而成质者，生人物之万殊；其阴阳两端，循环不已者，立天地之大义。
>
> 若阴阳之气，则循环迭至，聚散相荡，升降相求，絪缊相糅，盖相兼相制，欲一之而不能。
>
> （《正蒙·太和》）

张载总结说：“不如野马絪缊，不足谓之太和。”王夫之注：“此言体道者不于物感未交、喜怒哀乐未倚之中，合气于神，合神于性，以健顺五常之理融会于清通，生其变化，而有滞有息，则不足以肖太和之本体，而用亦不足以行矣。”（《张子〈正蒙〉注》）可见，在张载的心中，气虽然活动样态多样，生成的事物无穷，但是有永远不息不滞的活动本体，唯此才足以称为太和之气。

孙一奎把命门理解为“肾间动气”，强调“动气”是“阳”而绝不能是“火”。如此理解，从其思想形成说，固然有多方面的因素——《内经》等医典的思想背景、师祖的学验、《难经》的文献根据等，此外，张载对太和之气运动之性的强调也不能不成为一种更基础性的根源。在周敦颐太极阴阳五行的宇宙生成论框架中，容纳进张载的“运动一气”的思想，再结合《难经》的“命门”“动气”“原气”概念，孙一奎就容易形成人体之生命由本源之太极——肾间动气生成与宰制，肾间动气是生命活动的动能源泉的思想。有了以上的思想认识，孙一奎虽然从表面上看是继承《难经》的说法，但对其理解则是以理学家的哲学为基础的，是全新的。这表现在孙一奎并不是一味继承《难经》的说法，而是对不和其认识的部分作出批评和修正。

孙一奎在对命门内涵作出基本规定后，引用医经《素问》《难经》及道经《黄庭经》《中和集》等来进一步展开自己的论述，并对他人的错误观点展开批判。

> 《素问》曰："肾藏骨髓之气。"又曰："北方黑色，入通于肾，开窍于二阴，藏精于肾。"《难经》曰："男子以藏精。"非此中可尽藏精也，盖脑者髓之海，肾窍贯脊通脑，故云。
>
> 生生子曰：《三十六难》言："肾有两脏，其左为肾，右为命门。命门者，诸精神之所舍，男子以藏精，女子以系胞，故知肾有二也。"《三十九》难言："五脏亦有六脏者，谓肾有两脏也。其左为肾，右为命门。命门者，精神之所舍也。男子以藏精，女子以系胞，其气与肾通。"细考《灵》《素》，两肾未尝有分言者，然则分之者，自秦越人始也。追越人两呼命门为精神之舍，原气之系，男子藏精，女子系胞者，岂漫语哉？是极归重于肾为言。谓肾间原气，人之生命，故不可不重也。《黄庭经》曰："肾气经于上焦，营于中焦，卫于下焦。"《中和集》曰："阖辟呼吸，即玄牝之门，天地之根。"所谓阖辟者，非口鼻呼吸，乃真息也。越人亦曰："肾间动气者，人之生命，五脏六腑之本，十二经脉之根，呼吸之门，三焦之原。"命门之义，盖本于此，犹儒之太极，道之玄牝也。观《铜人图》命门穴不在右肾，而在两肾俞之中可见也。
>
> （《医旨绪余·卷上·命门图说》）

孙一奎认为《难经》强调命门的生理作用是很有意义的，肯定越人两次讲到"命门"非漫语，而极重视肾的作用，特别提出"肾间原气""肾间动气"为生命之本，关系犹大；并引《黄庭经》《中和集》的有关论述为证，认为命门是"人之生命，五脏六腑之本，十二经脉之根，呼吸之门，三焦之原"，命门相当于"儒之太极，道之玄牝"；但对以右肾为命门持有异议。因为命门太极为先天生命之本，两肾虽然在五脏中最先形成，但毕竟是后天有形之藏，与先天之本的太极命门并不在同一逻辑层次上，以右肾为太极，实际上是降低了命门的地位，这当然是不能接受的。但《难经》对命门作用的说明，"肾间原气""肾间动气"的提出还是有着首创之功的。所以其对越人的批评还是比较含蓄的，而对后人的“命门属相火”之说作出了激烈的批判。

可以说，孙一奎对《难经》“肾间动气”、命门为“原气之系”之说能够接受，而对“肾有两脏，其左为肾，右为命门”之说则坚决予以否定则是以理学的太极阴阳五行论为根据的。从生成论说，“太极”生成万物之本，具有绝对的先在性和先天性，既然“命门”“犹儒之太极，道之玄牝”，则“命门”就不能是后天的有形之物，而只能是先天的无形之气。这就是孙一奎以命门为肾间动气、原气的自然哲学根据。

> 《难经》虽有命门之说，并无左右水火之分，何后人妄臆指命门属相火耶！顾《灵》《素》三阴三阳、手足十二经配合，皆有定偶，以象十二时、十二月、十二律之意，今又以命门为属火，则当统之于何经？十二经既无所统，则两肾皆属少阴水可知。《黄庭经》曰：两部肾水对生门。左肾为壬，右肾为癸。生门者，脐也。
>
> （《医旨绪余·卷上·命门图说》）

孙一奎认为，既然命门为肾间动气，就不是后天的有形之物，即没有固定的方所和属性，所谓“无左右水火之分”，更不应该属于“相火”。这是孙一奎特别提出批评的。孙一奎认为根据《内经》三阴三阳、手足十二经配合的原则，如果以命门属火则无经可统。因为手少阴心经属于火，这样两肾都应该属足少阴水。这样，孙一奎就把两肾完全划归后天的有形之脏腑，与命门不在同一层次上。

> 或曰：然则《脉诀》何谓命门配三焦属相火也？余曰：此高阳生之误，戴同父辩之已详。三焦是手少阳经，配手厥阴经为表里，乃手经配手经，火配火为定偶也，岂有手配足，火配水之理哉?！滑伯仁《难经本义》注曰：命门其气与肾通，则亦不离乎肾，其习坎之谓欤？坎者，水也。易谓上下二坎相重，阴而又阴，故曰习坎。手心主为火之闰位，命门即水之同气欤？命门不得为相火，三焦不与命门配，亦明矣。虞庶亦云：诸家言命门为相火，与三焦为表里。按《难经》只有手心主与三焦为表里，无命门三焦表里之说。据此，则知诸家所以纷纷不决者，盖有惑于《金匮真言篇》王注引《正理论》谓“三焦者，有名无形，上合手心主，下合右肾”，遂有命门三焦表里之说。夫人身之脏腑，一阴一阳，自有定偶，岂有一经两配之理哉！夫所谓

> 上合手心主者，正言其为表里；下合右肾者，则以三焦为原气之别使而言之尔。知此，则知命门与肾通，三焦无两配，而诸家之说不辩而自明矣。
>
> （《医旨绪余·卷上·命门图说》）

既然“命门”属于“肾间动气”，属于无形之先天，自然就不可能有后天经脉之间的配属关系，有人以命门配属三焦属于相火的观点就是完全错误的。孙一奎认为这是高阳生的错误。根据手经配手经、火配火的原则，手少阳三焦经只能与手厥阴手心主即心包经配为表里。虽然，孙一奎明确划分了作为“肾间动气”的命门与两肾的先后天之别，但两肾在后天的五脏中还是与先天关系最密切的脏腑。这是因为在医学上讲先后天不能像哲学上讲先后天那样把二者截然分别，那样就没有了指导临床治疗的意义。命门的先天动气要发挥生命效能必须有直接关联的五脏，这就是“肾”，所谓“命门与肾”通。这就是造成“左为肾，右为命门”，以及把“命门”属“相火”并与三焦表里相配错误认识的根源。具体说，孙一奎认为是王冰在《金匮真言篇》注中错引《正理论》“三焦者，有名无形，上合手心主，下合右肾”所致。

> 或曰：如子所云，则命门属水欤？予曰：右肾属水也，命门乃两肾中间之动气，非水非火，乃造化之枢纽，阴阳之根蒂，即先天之太极。五行由此而生，脏腑以继而成。若谓属水属火，属脏属腑，乃是有形质之物，则外当有经络动脉而形于诊，《灵》《素》亦必著之于经也。
>
> （《医旨绪余·卷上·命门图说》）

由于上文“命门其气与肾通”“命门即水之同气”的观点，有人误认为孙一奎持命门属水之论。孙氏明确指出，“右肾属水”，命门是两肾中间的气，不属于后天有形的水火，是“非水非火”的，是造化之枢纽，阴阳之根蒂，也即先天之太极。明确肯定了命门为人体先天之本的地位，后天的一切皆由命门太极化生而来。显然，这样理解命门，与越人的命门观念已经有了很大差异，是孙氏熔铸理学与医学的新创造。所以有人就根据《难经》的有关论述来责难孙氏。

> 或曰：然则越人不以原气言命门，而曰右肾为命门，何也？予

> 曰：此越人妙处，乃不言之言也，言右肾则原气在其中矣。盖人身之所贵者，莫非气血，以左血右气也。观《黄帝阴符经》曰：人肾属于水，先生左肾，象北方大渊之源；次生右肾，内有真精，主五行之正气。越人故曰原气之所系，信有核欤！
>
> （《医旨绪余·卷上·命门图说》）

孙氏出于对越人的尊敬，没有直斥其非，而说“此越人妙处，乃不言之言也，言右肾则原气在其中矣”。在用语上打马虎眼，说越人言右肾就包括原气在其中。在孙氏看来，虽然命门原气与两肾有先天、后天之异，但在后天有形的脏腑中，最先生成的是两肾，先天原气直接与两肾相通，所以肾属水，内有真精，主五行之正气。在越人的观念中并没有先天、后天的明确观念，没有把命门和两肾作这样的区分，这是孙氏与越人的根本差异之所在。但越人以右肾为命门，并视之为生命之本，为先天命门太极说的诞生准备了理论条件，越人受到孙氏的褒扬也就在情理之中了。“越人故曰原气之所系，信有核欤！”

> 或曰：《灵》《素》命门有据乎？予曰：《阴阳离合篇》有“太阳根起于至阴，结于命门”。至阴，穴名，在足小指外侧。启玄子注曰：“命门者，藏精光照之所，则两目也。”《灵枢》亦曰：“命门者，目也。”盖太阳乃肾之表，目者宗脉精华之所聚，故特以精华之所聚处，而名之为命门也。
>
> （《医旨绪余·卷上·命门图说》）

孙氏综《难经》命门说与理学太极说创先天命门太极说，在医经之祖《内经》中有没有根据呢？这是人们自然要提出的问题。孙氏据《阴阳离合篇》：“太阳根起于至阴，结丁命门。”《灵枢》：“命门者，目也。”及启玄子注：“命门者，藏精光照之所，则两目也。”认为先天命门太极的思想是隐含在《内经》之中的。因为《内经》中的命门虽然从形式上看指的是目，是太阳经之结，但足太阳膀胱经与足少阴肾经是表里关系，目是众脉精华之所聚之所，所以以精华之所聚处为命门，可以看作是先天命门太极的一个表征。

以右肾为命门属相火，是长久以来人们形成的一种错误观念，孙氏依其对命门的理解否定了右肾属相火说，自然招致因循守旧者的反对。为此孙氏作《右肾水火辩》一文，指斥其非。

守旧者以右肾属相火的根据是坎卦的卦象。坎卦卦象☵是一阳爻居二阴爻之间，因此守旧者认为肾具水火之道，一阳居二阴间为坎，水火并而为肾。孙氏认为，正因为坎加习，这种说法是错误的。因为坎为水，习为重复之意，六十四卦的坎卦为八经卦坎卦的重复，所重复的是水。如果以坎卦象征两肾，一阳居二阴之间，指一阳为火，属右肾，二阴为水，属左肾的话，那么同样离卦为一阴居二阳之间，又如何理解呢？显然，这种讲法是错误的。孙氏认为，根据理学的观点，物物具有五行，五行统一于阴阳，阴阳统一于太极，五脏均有金木水火土五行，为何指坎中之阳为火，指右肾为少火呢？在孙氏看来，坎中之阳，即两肾中间动气，为五脏六腑之本，十二经脉之根，可以称作阳，不可称为火，所以坎中之阳非火。二阴爻，象征二肾，肾既然皆属阴，那么作一水一火看是不对的。既然坎中之阳，不能看成火，右肾又怎么能属火呢？

孙氏根据其命门太极理论，对“小心”与“三焦”等长期有争议的问题及宗气、营气、卫气、呼吸、脉，作了新的理论阐释。

关于“小心”与“三焦”之辨证，《内经·刺禁论》有“七节之傍，中有小心”之说，至于“小心”为何物没有明确的说明。后人遂或指脊椎倒数第七节下命门穴为小心，有以小心为志心，有以小心为少火、相火，纷纷之不一。可见，这一问题还是与命门相火有涉。孙氏认为这些观点都是错误的。错误的根源在于杨上善的《太素》对“小心”的误注。杨上善把“志心”当作肾神，将倒数脊骨下七节认作小心。不过命门穴在十四椎之间，就是从下倒数也在第八节而不是第七节。孙一奎又引《内经》“伏鼓不浮。上空志心”和王冰注“脉伏鼓击而不上浮，是心气不足，故上控引于心而为病也”，认为这个注释非常准确。如果是从肾来说，就应该没有“上空”二字了。根据启玄子注：“小心者，真心神灵之宫室也。”孙氏认为“小心”即“心包络”。他说：“滑伯仁《经度篇》心经注下有云：心系有二：其一上与肺相连，入肺两大叶间；其一由肺系而下，曲折向后，并脊膂细络相连，贯脊髓，正当七节之间，下与肾相通。盖五脏系皆通于心，心通五脏系也。又按《内脏图》，心系果如所云。据此观之，小心即心包络也。何一阳亦谓手厥阴心包络发原正在心五椎下二节，七节之傍，正与膻中平对，并不可紊。设如彼逆数之，则心当在十五椎，肺在十九椎下，自《素问》以来，未尝闻此倒数法也。《灵枢经》曰：‘膻中者，心主之宫城也。’此与启玄子注真心神灵之宫室相孚，以心系并脊膂贯脊髓，正当七节之间也。彼倒数下七节，始于杨上善，继而刘守真《医学统宗》已辩其非，余不复赘。”（《医旨绪余·七节之旁中有小心》）

马玄台《难经正义》认为《难经》所言三焦有二，一为上中下之三焦，属无形之气；二为手少阳之三焦，乃是有形之腑，并引《灵枢》《素问》经旨及东垣等论为证。而以手厥阴配合，俱寓诊于右尺。孙氏以为这一说法是错误的。

有人根据《灵枢·本脏篇》的“肾应骨，密理厚皮者，三焦膀胱厚；粗理薄皮者，三焦膀胱薄；疏腠理者，三焦膀胱缓；皮急而无毫毛者，三焦膀胱急；毫毛美而粗者，三焦膀胱直；稀毫毛者，三焦膀胱结也”而责难孙一奎的“三焦无形”说。（《医旨绪余·〈难经正义〉三焦评》）孙氏认为：“三焦为决渎之官，膀胱之用也，又为肾间原气之使，以其无形，故附膀胱而言之。”又“三焦属肾与膀胱，故附膀胱而言，非为三焦有物如是也。”总之，在孙氏看来，“此三焦者外有经而内无形，故曰外府，明非五藏五府之有合应也；又曰孤府。”并引袁淳甫《难经本旨》认为：“所谓三焦者，于膈膜脂膏之内，五脏五腑之隙，水谷流化之关，其气融会于其间，熏蒸膈膜，发达皮肤分肉，运行四旁，曰上中下，各随部分所属而名之，实元气之别使也。是故虽无其形，倚内外之形而得名；虽无其实，合内外之实而为位者也。”（《医旨绪余·〈难经正义〉三焦评》）

孙一奎以命门为人体的太极，属于无形的肾间动气，为原气之所系，确立了先天的重要意义。但医学作为实践性极强的科学，不能停留在理论思辨的层面，必须能够下贯于实践之中。这样就必须打通先后天，把先天和后天连接起来。这其中还需要一定的中间环节。这就是孙一奎对“小心”“三焦”概念提出了自己的理解的原因。《难经》云：“三焦者，原气之别使也，主通行三气，经历于五脏六腑。”（《六十六难》）又云：“所以腑有六者，谓三焦也。有原气之别焉，主持诸气，有名而无形，其经属手少阳。此外腑也，故言腑有六焉。”（《三十八难》）这样的理论阐释成为孙一奎联系先后天极好的理论资源。因此，由命门到三焦，孙一奎坚持三焦的无形性，所以在三焦有形无形之辨上，孙氏否定有形三焦说，坚持无形三焦说，以三焦为肾间原气之别使。肾间原气即命门原气，这样三焦就成为先天命门原气展开生命活动的道路，三焦成为孙一奎命门太极理论的一个重要环节，无形三焦与其整个理论体系是相统一的，这样我们就能理解孙氏为什么对有形三焦说持激烈的批评态度了。孙一奎的三焦无形论不仅具有重要的理论意义，而且具有医学实践价值。此问题后述。

关于宗气、营气、卫气的生成、分布及生理作用，《内经》已有明确的记载。《灵枢·邪客》云：“宗气积于胸中，出于喉咙，以贯心脉，而行呼吸焉。营气者，泌其津液，注之于脉，化以为血，以荣四末，内注五脏六腑，以应刻数焉。卫气者，出其悍气之慓疾，而先行于四末分肉皮肤之间，而不休者也。昼日行于阳，夜行于阴，常从足少阴之分间，行于五脏六腑。”相对而言，《内经》论述得比较多的是营气和卫气，对宗气、营气、卫气之间的关系还缺乏明确的认识。孙氏则依据理学太极生万物的生成论逻辑，认为宗气当为诸气之本，相当于太极；而营卫化生于宗气，相当于由太极而生成的阴阳。

> 生生子曰：宗气者，为言气之宗主也。此气搏于胸中，混混沌沌，人莫得而见其端倪，此其体也。及其行也，肺得之而为呼，肾得之而为吸，营得之而营于中，卫得之而卫于外。胸中，即膻中。膻中之分，父母居之，气之海也。三焦为气之父，故曰宗气出于上焦也。
>
> 营气者，为言营运谷气，入于经隧，达于脏腑，昼夜营周不休，始于手太阴，而终于手太阴，以应刻数焉，故曰营出中焦也。又曰：营是营于中。又曰：营在脉中。世谓营为血者，非也，营气化而为血耳。中字，非中焦之中，乃经隧中，脉络中也。《内经·痹论》云："营者水谷之精气，和调于五脏，洒陈于六腑，乃能入于脉也。"
>
> 卫气者，为言护卫周身，温分肉，肥腠理，不使外邪侵犯也，始于足太阳，五十度而终于足太阳，故曰卫出下焦也。又曰：卫是卫于外。又曰：卫在脉外。此外字，亦非纯言乎表，盖言行乎经隧之外也。《内经·痹论篇》云："卫气者水谷之悍气，其气慓疾滑利，不能入于脉也，故循皮肤分肉之间，熏于肓膜，散于胸腹，逆其气则病，从其气则愈。"
>
> 生生子曰：人与天地，生生不息者，皆一气之流行尔。是气也，具于身中，名曰宗气，又曰大气。经营昼夜，无少间断，《灵》《素》载之，而后人莫之言也。后人只知有营卫，而不知营卫无宗气，曷能独循于经隧，行呼吸以应息数而温分肉哉！此宗气者当与营卫并称，以见三焦上中下皆此气而为之统宗也。
>
> （《医旨绪余·宗气营气卫气说》）

孙氏认为“人与天地，生生不息者，皆一气之流行”，所以宗气就是命门太极原气的直接化生物，后人对此缺乏认识，只知有营卫的具体作用，不理解宗气为三焦上中下的统帅作用，对三气关系有深刻认识的只有马玄台。他说：

讲明此三气者，自秦越人而后，惟四明马玄台《难经正义》考究极工。

于宗气，则曰：自夫饮食入胃，其精微之气积于胸中，谓之宗气。宗气会于上焦，即八会之气会于膻中也。惟此宗气，主呼吸而行脉道。

于营气，则曰：营气者，乃阴精之气也，即宗气之所统，犹太极之分而为阴也。此气行于昼二十五度，行于夜二十五度，始于手太阴，五十度而复会于手太阴。而行昼行夜，十二经之阴阳皆历焉，所谓太阴主内者，此也。

于卫气则曰：卫气者，阳精之气也，亦宗气之所统，犹太极之分而为阳也。昼日行于阳二十五度，夜行于阴二十五度，始于足太阳，五十度而复会于足太阳。

马玄台认为营气为宗气所统，犹太极之分而为阴也。卫气亦为宗气所统，犹太极之分而为阳也。将宗气、营气、卫气理解成太极阴阳的关系，显见马氏对三气之关系有着较深刻的理解。孙氏对马氏作出了“王冰已下，一人而已”的高度评价，对其理论失误抱着“微有慨焉”的惋惜之情，但最终持以“终不以寸朽而弃合抱之材”的公允态度。

根据命门太极理论，孙一奎对呼吸提出自己独特的看法，认为呼吸就是太极的动静，人身的原气，脏腑的功能活动皆赖于此，是人生须臾不可离的。与谷气比较而言，原气为体，谷气为用，谷气作用的发挥依赖于原气。《医旨绪余·原呼吸》云：

生生子曰：呼吸者，即先天太极之动静，人一身之原气也（即肾间动气）。有生之初，就有此气，默运于中；流动不息，然后脏腑得所司而行焉。《难经》曰：“肾间动气者，五脏六腑之本，十二经脉之根，呼吸之门。”《经》谓肺出气，出此也；肾纳气，纳此也。谓呼在肺而吸在肾者，盖肺高肾下，犹天地也。故滑伯仁曰：肺主呼吸，天道也（此呼吸，乃口鼻之呼吸，指谷气而言也）。肾司阖辟，地道也（此阖辟，乃真息，指原气而言也）。《灵枢》曰：“五谷入于胃也，其糟粕、津液、宗气，分为三隧，故宗气积于胸中，出于喉咙，以贯心脉，而行呼吸（行，犹承行）。”此指后天谷气而言，谓呼吸资宗气以行，非谓呼吸属宗气也，何者？人一离母腹时，便有此呼吸，不待于谷气而后有也。虽然，原气使无宗气积而养之，则日馁而瘁，呼吸何赖以行？故平人绝谷，七日而死者，以水谷俱尽，脏腑无所充养受气也。然必待七日乃死，未若呼吸绝而即死之速也。以是知呼吸者，根于原气，不可须臾离也。宗气如《难经》一难之义，原气如八难之义，原气言体，谷气言用也。

（《医旨绪余·原呼吸》）

从现代生理学的角度看，呼吸是人出生后才有的生理现象，是伴随着人的生命之始终的。但孙一奎认为呼吸并非始于出生之后，而是在受胎之时就存在了。孙一奎理解的呼吸当然不是现在所理解的呼吸，实际上指的是先天生命之气的运动变化。按照中国古代元气论哲学自然观的理解，元气化生万物的过程是从元气的动静升降开始的。阳动而升，阴静而降。孙一奎把元气化生万物过程的这一基本变化过程看成呼吸，因而认为呼吸就是先天的太极动静，也就是原气。原气即元气。原气的这种“呼吸”运动是生命形成的基本动力和形成生命的基本形式，并且伴随生命的始终。后天脏腑气机的变化，无论是肺的呼气，还是肾的纳气都以此为基础。与先天的原气相比，后天的宗气是第二位的，而原气则是第一位的。“呼吸”的原气资助宗气的运行，并不是呼吸（原气）属于宗气。孙一奎的证据是人一出生就有呼吸存在，而不是依赖水谷之气而后才有的，虽然原气也需要宗气的充养，没有宗气充养，呼吸也难以进行。但人绝水谷七日才死，而绝呼吸则即刻而亡。所以，呼吸是根于原气，片刻不能离的。孙一奎对呼吸的理解是广义的，也就是把原气的反向运动看成呼吸。这样，人的后天呼吸就是普遍“呼吸”的一种特殊形式了。

对于脉，孙氏理解为天地之元气。这样的理解依然是以太极元气论为依据的。人身的升降浮沉，造化生生不息之机，全赖此脉。孙一奎从脉的字形悟出脉的含义为“脉脉不断，长永之道”“斡旋一身而为之纲领”。这天人一致之理，只有潜会默契，才能真切体会。《医旨绪余·脉义》云：

脉者，天地之元气也。人受天地之气以生，故一身之升降浮沉，即造化生生不息之机。其不息者，脉也。按《内经·五常政大论篇》岐伯曰：“根于中者，命曰神机，神去则机息。”顾其为字，从肉从永，其命名为陌，谓脉脉不断，长永之道也，是斡旋一身而为之纲领。彼四时之脉体，有如弦、钩、毛、石之谓者，无非迹阴阳浮沉升降消长而取义耳。至其运行之妙，有起伏隐见，可验于一呼一吸之间。仲景曰：“呼吸者，脉之头也。”是以有呼吸则有脉，无呼吸，则

> 脉息气绝而物化矣。此其天人一致之理，四时流行之机，微妙不易名状，必潜会默契，庶可得其真体。刘守真释名为幕，余以为未然。《尔雅》谓膜，幕也，幕络一体也，非谓脉也。膜则有形，而脉则以神运，无形者也。观“天何言哉？四时行，百物生”，可见矣。故见此者，谓之知道，悟此者，谓之知脉，脉何容易言哉。

中医学理解的脉有两层意思。从解剖学说，脉就是人体的血管。所谓“脉者，血之府”。脉字又作“脈”“衇”，与“派”是同源字。“派”是河水的分支，“脈”是血管的分支。星罗棋布的血管如自然界纵横交错的河流，故古人命名为“脈”。“脉”从“永”，永是长流之水。这是从水的长远流行，永无止息的角度类比人体血脉的运行不息。中医学认为脉是气血运行的通道，而气血运行的状态可以反映人体生理病理的变化，因而在四诊中极重脉诊。所以，脉的第二层意思是指诊断学中的脉诊。脉诊的脉就不是解剖学的脉管了，主要是指在脉中运行的气血的状态。因气为血之帅，医师以手指感受到的脉的搏动主要是气的反映。所以，孙一奎把脉看成天地之元气。人身的升降浮沉，生生不息之机都从脉得以反映。从脉的造字，孙一奎悟出脉为“斡旋一身而为之纲领”。这是从总体上说。从具体表现看，四时脉象则是阴阳浮沉升降消长的反映（迹）。由于中医学并不是把脉仅仅看成血管，而是气血运行的通道，因此，脉自然与气、与呼吸有密切联系。

《内经》时代就开始以呼吸作为判断脉动正常与否的标准了。呼吸不仅是判断脉动正常与否的外在标准，而且呼吸本身就与脉的形成有内在关系。孙一奎引仲景之说“呼吸者，脉之头也”。头即首领，也是说呼吸、原气是脉形成的动力。所以说“有呼吸则有脉，无呼吸，则脉息气绝而物化矣”。在孙一奎看来，这个道理微妙难明，非潜会默契，不能得其真。他批评了刘守真把脉埋解为“幕”，认为“幕络一体也，非谓脉也。膜则有形而脉则以神运，无形者也”，认为刘守真拘泥有形的“膜”而忽略了无形的神气。并引孔子“天何言哉？四时行焉，百物生焉”，证明脉中运行的无形之气是四时运行、百物化生的根本。

从实而论，孙一奎批评刘守真并不准确。刘守真虽然引《释名》“脉，幕也”来解释脉，但并没有局限于有形之膜。他说：“如幔幕之遮覆也，幕络一体之形，导太一真元之气也。”这里刘守真是从中医学对脉两个层面的理解的角度解说脉的。对脉的有形理解是从实体方面说的，而对脉的无形理解则是从功能方面说的。从中医学方面说，功能当然比实体重要；

但从人体本身说，功能是不能脱离实体而存在的。对这两方面，刘守真都是有所注意的。他说："夫脉者，果何物乎？脉者，有三名：一曰命之本，二曰气之神，三曰形之道。《经》所谓天和者是也。"（《素问病机气宜保命集·原脉论》）他认为脉有三层含义：一是生命的根本；二是气之神，即气的机能反映；三是约束血脉行走的道路。为什么脉是生命的根本？他说："至于折一支（肢）、瞽二目，亦不害生，而脉不可须臾失，失则绝命害生矣。"关于脉为气之神，他说："《经》所谓春弦、夏洪、秋毛、冬石，此言正脉，同天真造化之元气也，巡于春夏秋冬木火金水之位，生长收藏参合相应，故禀二仪而生，不离于气，故脉有生死之验。"关于脉为形之道，他说："《经》曰：脉者血之府也。如世之京都州县，有公府廨署也。国因置者，所以禁小人为非道也。公府不立，则善者无以伸其枉，恶者无以罚其罪，邪正混同，贤愚杂处而乱之根也。"（《素问病机气宜保命集·原脉论》）孙一奎强调脉的无形之机能方面即脉气是与其重视原气在生命形成及生命活动的维系方面的重要作用分不开的。为了强调这一点，甚至连脉本来具有的形质内涵都否定了。

由以上所述可知，孙一奎对中医的命门、两肾、三焦、小心，宗气、营气、卫气以及脉的理解都是以张载的气论哲学和周敦颐的太极阴阳五行生成论为思维根据的，是孙一奎依据理学自然观对中医原有理论的整合与创新。

四、"温补下元"的温补主张与"理融识真，应变不胶"的治疗观

我们知道，河间的"火热论"与丹溪的"阴常不足阳常有余"的学术主张，与二者所处的不同社会环境有着密切的关系。河间生活在金、宋南北对峙的战乱动荡、热病流行的中原，故以寒凉之剂攻其有余，多能应手取效；而南方的丹溪生当承平，见人多酗酒纵欲，精竭火炽，复用刚剂以至于毙，因此为此救时之说，即以滋阴降火之法匡弊于时。

继金、元时期刘河间、朱丹溪之学广为传播之后，在医学界产生了用药偏于苦寒，常致克伐脾胃，损人元气的流弊。直至明代中叶，以江苏、浙江的南部和皖南等江南地区，崛起了以培元温补为学术主张的医学流派，对于纠正时弊和医学的发展十分重要。祁门汪机是培元温补派形成的

思想先驱。在学术思想方面，汪氏虽然私淑丹溪，但他又发展了朱氏的阴血理论，着重对气血营卫的研究，较全面地纠正了后人对丹溪学说的片面理解。他继承《内经》之说，首倡营卫（阴阳）一气说，临证善用参芪，为培元温补的理论奠定了基础。孙一奎为其再传弟子，孙氏既得汪机之学，又推崇薛己治病必求真阴真阳之本之说，所以经常在《赤水玄珠》病证条下引用薛己之说来阐明。

孙氏将疾病的原因大多归于下元不足。真元在命门，命门——“肾间动气”属阳，只有阳动才能产生生命，阳气为生命的根本动力，所以其培补元气偏重于使用温补法。在处理阴阳失调的具体手段上，强调“扶阳抑阴”，即使是阴阳两虚之证，也以温阳补气为首，仿天道“阳生阴长”之意。孙氏把汪机参芪用法与薛己温补下元法有机结合，温阳药与益气药同用，常把附子、肉桂与人参、黄芪合方，其创立的“壮元散”“壮元汤”就是大量温阳药与益气药配伍的。温阳在肾，益气在脾，先后天并重，既发展了汪机的学说，又丰富了薛己、东垣的治法。

孙氏“温补下元”的温补主张的形成一方面有当时临床实践和学术师承的原因，另一方面也与其受理学自然观影响形成的对人体生理学的创新性认识有着密切关系。孙一奎依据理学自然观对中医人体生命理论的创新并非仅仅是束之高阁的纯粹理论，而是与临证密切关联的理论指引。其命门、三焦等理论都转化为了实际的临证治疗法则。根据孙氏的命门太极理论，命门为两肾间动气，属坎中之阳；三焦为元气之别使，动气为生生不息之根，相火有裨助生生不息之功。所以，人在先天以气以阳为本，在后天养生治疗上自然重视固护阳气。孙氏受到《周易》中阳贵阴贱、阳为阴主的哲学思想影响，加之师承和临证体会，促进了其扶阳抑阴温补思想的形成。

孙氏临证施治的特点，则与其命门、三焦理论相印证。他把命门动气为生生不息之根，三焦为相火，是原气之别使的理论，运用到临床实践中，十分重视对三焦之气的保护和治疗。由于三焦为原气之别使，又为“相火之用”，故凡命门原气不足，或相火衰弱，都可出现三焦元气不足之证，其病变可见气上不纳，水谷不化，清浊不分等情况。

孙氏把命门动气为生生不息之根，三焦为相火，是原气之别使的理论应用到临床施治中，重视对三焦元气的保护与治疗，既反对滥用寒凉，又指出了过用辛热、疏导及渗利之剂的危害。他认为，不但纯阴苦寒之剂可致脾胃虚弱，元气损耗，而且“若用香辛散气，燥热伤气，真气耗散”（《赤水玄珠·气门》）；如或疏导太甚，也可耗损元气；若淡渗过剂，也多致肾气夺伤。他在《赤水玄珠・淋闭余论》说："今之治淋者，动手辄用五苓、八正之类……殊不知淡渗皆在天之阳也，但能利肺气，是气降而水利矣，非治有形之阴病也。肾乃肺之子也，淡渗过剂，肾气夺矣，阴血日亏，郁火日炽。《经》曰：'无阳则阴无以化，无阴则阳无以生。'淡渗皆泄气而损血者，血损则窍愈涩，涩则病剧。"

由于三焦为原气之别使，又为"相火之用"，故凡命门元气不足，或相火衰弱，可出现三焦元气不足之证，其病变有气不上纳、水谷不化、清浊不分等情况。根据《难经》理论，孙氏认为三焦元气之病变当分三部分治疗，即"上焦主纳而不出，其治在膻中；中焦主腐熟水谷，其治在脐旁；下焦分清泌浊，其治在脐下。"（《医旨绪余・〈难经正义〉三焦评》）在三焦病变中，孙氏对下元虚寒尤为重视。如其论气虚中满，认为是下焦元气虚寒，不能转运，清气不升，浊气不降所致，虽证见浮肿，不可徒用通利，当温补下元，使"火气盛而湿气蒸发，胃中温暖，谷食易化，则满可宽矣"（《赤水玄珠・臌胀说》）。又如癃闭、遗溺、小便失禁诸证，亦与之有关，治疗或温补下元，或补中益气，而"刺灸法当取三焦穴，不取膀胱穴"（《赤水玄珠・闭癃遗溺不禁辨》）。对于下消的治疗，重视精气同治，认为渴而多饮多尿，乃下元不足，无气蒸腾于上，故忌用滋阴降火，而用肾气丸加鹿角胶、五味子、益智仁等，使精足气旺，自能蒸腾。

对于癃闭、遗尿，孙氏从三焦论治。因三焦为膀胱之用，"膀胱藏水，三焦出水""水渎在下，非气莫导"。故除湿热等因素所致者外，或以壮元汤温补下焦元气，或以补中益气汤"提补上中二焦元气"。用刺灸之法，取三焦穴而不取膀胱穴。壮元汤和补中益气汤两方，是孙氏治疗三焦元气不足的主方，孙氏每在临证时"体察病源"而将其用于诸证。

三消病中之下消，孙氏认为因元气不足，元气升腾于上，故渴而多饮多尿，治法忌用滋阴降火，而主用肾气丸加鹿角胶、五味子、益智仁等，大补下元。其论治遥宗仲景、《外台》及许叔微之学，所不同者在肾气丸中加入鹿角、五味等，在温补之中重视精以化气，使精气充盛，蒸腾于上。其治法又与命门原气根于两肾阴精，精不足则气失资化的理论相合。

对于肾虚气不归元的喘证、眩晕，治则重在补益肾阴，然亦须详辨真阴、真阳之虚实。用药也有所谓气、血之分，气虚用补骨脂、杜仲、菟丝子之类，如安肾丸等方；血虚用山药、山萸、熟地之类，如六味地黄丸之类。凡此皆为"纳气归元"的治法，其最重者全在于补益真阴，如孙氏所论"肺出气，肾纳气，今气不归元，是肾之真阴不足，当益肾阴以全其职可也"。

臌胀，是据腹部膨胀如鼓而命名，以腹胀大，皮色苍黄，脉络暴露为特征。其病程虽缓慢，但治愈实难，故历代医家认为其为四大难治证之一。臌胀之成，一般认为因情志所伤，气机失于调畅；或嗜酒过度，饮食不节，脾胃损伤；或虫毒所侵，伤及肝脾；或黄疸、积聚迁延日久，而成本病。其病机不外责之于肝失疏泄，脾失健运，水湿停留。而孙氏认为除上述原因外，更应注重于肾，因臌胀以小便不利，谷食不消为特点，此二者皆缘于下元火气不足，故说："是肿满之疾，起于下元虚寒也。"又说："夫人之胃如釜甑然，釜底火旺，则热气熏蒸，甑炊易熟，若徒有水而无火，则无气上升，物何由熟！"（《医旨绪余·臌胀说》）中焦脾胃之腐熟运化水谷，全赖肾阳之温煦，若肾中元阳不足，火衰不能熏蒸中焦，脾胃无力腐熟水谷，运化水湿，则水气内聚，酿痰酿瘀，渐成本病。孙氏此种观点诚可相信，本病的形成与命门火衰，下元虚寒不无关系。孙氏以命门火衰立论，提出了"治胀满者，先宜温补下元"的治疗原则，强调下元火旺，才能使"湿气蒸发，胃中温暖，谷气易化"（《医旨绪余·臌胀说》），故自制壮元汤，以温补命门之火为主，佐以扶助脾胃之品，命门得温补而火旺，脾胃得以益气燥湿而健运，臌胀则自消。

虽然孙一奎从其创新的太极命门三焦理论出发，在学术上主张"温补下元"，但孙氏并不是以自己的学术主张统治诸疾，而是根据疾病的客观实际，根据临床辨证的实际结果，确立恰当的治疗原则。如对于虚损的论治，就不同于温补。按照惯常的思维，以孙氏的温补观点，虚损证应该重用温补。而孙氏认为治疗虚损之证，当师法《难经》，"损其肺者益其气；损其心者调其营卫；损其脾者调其饮食，适其寒温；损其肝者缓其中；损其肾者益其精"（《难经十四难》），即根据不同情况施以不同治法。对于虚损用祛邪之法，孙氏继承了诸家经验，重视食积痰滞为祟。凡元气未至大惫者，则以祛邪为先。通过攻下、消导诸法，铲除病根，而使正气恢复。《赤水玄珠》说："治虚损之症……惟要用舍得宜，有先攻而后补者，有先补而后攻者，有攻补并行者，当攻则攻，当补则补。夫业医者，胆欲大而心欲小，毅然独断于衷，病所当泻则须泻之，幸无曰虚弱者何敢弄验。"（《虚怯虚损痨瘵门》）

例如《三吴治验》载治吴九宜，每早晨腹泻半年，粪色青，腹膨亨，人皆认为脾肾泄，为灸关元三十壮，投补脾肾之药数十剂，皆不效。自亦知医，以尺寸俱无，脉惟两关沉滑为忧，盖人言久泄而六脉绝也。孙氏诊之曰："君无忧，此中焦食积痰泄也。积胶于中，故尺寸脉隐伏不见，法当下去其积。诸公用补，谬也。"以丹溪保和丸二钱，加备急丸三粒，五更服之，已刻下稠积半桶，胀痛随愈。次日六脉齐见，再以东垣木香化滞汤调理而安。久泻每易从虚论治，故时医皆认为脾肾大衰，治以温补。耐人寻味的是被后人认作“温补派”代表人物的孙一奎，却并不蹈时医覆辙，而是用了与温补法大相径庭的荡积消导法，真可谓胆识全备了。

孙一奎能够不拘一家之见，实事求是地辨治疾病，与其长期学习，深入思考，对医理的深刻理解有关。其《不执成方说》云：“余屈首受医，日惟有事于《素》《难》《病源》《病机》《甲乙》等书，俯而诵，仰而思，希心融贯前哲秘旨而未逮也。若彼《局方》《袖珍》《惠济》等集，间用之参考，而不敢执泥。至临证，务虚心察受病之因，始敢投剂，亦未尝执方以合病。”因为“方”虽然是前人已试之方，而疾病确是变化发展的，拘泥成方势必难与今病相合。今人临证可师的是古人之“法”，而“法”的运用又妙于一心。他说：“医何容易谈哉！人之死生，关于呼吸间，余何敢师心自用，而巇崄为也。古称用药如用兵，然齐步伐，肃部伍，坐作进退，刺杀攻击，一定而不乱者，法也，胡可废也。乃若知己知彼，置伏设奇，临变不测，其运用妙于一心。”

孙一奎提出了“不执方而又合法”说。可见，他对一般与个别，普遍与特殊的关系已经有了朴素而深刻的理解。古人在临床经验中总结的方剂是个别的特殊的，随着时空和患病主体的改变，过去有效的方剂，用于今天可能就失效了，而古人确立的“法”是辨证施治的一般准则，具有普遍的指导意义，所以师古人之法，而不能泥其方。所谓的“法”即“药之君臣佐使，味之甘苦寒凉，方之丸散汤引，著于载籍者，法也。察病之寒热虚实，感之脏腑表里，所以君臣佐使，甘苦寒凉补泻，而丸散汤引者”（《医旨绪余·不执方说》）。对于“方”，孙氏主张“不废方，亦可不执方”。因为“方”作为过去的成功经验，对于未来疾病的治疗还是有一定的指导意义，但是一味固守成方，就好比纸上谈兵，必致失败。同样，执方治病而不察病因，必不能回春。

那么如何才能“不执方而又合法”呢？在孙氏看来，这不是件容易的事情。如果不能以毕生的精力，钻研贯通《素》《难》《本草》，仲景、洁古、守真、东垣、丹溪诸书，是不能臻于此境的。所以不能做思想的懒汉，只是以现成的方书作为医学的捷径，而应深研医理。孙氏指出“上古之世无方”，《扁鹊传》记载长桑君把禁方传授给扁鹊，但没有具体说什么方。春秋时秦医缓和，汉朝的淳于意等人，医名满天下，也没有什么方传下来，直到张仲景才开始有方。孙氏认为所以在东汉以前，医皆妙悟心法，察病投剂，不曾有成方传世，个中原因不是这些先贤秘其方不授，而是担心后人拘执成方不知变通，而贻误病情。而立法处方，不过是“酌病机之详确，审经络之虚实，察药性之宜悖，明气味之走守，合色脉，衍天和，调燮阴阳，参相造化，以一理贯之。理融则识真，识真则机顺，自然应变不胶。方自吾心出，病可去而功可成，以成功而名方，谁曰不可。余何能，余仅守方而不执焉已。”（《医旨绪余·不执方说》）可见，孙氏认为立法处方的根据在于对医理的融会贯通，只有医理明，才能认识真，自然因应变化，不胶成方。而方出吾心，病去功成。

综观孙氏的治疗学思想，从其学术主张说，在于温补下焦命门之气。但孙氏并不拘泥于此，而是能够从疾病的客观实际出发，实事求是地辨治疾病。这得益于其在勤求古训，博采众长基础上形成的全面而深刻的思维品质，这一点在好逞门户之见的古代医家中显得尤为难能可贵。孙氏对于各家之学，都能持公允之论，能够根据其学术产生的具体时代背景作出一分为二的客观分析，读来令人信服。其《医旨绪余·列张刘李朱滑六名师小传》就是这方面的代表作。他说：“余著论若是，非阿所好也，欲后人知仲景不徒以伤寒擅长，守真不独以治火要誉，戴人不当以攻击蒙讥，东垣不专以内伤树绩，阳有余阴不足之谭不可以疵丹溪，而撄宁生之长技，亦将与诸公并称不朽矣。”

第七章　赵献可的命门真主说及阴阳五行、先后天论

赵献可（1573～1644年），字养葵，自号医巫闾子，明末鄞县（今浙江宁波市）人。生卒年无确考，据有关资料推测，当在明万历、崇祯间。其出身巨族阀阅之家，知佛理，精《周易》，洞晓老、庄之学，为越中研习岐黄的翘楚。《鄞县志》称其“好学淹贯，尤善于《易》而精于医”。其著有《医贯》《内经抄》《素问抄》《素问注》《经络考》《正脉论》等书，除《医贯》外均散佚失传。

赵献可好学深思，精通《易经》，擅长医术，学遵李杲、薛立斋。赵献可对薛立斋之说十分推崇，对“造化以阳为生之根，人生以火为生之门”（《医贯·序》）有深刻领会，以温养命火为主，反对刘完素“六气皆从火化”和朱丹溪“阳常有余”的观点，突出地发挥了人体“命门”学说，认为先天之火乃人生立命之本，养身、治病莫不以此理“一以贯之”，因此撰书名之曰《医贯》。他的好友翰林院侍讲甬东薛三省在《医贯·序》中说：“医巫闾子曰：余所重先天之火者，非第火也，人之所以立命也……一以贯之也，故命其名曰《医贯》。”

《医贯》一书六卷，于万历丁巳（1617年）由步月楼出版问世，分《玄元肤论》《主客辨疑》《绛雪丹书》《先天要论》《后天要论》五部分。卷一为《玄元肤论》，有内经十二官论、阴阳论、五行论三论；卷二为《主客辨疑》，有中风论、伤寒论、温病论、郁病论四论；卷三为《绛雪丹书》，有血证论；卷四、卷五为《先天要论》上、下，分述六味丸、八味丸之方论，并有滋阴降火论、相火龙雷论和阴虚发热论及内科五官杂病各种论述，及二十四论等内容；卷六为《后天要论》，分述补中益气汤论、伤饮食论、中暑伤暑论等六论。

书中前五卷主要在阐发命门学说，对命门的部位、功用、病变、治则、方药和保养等作了系统的讨论，强调了命门与肾水的密切关系。之后，对阴阳五行学说提出新看法，突出了“阳为阴主”和“五行以水火为

主”的论点，以水火来说明命门功用的重要性。对六味丸和八味丸的功用作了深入探讨，发前人之未发。在卷六中，赵献可继承了李东垣脾胃内伤论的学术思想，对补中益气汤的理论及运用详予阐述，对后世研究命门学说影响很大，后经高鼓峰、吕东庄等医家之实践而为较多医者所效法。

一、命门太极真主说

赵献可的学术成就，除了继承发展于前代医家外，还与其对包括理学在内的儒、释、道三家哲学思想的深入学习研究所养成的缜密的哲学思辨能力有关。其中显然与周敦颐的《太极图说》及邵雍的先后天理论关系尤密。他在深入钻研《易经》《太极图说》的理论后，对《内经》心为君主之官的藏象学说做出了颠覆性的改变，以命门为人身之真君真主。他指出：“《系辞》曰：易有太极，是生两仪。周子惧人不明，而制为太极图说。无极而太极，无极者，未分之太极，太极者，已分之阴阳也。”“夫人受天地之中以生，亦原具有太极之形。”“命门是为真君真主，乃一身之太极。”（《医贯·玄元肤论·内经十二官论》）命门有促进人体生长发育的重要作用，就如同太极生成完整的宇宙一样，因此他强调保养命火的重要性。其对命门位置之认识，包括“在两肾各一寸五分之间，当一身之中，为真君真主”“即《太极图》中之白圈”。在《内经》中，命门是《素问·刺禁论》中说的自上数下十四节，自下数上七节，“七节之旁，中有小心”之“小心”。早在刘完素《素问玄机原病式》就引杨上善《太素》注指命门为小心，率先提出了“命门为小心说”；李时珍《本草纲目》卷三十胡桃条也曾提到过“在七节之旁两肾之间”的记述。这说明赵献可的这一论说，学有渊源。

（一）心非一身之主

赵献可根据理学太极论及儒释道三教本体论哲学的观点，经过深入思考，对《内经》的“心为君主之官，人身主宰”的千古定论提出挑战。他认为，心为有形之脏，不堪为人身之主，能够成为一身之主的当为无形的命门，命门才是真君真主。《玄元肤论》之《内经十二官论》曰：

心者，君主之官也，神明出焉。肺者，相傅之官，治节出焉。肝者，将军之官，谋虑出焉。胆者，中正之官，决断出焉。膻中者，臣使之官，喜乐出焉。脾胃者，仓廪之官，五味出焉。大肠者，传道之官，变化出焉。小肠者，受盛之官，化物出焉。肾者，作强之官，伎巧出焉。三焦者，决渎之官，水道出焉。膀胱者，州都之官，津液藏焉，气化则能出矣。凡此十二官者，不得相失也。故主明则下安，以此养生则寿，殁世不殆，以为天下则大昌。主不明则十二官危，使道闭塞而不通，形乃大伤，以此养生则殃，以为天下者，其宗大危，戒之戒之！

至道在微，变化无穷，孰知其原？窘乎哉！消者瞿瞿，孰知其要？闵闵之当，孰者为良？恍惚之数，生于毫氂，毫氂之数，起于度量，千之万之，可以益大，推之大之，其形乃制。

赵献可在引用《素问·灵兰秘典论》后说：

玩《内经》注文，即以心为主。愚谓人身别有一主，非心也。谓之君主之官，当与十二官平等，不得独尊心之官为主。若以心之官为主，则下文主不明则十二官危，当云十一官矣。此理甚明，何注《内经》者昧此耶。盖此一主者，气血之根，生死之关，十二经之纲维也。医不达此，医云乎哉？

赵献可认为《内经》以心为人身之主是错误的。其一，既然心为“君主之官”，则与十二官平等，因为君主不得称官。这里要说明的是：现在的人可能不太了解，以为古代君主是最大的“官”。其实，这种看法是错误的。“官”是负责具体行政工作的，而“君”是一国之主，是百官、国家的领袖，不负责具体工作，不是“官”。“君”与“官”不在同一个层级上。“君”与“官”是统帅与被统帅的关系，而“官”与“官”之间则是分工合作的关系。因此，《素问·灵兰秘典论》把“心”称为“君主之官”，不过是个比喻，严格说来并不准确。赵献可以严格的用字来否定《内经》以心为主的思想。实际上是《内经》用字不严格，而不是《内经》没有以心为主的意思。就如孟子也把心称为“官”，云“心之官则思”。实际是用词不严格，而不是孟子否定心的思维主导作用。其二，如果心之官为主，那么下文“主不明则十二官危”，该说十一官危，因为主不能包含在官内。这道理是很清楚的。赵献可认为人身之主应该是“气血之根，生死之关，十二经之纲维”，作为一身之要的君主是无物可指，无形可见的。正因为它无形无物，所以自古圣贤，因心立论，而终不能直指其实。

赵献可以孔子的“一贯”、孟子的“浩然之气”、老子的“玄牝”、佛教的“空中”来说明作为人身之主的形上性和超越性，从认识论上说属于不得已而强名之类。他说：“孔门之一贯，上继精一执中之统，惟曾子子贡得其传。然而二子俱以心悟而非言传也，若以言传，当时门人之所共闻，不应复有何谓之问也。后来子思衍其传而作《中庸》。天命之性，以中为大本，而终于无声无臭。孟子说不动心有道，而根于浩然之气。及问浩然之气，而又曰难言也。老氏《道德经》云：谷神不死，是谓玄牝之门，造化之根。又曰：恍恍惚惚，其中有物。佛氏《心经》云：空中无色，无受想行识，无眼耳鼻舌身意。又曰：万法归一，一归何处。夫一也，中也，性也，浩然也，玄牝也，空中也，皆虚名也，不得已而强名之也。”（《医贯》）

“一贯”在《论语》中出现了两次。一次是孔子与曾参的对话。孔子说：“参乎！吾道一以贯之。”曾子说：“唯。”其他弟子不理解，就问：“什么意思？”曾子说：“夫子之道，忠恕而已矣！”（我们老师的道就是忠恕而已啊！）（《论语·里仁》）孔子思想的“一贯”即核心是否如曾参理解的“忠恕”可以讨论，但孔子确实明确地讲自己的思想是有一个核心主脑的。孔子曾经和另一个弟子子贡也说过：“赐也，汝以予为多学而识之者与？”（赐啊，你以为我是多学而记住的人吗？）子贡回答说：“是呀，不是吗？”孔子说：“不是的，我是一以贯之。”孔子始终强调自己的思想并不是大杂烩，而是由一个内在的核心来统帅的。《礼记·学记》也说过：“记问之学，不足以为师。”

赵献可认为孔子的“一贯”之道，是继承了上古的“精一执中之统”。所谓“精一执中”，即“惟精惟一，允执厥中”。《尚书·虞书·大禹谟》云：“人心惟危，道心惟微，惟精惟一，允执厥中。”朱熹认为这十六字是尧舜禹三圣相传的，后来理学家称之为“十六字心传”。赵献可认为这“十六字心传”只有曾子和子贡得其传。但是这二人都是“心悟”而非言传，如果是孔子亲自言传，当时的门人都能共闻，就不应有门人的“何谓”之问了。后来子思发展其思想而作《中庸》，所谓“天命之性，以中为大本，而终于无声无臭”。《中庸》开篇云“天命之性”，其核心的观点是“中也者，天下之大本也”，最后以“上天之载，无声无臭，至矣”结篇。

孟子在与公孙丑讨论“不动心”时，公孙丑问“不动心，有道乎”，孟子说“有”。在孟子看来，“不动心”的根本在于“养浩然之气”。而当公孙丑问“何谓浩然之气”时，孟子又说“难言也”。老子《道德经》云：

“谷神不死是谓玄牝。玄牝之门是谓天地根。”（第六章）“恍兮惚兮，其中有物。”（第二十一章）这就是赵献可引文的来历，也蕴含有赵献可为自己的理论学说辩护的意味。因为无论是子贡、子思的“心悟而难言”，孟子的“问浩然之气，而又曰难言”，还是老子的“恍惚之物”，都是难以诉诸语言文字表达清楚的，都有似于佛法之教外别传。这样，赵献可就有可能发现《内经》中隐而不显的真理。

佛教认为世间万法（色）在本质上即“空”。这种空观是最符合世界本性的看法，称为“中观”。这就是佛教的“空中”之说。所谓“受想行识”是佛教十二因缘中的四个支。佛教认为事物皆由因缘而生灭，故空。“眼耳鼻舌身意”是“识”的六个方面，即“六识”。“六识”也是空。这就是赵献可引用的佛教《心经》云“空中无色，无受想行识，无眼耳鼻舌身意”的大意。佛教唯识宗认为三界唯心，万法唯识。这就是赵献可引的“万法归一”。最后，赵献可认为无论是孔孟的“一贯”“浩然”，还是老子的“玄牝”，乃至佛教的“空中”，都是一个东西，都是无形的超越本体，都是虚名和不得已的强名。

赵献可承认作为人身之主应该具有儒、释、道三教哲学所认可的本体那样的无物无形的形上超越性，但是医学作为实用性很强的可操作性的技术又不能使人身之主像三教所认可的本体那样纯粹是一形而上的悬设，必须由形而上下落到形而下，或由形而下上推形而上，使之具有可操作性。受一高僧真如心既非有形的肉团心，又其位置在下的论说启发，赵献可悟出人身之主应具“有形之中以求无形”之妙。他说：

> 立言之士，皆可以虚名著论。至于行医济世，将以何味的为君主之药，而可以纲维一身之疾病耶？余一日遇一高僧问之，自心是佛，佛在胸中也？
>
> 僧曰：非也，在胸中者是肉团心。有一真如心是佛。
>
> 又问僧曰：真如心有何形状？
>
> 僧曰：无形。
>
> 余又问在何处安寄？
>
> 僧曰：想在下边。
>
> 余曰：此可几于道矣。因与谈《内经》诸书，及《铜人图》，豁然超悟，唯唯而退。今将十二经形景图，逐一申示，俾学者按图考索，据有形之中，以求无形之妙。自得之矣。
>
> （《医贯》）

因此，特撰《形景图说》。以喉为开端，赵献可描述了喉、肺、心、心包络的形态，走行连接及生理功能，认为这一系脏腑的主要功能是："此喉之一窍也，施气运化，熏蒸流行，以成脉络者如此。"以咽为开端，赵献可描述了咽、膈膜、胃、脾、小肠、大肠（回肠）、广肠、膀胱的形态，走行连接及生理功能，认为这一系脏腑的主要功能是："此咽之一窍。资生气血，转化糟粕，而出入如此。"在对有形脏腑的形态及功能作出详细阐释后，赵献可即由有形进入无形，展开对三焦的论述。

> 三焦者，上焦如雾，中焦如沤，下焦如渎。有名无形，主持诸气，以象三才。故呼吸升降，水谷腐熟，皆待此通达，与命门相为表里。
>
> 上焦出于胃口，并咽以上，贯膈而布胸中，走腋，循太阴之分而行。传胃中谷味之精气于肺。肺播于诸脉，即膻中气海所留宗气是也。
>
> 中焦在中脘，不上不下，主腐熟水谷，泌糟粕，蒸津液，化其精微，上注于肺脉，乃化为血液，以奉生身，莫贵于此。即肾中动气，非有非无，如浪花泡影是也。
>
> 下焦如渎，其气起于胃下脘，别回肠，注于膀胱，主出而不纳。即州都之官，气化则能出者，下焦化之也。
>
> （《医贯》）

赵献可认为三焦虽有名无形，但其功能却至关重要——"主持诸气"与天地人之三才相类。无论从喉开端的肺心一系的呼吸升降，还是以咽开端的脾胃一系的水谷腐熟，皆赖此通达。与命门相为表里，至此"命门"之名正式登场。在三焦有形无形的问题上，赵献可与孙一奎一致，认为三焦有名而无形，而其后的张介宾则认为三焦是形名兼备的。以上赵献可表达的基本思想是：包括心在内的一切有形脏腑功能的实现皆仰赖于无形的三焦，而三焦又与命门相为表里，即三焦为命门之表，命门为三焦之里，无形的命门才是最根本的。这样就彻底否定了心为一身之主的传统观点，从而正式提出命门为一身之主。

（二）命门为一身之主

我们注意到赵献可在阐释脏腑形态功能时没有提到肾，这绝不是疏忽，而是有意所为。赵献可留下肾是为了论述无形的命门。前面我们说过，赵献可一方面强调作为一身之主的真君真主的无形性、超越性；另一方面又意识到为了能够有效地指导临床实践，必须使无形之主宰向有形下落，或由有形以求无形。所以赵献可没有在前面论述肾，而是将肾与命门合论，使之有所依托。他说：

> 肾有二，精所舍也，生于脊膂十四椎下，两旁各一寸五分。形如豇豆，相并而曲，附于脊外，有黄脂包裹，里白外黑，各有带二条。上条系于心包，下条过屏翳穴后趋脊骨。两肾俱属水，但一边属阴，一边属阳。越人谓左为肾，右为命门，非也。
>
> （《医贯》）

由上述可见，肾与肺、心、肝、脾一样，也是有形的脏腑。不同的是肾作为有形的脏腑与无形的命门在位置上最近，功能联系也最密切。肾的颜色“里白外黑”。根据现代解剖学，肾实质分为边缘的皮质与深部的髓质。皮质新鲜时呈红褐色；髓质位于皮质的内层，因血管较少，呈淡红色。可见，“里白外黑”之说是有事实根据的。但赵献可强调这一点的主要目的不是描述客观的事实，而是与其太极肾命说有关，是为其学说提供经验性的证据。

1. 命门的位置与先天太极命门系统模式的构成

关于命门的位置与先天太极命门系统模式的构成，赵献可说：

> 命门即在两肾各一寸五分之间，当一身之中。《易》所谓一阳陷于二阴之中。《内经》曰“七节之旁，中有小心”是也，名曰“命门”，是为真君、真主，乃一身之“太极”，无形可见。两肾之中，是其安宅也。
>
> （《医贯》）

在这里，赵献可确定命门的位置在“两肾各一寸五分之间”，即人体的督脉上，为人身之正中。命门既然为人身的太极，必然在人身之正中。邵雍在《观物外篇》反复强调太极为天地之“中”。《观物外篇》云：“天地之本，其起于中乎！是以乾坤变而不离乎中。人居天地之中，心居人之中，日中则盛，月中则盈，故君子贵中也。”“天地之心者，生万物之本也。”“先天图者，环中也。”“先天之学，心法也。故图皆自中起，万化万事生于心也。”显见以太极为天地之中是理学的基本观念。在这一思想影响下寻找人体太极（命门）的医家必然也要以人体之中为太极。所以从孙一奎开始就以两肾之间的动气为人体的太极——命门。《难经》有左为肾、右为命门之说的启发，更主要的是人俯卧时两肾部位大体相当人体之中，这与太极为天地之中的思想一致，所以到赵献可明确指定命门位于人体中线督脉上的两肾之中。

从《易经》来说，命门与两肾相当坎卦卦象。坎卦由二阴爻夹一阳爻构成，所谓一阳陷于二阴之中。从《内经》来说，即“七节之旁，中有小心”。事实上，《内经》并没有明确指出“七节之旁，中有小心”的“小心”就是“命门”，“命门”在《内经》指两目，是隋朝医家杨上善最早以“小心”为“命门”。杨上善的“小心”为“命门”说受到了孙一奎的批评，孙氏以“小心”为心包络。当然这种争论对于确定命门的存在与否并没有决定性的意义，只是各家的不同观点而已。赵献可认为命门才是人体的“真君、真主”，一身之“太极”，无形可见，依附于两肾，所以“两肾之中，是其安宅”。

在确定了命门的位置之后，赵献可又根据周敦颐《太极图说》的太极生阴阳五行万物的思想构造了人体先天太极命门的系统构成，即命门（火）、右旁小白窍之三焦相火（火）、左旁小黑窍之真阴真水（水）。这就是火统水火的先天太极命门系统模式，也就是生成人体的模式。

> 其右旁有一小窍，即三焦。三焦者，是其臣使之官，禀命而行，周流于五脏六腑之间而不息，名曰相火。相火者，言如天君无为而治，宰相代天行化，此先天无形之火，与后天有形之心火不同。其左旁有一小窍，乃真阴真水，气也，亦无形。上行夹脊，至脑中为髓海，泌其津液，注之于脉，以荣四支，内注五脏六腑，以应刻数，亦随相火而潜行于周身，与两肾所主后天有形之水不同。但命门无形之火，在两肾有形之中，为黄庭，故曰五脏之真，惟肾为根。
>
> （《医贯》）

其右旁的小窍——三焦，即太极动而生阳的“阳”，所以赵氏以为三焦实内蕴相火。相火是先天无形之火，是遍布周身的生命原动力，与仅为后天一脏的有形的心火不同。其左旁的小窍，即太极静而生阴的“阴”，所以为“真阴真水，气也”，也属无形，与作为后天有形脏腑的两肾所主的有形之水不同，是人体生命的源泉。

从天地万物的生成说，由太极到阴阳还只是宇宙生成的初步阶段，没有形成具体事物，这时还属于先天。由于命门无形之火，在两肾有形之中，为黄庭，所以五脏之真，以肾为根。由于肾与命门的这种特殊关系，肾在中医脏腑系统中的地位由《内经》中仅仅是与肺、肝、脾相同的普通一脏上升为内涵真阴真阳的先天之本，甚至超过了作为君主之官的心。这样就使人感到困惑，中医一方面以心为君主之官，一方面又以肾为先天之本，使理论体系陷于矛盾之中。事实上，肾作为有形的后天一脏，其地位是不可能超过心的。肾作为先天之本的意义实际上是命门的象征或代表，因为命门为无形的先天，无形无象，其显现必依托于有形的肾。

赵献可火统水火的先天太极命门系统模式对后来的哲学发展产生了一定的影响。稍晚于赵献可的明代哲学家方以智（1611～1671 年）提出的“阳统阴阳，火运水火”思想与赵献可不无关系。他说：“天道以阳气为主，人身亦以阳气为主。阳统阴阳，火运水火生以火，死以火，而养身者亦亦此火。”（《物理小识》卷一）方以智既是哲学家也是科学家，其对包括中医学在内的古代及西来之科学都有比较深入的研究，因而提出了比较新的哲学思想。其“阳统阴阳，火运水火”思想紧密结合人体生命科学与养身学，是对中医学理论的概括提升，可见中医学对其影响之深。

2. 先天太极命门在后天五脏的发生及其生理功能发挥中的作用

在对命门与三焦相火和左窍真阴真水的关系作出概要性的勾画后，赵献可又从人体胚胎发生学的角度阐释了由命门到五脏的具体生成过程，得出命门为十二经之主的结论。

> 褚齐贤云：人之初受胎，始于任之兆，惟命门先具。有命门，然后生心，心生血；有心然后生肺，肺生皮毛；有肺然后生肾，肾生骨髓；有肾则与命门合，二数备，是以肾有两岐也。可见命门为十二经之主。

赵献可根据褚齐贤的观点认为，人体的胚胎发育过程是先具备命门，由命门而心而肺而肾，肾在胚胎发育过程中最后形成而复归于命门，构成一个循环。由于肾与命门相合，肩负先天与后天二职，所以五脏惟肾有二。以此肾成为先天命门在后天的代表与象征。要说明的是这里关于胚胎发育生成的论述未必是实际的生理过程，而是古人依据一定的观察结合自然哲学观念的推演。肾之所以有二是其连接先后天的作用决定的。关于命门在人体生命活动中的重要作用，赵献可说：

肾无此，则无以作强，而技巧不出矣；膀胱无此，则三焦之气不化，而水道不行矣；脾胃无此，则不能蒸腐水谷，而五味不出矣；肝胆无此，则将军无决断，而谋虑不出矣；大小肠无此，则变化不行，而二便闭矣；心无此，则神明昏，而万事不能应矣，正所谓主不明则十二官危也。

（《医贯》）

可见，命门是后天五脏六腑发挥生理功能的基础和前提，是人体生命活动的源泉和动力。赵献可作了个形象的比喻，如果人体是走马灯，命门则是灯中之火，人体生命活动要依赖命门火的推动。他甚至认为人的身体非己所有，而是天地的“委形”①。所谓“委形”是代谢后的产物之意。人体好比火山喷发后形成的凝固火山灰。赵氏此意无非是强调命门火在人体的主宰意义。

3. 以图像明示命门之意

赵献可对其命门理论作出理论阐释后，又仿周敦颐“太极图”以图像明示命门之意。他说：

《系辞》曰：“易有太极，是生两仪。”周子惧人之不明，而制为“太极图”，无极而太极。无极者，未分之太极；太极者，已分之阴阳也。一中分太极，中字之象形，正太极之形也。一即伏羲之奇一，而圆之即是无极。既曰先天太极，天尚未生，尽属无形。何为伏羲画一奇，尚未生，周子画一圈，又涉形迹矣。曰此不得已而开示后学之意也。夫人受天地之中以生，亦原具太极之形，在人身之中，非按形考索，不能穷其奥也。

（《医贯》）

这里，赵献可发挥了周敦颐的“无极而太极”思想，以为无极是未分之太极，太极是已分之阴阳，与朱熹以“无形而有理”解说“无极而太极”不同。朱熹以理为生物之本，理是洁净空阔的独立于阴阳二气之上的。赵献可以太极为已分之阴阳，显然是视太极为气。这与其作为医家要解决的是形而下的有形肉体的疾病健康问题有关。赵献可认为，“一”作为混沌统一体的无极，分出涵具阴阳的太极。“中”字正如太极之形，因为“中”

① 委形：语出《庄子·知北游》：“舜问乎丞曰：‘道可得而有乎？’曰：‘汝身非汝有也，汝何得有夫道？’舜曰：‘吾身非吾有也，孰有之哉？’曰：‘是天地之委形也。’”

字是在一圆圈上划一中线，蕴含阴阳二气。而圆圈是由混沌的奇“一”圆之而来，这就是无极。当然，既然是先天无极，就是没有形迹的，画圈就已经涉及形迹了。这是为了启发后学，不得已而为之。人禀受天地之中气以生，原本具有太极之形，在人身之中，如果不按形考索，不能穷其奥秘。所以他按照古铜人图，画一形象，而人身太极之奥妙，尽显于兹。他说：

> 命门在人身之中，对脐附脊骨，自上数下，则为十四椎；自下数上，则为七椎。《内经》曰：“七节之旁，有小心。”此处两肾所寄。左边一肾，属阴水；右边一肾，属阳水，各开一寸五分，中间是命门所居之宫，即“太极图”之白圈也。其右旁一小白窍，即相火也，其左旁之小黑窍，即天一之真水也。此一水一火，俱属无形之气。相火禀命于命门，真水又随相火。自寅至申，行阳二十五度；自酉至丑，行阴二十五度。日夜周流于五脏六腑之间，滞则病，息则死矣。人生男女交媾之时，先有火会，而后精聚，故曰火在水之先。人生先生命门火，此褚齐贤之言也，发前人之所未发。世谓父精母血，非也。男女俱以火为先，男女俱有精。但男子阳中有阴，以火为主；女子阴中有阳，以精为主，谓阴精阳气则可。男女合，此二气交聚，然后成形；成形俱属后天矣。后天百骸俱备，若无一点先天火气，尽属死灰矣。故曰：主不明，十二官危。
>
> （《医贯》）

在这段文字中，赵献可首先确定了命门的位置。其次，指明命门系统的构成包括中间的命门所居之宫、右旁一小白窍的相火、左旁之小黑窍的天一之真水。相火与真水俱属无形之气。三者的关系是相火禀命于命门，真水又随相火。真水与相火按照一定的节律运行周身，发挥先天命门对后天有形之体的主宰作用。可见，真水与相火是沟通先天命门与后天形体的桥梁和通道。命门的实际内涵就表现为相火与真水的功能，这就是所谓的“太极已分之阴阳”在人体生命活动中的具体体现。相火与真水虽然是互根不离的，但相对而言，火在人体更具有先在性和基础性的地位。表现在孕育过程中是“先有火会，而后精聚”；表现在胚胎发生过程中是先生命门火，有了这命门火才可能有后天的人体生命活动。

综合言之，赵献可的太极命门说是以周敦颐《太极图说》的宇宙生成论为运思基础的。依周敦颐由无极而生成太极，太极而生成阴阳，阴阳生成五行，五行生成万物。这是整个宇宙的生成过程。依据古代天人合一之理，人身小宇宙，人身的生成不过是宇宙生成之微缩，其原理是一致的。人身生成是父母精血之和合，就是无极而太极。在人身就是命门。无极是未分之太极，太极是已分之阴阳。赵献可强调命门包括先天无形之火（相火）与先天无形之水（真阴真水）就是强调太极本身就涵阴阳，太极就是已分之阴阳。对于先天无形之火与无形之水二者，赵献可更重视的是无形之火，形成了火统水火的命门活动模式，其根据就是周敦颐的“太极动而生阳”。周敦颐认为万物的生成首先是阳动而生，丹溪深会周子之意，发明《相火论》，以为“凡动皆属火”，非常重视阳动在生物中的意义。赵献可承周子、丹溪之意，构造出阳统阴阳、火运水火的太极命门学说。

4. 命门火的养生、治疗意义

赵献可倡命门为人身真君真主、十二经之主的目的主要不是对人体生命活动的客观过程作纯粹的学理探究，而是用来指导养生治病。他希望人们懂得火乃人身之至宝，无论养生还是治病确实以命门为君主，着意于火。他说：“余所以谆谆必欲明此论者，欲世之养身者、治病者，的以命门为君主，而加意于火之一字。夫既曰立命之门，火乃人身之至宝。”（《玄元肤论》）赵献可批评了在养生、治病中不懂得保养此火、温养此火的行为，告诫人们保养此火才是归元之路。他说：“何世之养身者，不知保养节欲，而日夜戕贼此火。既病矣，治病者，不知温养此火，而日用寒凉，以直灭此火。焉望其有生气耶？经曰：主不明则十二官危，以此养生则殃，戒之戒之！余今直指其归元之路而明示之。”（《玄元肤论》）

赵献可指出先天命门君主之火与后天有形之火不同，后天有形之火与水之间是相克关系，而命门君主之火，乃水中之火，先天水火是相互依存滋生不可分离的关系。因此，在治疗上无论火之有余还是不足都不能用泻火或泻水的办法，只能根据阴阳水火的互根关系，补水以配火或于水中补火。他说：“命门君主之火，乃水中之火，相依而永不相离也。火之有余，缘其水之不足也。毫不敢去火，只补水以配火。壮水之主，以镇阳光。火之不足，因见水之有余也。亦不必泻水，就于水中补火。益火之原，以消阴翳。所谓原与主者，皆属先天无形之妙。非曰心为火而其原在肝，肾为水而其主居肺。盖心脾肾肝肺，皆后天有形之物也。须以无形之火，配无形之水。直探其君主之穴宅而求之。是为同气相求，斯易以入也。所谓‘知其要者，一言而终’。”（《玄元肤论》）赵献可把王冰《素问注》的“益火之原”与“壮水之主”的“原”与“主”理解为无形之先天水火的互根关系，而不是后天基于五行的生克关系。如心为火，肝木生心火而为心之原；肾为水，肺金生肾水而为肾之主。这样，赵献可从治疗学的角度再次强调了命门先天无形之火与后天有形之火的不同。

赵献可对只知外邪侵入为病而祛其外邪的医家提出批评，指出这一思路只着眼于外因（客气）而忽视了内因（主气）在养生治疗上的意义。即便有人意识到了内因（主气）的意义，也只是局限于后天脾胃。在赵献可看来，后天脾胃终究为先天水火所生，只有从先天命门水火入手，才能抓住问题的关键，医学才是源流一贯的完整体系。这与儒家圣贤一以贯之的道统是理无二致的。他甚至认为孔子一以贯之的忠恕之道、孟子的浩然之气、老子的玄牝之门、释氏的空中、理学的太极所指皆此命门之火，而成就圣贤佛仙无非是保全此火。

赵献可此说虽有将各家学术简单化、并将之归附于医家之嫌，但其会通各家，不为表面差异所束缚，不满足于现象的认知，直探本原的精神还是值得嘉许的。他说："若夫风寒暑湿燥火之入于人身，此客气也，非主气也。主气固，客气不能入。今之谈医者，徒知客者除之，漫不加意于主气，何哉？纵有言固主气者，专以脾胃为一身之主，焉知坤土是离火所生。而艮土又属坎水所生耶？明乎此，不特医学之渊源有自，而圣贤道统之传，亦自此不昧。而所谓一贯也，浩然也，忠恕也，玄牝也，空中也，太极也，同此一火而已。为圣为贤，为佛为仙，不过克全此火而归之耳。小子兹论，阐千古之未明，慎勿以为迂。"（《玄元肤论》）

5. 论心的作用

赵献可以命门为人体的真主，颠覆了心为君主之官、五脏六腑之大主的千古定论，可谓中医学基础理论的一大革命。但是以心为人体主宰毕竟是深入人心的不刊之论，赵氏此说必然要受到质疑，而且赵氏也不能否定心的存在，必须在他的体系中给心以一定的位置。

> 或又问曰：如上所言，心为无用之物耶？古之圣贤，未有不以正心、养心、尽心为训，而先生独欲外心以言道，恐心外之道，非至道也。
>
> 余曰：子细玩经文，自得之矣。经曰：神明出焉，则所系亦重矣。岂为无用哉？盍不观之朝廷乎？皇极殿，是王者向明出治之所也。乾清宫，是王者向晦晏息之所也。指皇极殿而即谓之君身可乎？盖元阳君主之所以为应事接物之用者，皆从心上起经纶，故以心为主。至于栖真养息，而为生生化化之根者，独藏于两肾之中，故尤重于肾，其实非肾而亦非心也。
>
> （《玄元肤论》）

质疑者认为，根据赵献可的看法，心就成了无用之物，但是古之圣贤，都以正心、养心、尽心为训，赵氏心外言道，就不是至道了。赵献可依然承认心具有主神明之功，关系重大，不能说心是无用之物。赵氏以皇极殿和乾清宫作出形象的论说。皇极殿是王者向明出治之所，因为“元阳君主之所以为应事接物之用者，皆从心上起经纶，故以心为主”，相当心主神明的功能。乾清宫，是王者向晦晏息之所，“栖真养息，而为生生化化之根者，独藏于两肾之中，故尤重于肾，实非肾而亦非心”，相当命门的主宰功能。可见，赵献可并没有否定心主神明的功能。在后天有形的五脏系统中，心当然具有主宰作用，只是在赵氏看来，这种主宰作用并不是终极意义上的主宰作用。终极意义上的主宰者只能是作为生化之根的先天命门火。由于命门火藏于两肾之中，所以尤重于肾。其实既非肾亦非心，肾只是无形命门的有形表征而已。在赵献可的观念中，心只具有主神明的功能，而不是终极意义上的五脏六腑的大主。由于赵氏等人的努力，使中医学对人体生命活动的探究由有形的后天脏腑系统，深入无形的先天命门系统，为中医学理论的发展做出了巨大贡献，推动了后期中医学理论与实践的重大转变。

二、阴阳互根，阳统阴阳的系统阴阳论

阴阳是发源很早的一种古老的哲学思想，在上古很多文献中都有零星记载。《易传》形成了比较系统的阴阳哲学思想，正如《庄子》所云：“易以道阴阳。”《易传·系辞》云：“立天之道曰阴与阳，立地之道曰柔与刚，立人之道曰仁与义。”这里，阴阳与刚柔、仁义相对，刚柔、仁义是阴阳在地道、人道的特殊表现，也可以归属于阴阳。总之，阴阳是天地人三才之道，是宇宙的总规律。《内经》继承了先秦哲学的阴阳思想，结合医学实践作了进一步的发展，形成了系统丰富的阴阳学说。《内经》论述了阴阳的相须互用、消长平衡以及相互转化。总体看来，《内经》更多论述的是偏重于外在的阴阳之对待关系，而对于内在的阴阳互根互用关系论述不多，认识还是比较浅近的。代表性的论述即《阴阳应象大论》的“阴在内，阳之守也；阳在外，阴之使也”。是说在内的阴由阳来守卫，在外的阳是阴来使用。但终究在《内经》及其同时代还没有明确的阴阳互根思想，中医学强调阴阳的互根互用还是在周敦颐《太极图说》的“一动一静，互为其根”之后。另外，张载的“一物两体”之说也对中医学阴阳互

根论的形成有助益。张载认为："一物两体，气也。一故神，两故化。""两体"就是阳阳，只有阳阳存在于统一体中才能产生神妙之变化。也就是说，阳阳双方各自以对方为自己存在的根据，只有对方存在才有自身的存在与发展。

赵献可根据理学的太极阴阳理论，结合自己的实践，对《内经》的阴阳理论作了进一步的发挥，深化了中医学的阴阳学说。赵献可认为阴阳学说蕴含着无限内容，适用于各个领域，人不可能把阴阳变化之理完全认识清楚，只是结合医道对阴阳学说作出分梳。他说："阴阳之理，变化无穷，不可尽述，姑举其要者言之。"（《医贯・阴阳论》）

其一，阴阳的基本含义是指相互对待的一切事物。"夫言阴阳者，或指天地，或指气血，或指乾坤，此对待之体。"（《医贯・阴阳论》）这是阴阳学说的基本内涵，无须多言。

其二，阳统乎阴，阳生阴长。相互对待的阴阳双方的地位并不是绝对平等的，根据《易经》和《内经》的重阳思想，赵献可认为阳处于主导统帅的方面，阴处于被动辅从的方面。"其实阳统乎阴，天包乎地，血随乎气。"（《医贯・阴阳论》）赵献可引《易经》为证。"故圣人作《易》，于'乾'则曰：大哉乾元，乃统天；于'坤'则曰：至哉坤元，乃顺承天。"（《医贯・阴阳论》）乾阳坤阴，言乾元统天，坤元顺天，即阳统乎阴之意。将这一原理引入医学，献可悟出"治血必先理气，血脱益气"（《医贯・阴阳论》）的道理。他说："古人善体《易》义，治血必先理气，血脱益气，故有补血不用'四物汤'之论。如血虚发热，立'补血汤'一方，以黄芪一两为君，当归四钱为臣，气药多而血药少，使阳生阴长。"（《医贯・阴阳论》）方名"补血汤"，但血药少而气药多，其道理就在于只有"阳生"才能"阴长"。一般"血虚发热"之证，用药以气药为主。至于暴失血的急证，则纯用气药。"又如失血暴甚欲绝者，以'独参汤'一两顿煎服，纯用气药。"（《医贯・阴阳论》）其理在于"斯时也，有形之血，不能速生，几微之气，所当急固，使无形生出有形，盖阴阳之妙。原根于'无'也。故曰无名天地之始。"（《医贯・阴阳论》）后世医家熟知的名言"有形之血，不能速生，无形之气，所当急固"就出于赵氏此论。此论的深层根据依然是先天无形太极生后天有形万物的哲理。有形的阴阳根源于无形的太极，所以老子才说"无名天地之始"。前面已经论及，以阳统阴为太极命门学说的主要内容，其哲理根据即周敦颐的"太极动而生阳"。重阳、重气的思想既有《易经》《内经》等传统的思想影响，更与周敦颐等理学家发挥的太极之阳动密切相关。

其三，扶阳抑阴，治未病，倡温补。在赵献可看来，包括人在内的万物的生死消长是自然界的根本规律，是人力所不能改变的。但是人却可以根据阴阳变化的自然规律，发挥主体能动性，运用“扶阳抑阴”之法，防患于未然而治未病。这正是医学能够产生的根据。他说：“生死消长，阴阳之常度，岂人所能损益哉？圣人裁成天地之化，辅相天地之宜，每寓扶阳抑阴之微权，方复而先忧七日之来，未济而预有衣袽之备，防未然而治未病也。然生而老，老而病，病而死，人所不能免；但其间有寿夭长短之差，此岐黄之道所由始。”（《医贯·阴阳论》）

这里赵献可引用了《易经》的两条卦爻辞来说明治未病的道理。《易经·复》卦辞：“复，亨。……反复其道，七日来复，利有攸往。”《彖》曰：“反复其道，七日来复，天行也。”《易经》认为万物的发展都有周而复始的规律性，一般而言经过七个发展阶段就会出现周期性的变化，因此，《易经》主张在事物变化之前特别是坏的可能性发生之前就进行防范，以避免消极情况的出现。既济卦六四爻辞说：“繻有衣袽，终日戒。”“象曰：终日戒，有所疑也。”繻是彩色的丝帛，借指美服。袽，是败絮，指衣服破旧。六四爻的意思是虽然现在还是华丽的衣服，但终将会变成弊衣破絮，因此应该及早戒备祸患。《象传》说，这说明六四有所疑惧。防患于未然是《易经》的基本思想，对中医学的治未病思想的形成具有重要的启示作用。

赵献可以阴阳解说药性，凡辛甘者，属阳；温热者，属阳；寒凉者，属阴；酸苦者，属阴。根据阳生阴杀的规律，倡用辛甘温热，反对酸苦寒凉。这反映了其温补派的学术主张。他说：“神农尝药，按阴阳而分寒热、温凉、辛甘、酸苦之辨。凡辛甘者，属阳；温热者，属阳；寒凉者，属阴；酸苦者，属阴。阳主生，阴主杀，司命者欲人远杀而就生，甘温者用之，辛热者用之，使共跻乎春风生长之域，一应苦寒者俱不用；不特苦寒不用，至于凉者亦少用，盖凉者秋气也，万物逢秋风不长矣。或时当夏令，暑邪侵入，或过食炙煿辛热而成痰者，暂以苦寒一用，中病即止，终非济生之品。世之惯用寒凉者，闻余言而怪矣。幸思而试之，其利溥哉！”（《医贯·阴阳论》）

从防患于未然的角度，赵献可提出，养生不须服食、导引、吐纳。人之病多由于纵欲而伤害阴阳，正确的办法就是远房帏，绝嗜欲，以保养阴阳之气。他说：“若夫尊生之士，不须服食，不须导引，不须吐纳，能大明生死，几于道矣！生之门，死之户，不生则不死。上根顿悟无生，其次莫若寡欲，未必长生，亦可却病。反而求之，人之死，由于生；人之病，由于欲。上工治未病，下工治已病。已病矣，绎其致病之根，由于不谨，急远房帏，绝嗜欲，庶几得之。世人服食以图长生，惑矣！甚者日服药，以资纵欲，则惑之甚也。”（《医贯·阴阳论》）

其四，运用阴阳升降之理，升清以降浊。赵献可通过对泰否二卦的阴阳交感关系的分析，阐明药物的阴阳升降之理，强调“升清浊自降”的观点。他说：“天上地下，阴阳之定位。然地之气每交于上，天之气每交于下，故地天为泰，天地为否。有转否为泰之道，如阳气下陷者，用味薄气轻之品，若柴胡、升麻之类，举而扬之，使地道左旋，而升于九天之上。阴气不降者，用感秋气肃杀为主，若瞿麦，扁蓄之类，抑而降之，使天道右迁，而入于九地之下，此东垣补中益气汤，万世无穷之利，不必降也，升清浊自降矣。”（《医贯·阴阳论》）他认为阳气下陷之证，可用柴胡、升麻味薄气轻之品，升举阳气；若阴寒过盛，浊气不降者，只用升清之法，如补中益气汤之类，不必降浊，阳升浊自降。这里要说明的是，阴阳升降之说虽然见于《内经》，但却是出现在七篇运气大论之中，而运气七篇是唐代医家王冰补入的，其写作风格与思想内容与《素问》的其他部分有异。阴阳升降之说也不见于《灵枢》。所以，阴阳升降思想应该出现得比较晚，其与后来的易学和运气七篇有关。宋代之后的医家多用阴阳升降之理论医学，与《内经》之运气七篇、易学、理学的发展有关。

其五，阐释四时阴阳消长变化之理，以明患病之根源，而施治疗之方术。赵献可指出年月日都有阴阳的消长变化，医者诊疗疾病必须以此为据。“春秋昼夜，阴阳之门户。一岁春夏为阳，秋冬为阴；一月朔后为阳，望后为阴；一日昼为阳，夜为阴。又按十二时而分五脏之阴阳，医者全凭此，以明得病之根源，而施治疗之方术。”（《医贯·阴阳论》）在一年四季的阴阳消长变化中，赵献可最看重的是冬至和夏至这二至。因为冬至一阳生，夏至一阴生，与养生、治疗关系尤密。“春夏秋冬，非今行夏之时，当依周正建子。冬至一阳生，夏至一阴生，此‘二至’最为紧要。‘至’者，‘极’也。阴极生阳，绝处逢生，自无而有；阳极生阴，从有而无，阳变阴化之不同也。若春分秋分，不过从其中平分之耳。然其尤重者，独在冬至。故《易》曰‘先王以至日闭关’，‘闭关’二字，须看得广。观《月令》云‘是月斋戒掩身，以待阴阳之所定’，则不止关市之门矣。”（《医贯·阴阳论》）对于一年内阴阳的消长时间与气候的寒热变化的差异，赵献可作出了自己的解释，并引这一道理来说明医理。“或问：冬至一阳生，当渐向暖和，何为腊月大寒，冰雪反盛；夏至一阴生，当渐向清凉，何为三伏溽暑，酷热反炽；亦有说乎？曰：此将来者进，成功者退，隐微之际，未易以明也。盖阳伏于下，逼阴于上，井水气蒸，而坚冰至也；阴盛于下，逼阳于上，井水寒，而雷电合也。今人病面红口渴、烦躁喘咳者，谁不曰火盛之极？抑孰知其为肾中阴寒所逼乎？以寒凉之药进而毙者，吾不知其几矣！冤哉冤哉！”（《医贯·阴阳论》）冬至一阳生后，却腊月大寒，冰雪反盛；夏至一阴生后，却三伏溽暑，酷热反炽。这是因为冬至后隐伏于下的阳气发动，逼迫阴气于上，如同井水气蒸，而形成坚冰；夏至后阴气盛于下，逼迫阳气于上，在内如井水之寒，而在外却是雷电交合的酷暑天气。由此赵献可悟到“人病面红口渴、烦躁喘咳”并非火盛之极，而是肾中阴寒所逼的假象。不知其理，误用寒凉，必绝人长命。

关于一月阴阳的消长变化与人体生理，特别是与妇女月信和胎孕的关系，赵献可说：“朔望分阴阳者，初一日为死魄，阴极阳生；初三日而朏，十三日而几望，十五则盈矣；渐至二十已后，月廓空虚，海水东流，人身气血亦随之。女人之经水，期月而满，满则溢，阴极而少阳生，始能受孕。故‘望’以前属阳。”（《医贯·阴阳论》）朏，音 fěi，又音 pèi。《说文》：“朏，月未盛之明。从月、出。”徐灏注笺：“月朔初生明。至初三乃可见，故三日曰朏。从月、出，会意，出亦声。”朏是初三日刚刚可见月光的状态，也成为初三日的称谓。望是十五的满月状态。古人认为人身气血的盈虚是随着一月月亮的圆缺变化而变化的。

至于昼夜阴阳之变化与病情变化的关系，赵献可说：“阳病则昼重夜轻，阳气与病气交旺也；阴病则昼轻夜重，阴气与病气交旺也。若夫阳虚病则轻，阴虚病则重，阴阳各归其分也。”（《医贯·阴阳论》）阐明了昼夜阴阳之变化与病情变化的关系，在治疗上就应该根据疾病发展的不同阶段采用不同的治法。他说：“治之者既定其时，以证其病。若未发之时，当迎而夺之，如孙子之用兵，在山谷则塞渊泉，在水陆则把渡口；若正发之时，当避其锐锋；若势已杀，当击其惰归，恐旷日迟久，反生他患也。”（《医贯·阴阳论》）这是疾病发展与昼夜阴阳消长相应的一般规律及应对方法。

在特殊情况下，病情的变化与昼夜阴阳的变化没有对应关系，这时一般是虚证，应多服补药。他说：“至于或昼或夜，时作时止，不时而动，是纯虚之证，又不拘于昼夜之定候，当广服补药，以养其正，如在平川广漠，当清野千里。”（《医贯·阴阳论》）另外，还要根据十二时与五脏六腑的对应关系，选择恰当的时间段，用药才能取得最佳疗效。他说：“又以十二时，分配五脏六腑，自子至午，行阳之分；自午至亥，行阴之分。仲景云‘少阴之病欲解时，从子至寅’，乘此阳道方亨之时而投之，药易以人。故仲景《伤寒论》中，逐时分治，不可不考。”（《医贯·阴阳论》）如前所述，以升降消长论人身和自然界的阴阳变化，在《内经》中还没有这样明确的表述，这是在后来的易学发展中才逐渐产生的，特别是理学中阴阳升降、消长的思想更加明晰起来。赵献可以阴阳升降消长之理论人体病理以及疾病与自然界气候变化的关系与易学和理学的影响有甚深关系。

其六，以“阳实阴虚”，论“阳常有余，阴常不足”。赵献可认为在先天就存在着阳实阴虚。因为阳为完整的一，故实；阴由作为完整的阳一化生而来。所以，在自然界日秉全体，月有盈亏。人体的阴精也只是在具备生殖能力的这一时间发挥作用。赵献可继承了丹溪“阳常有余，阴常不足”的思想。他说：“阳一而实，阴二而虚，盖阴之二，从阳一所分。故日秉全体，月有盈亏。人之初生，纯阳无阴，赖其母厥阴乳哺，而阴始生。是以男子至二八，而精始通，六十四而精已绝；女子至二七，而经始行，四十九而经已绝。人身之阴，止供三十年之受用，可见阳常有余，阴常不足。”（《医贯·阴阳论》）所以人的一生中补阴之功，不可或缺。他说：“况嗜欲者多，节欲者少，故自幼至老，补阴之功，一日不可缺。”（《医贯·阴阳论》）

赵献可特别强调指出“此‘阴’字指阴精而言，不是泛言阴血”。他说：“今之以‘四物汤’补阴者，误也。王节斋云：‘水虚成病者，十之八九；火虚成病者，十之一二。’微得其意矣。褚侍中云：‘男子阴已耗，而思色以降其精，则精不出而内败，小便道涩如淋；阳已痿而复竭之，则大小便牵痛，愈痛则愈便，愈便则愈痛。’玩褚、王二公之言，阴中有水火，水虚者固多，火衰者亦不少。未有精泄已虚，而元阳能独全者。况阴阳互为其根，议补阴者，须以阳为主，盖无阳则阴无以生也。”（《医贯·阴阳论》）赵献可悟出阴中有水火，所以阴精损耗，导致水虚的固然很多，火衰的也不少。根据阴阳互根之理，补阴必须以阳为主，因为无阳则阴无以生。赵献可以男女的生理及发病特点证明人体阴常不足的道理。他说：“男子抱阳而负阴，女子抱阴而负阳。人身劈分阴阳左右，男子右属火而为气，左属水而为血；女子右属水，而左属火。凡人半肢风者，男子多患左，女子多患右，岂非水不能营耶?”（《医贯·阴阳论》）

其七，阴阳互根，水火为本。在对阴阳的对待、升降、虚实等关系作出梳理后，赵献可特别强调指出阴阳之间根本的关系是互根关系，阴阳以水火为本。他说：“此皆泛言阴阳之理，有根阴根阳之妙。不穷其根，阴阳或几乎息矣。谈阴阳者，俱曰气血，是矣。讵知火为阳气之根，水为阴血之根，盍观之天地间，日为火之精，故气随之；月为水之精，故潮随之，然此阴阳水火，又同出一根。朝朝禀行，夜夜复命，周流而不息，相偶而不离，惟其同出一根，而不相离也。故阴阳又各互为其根。阳根于阴，阴根于阳；无阳则阴无以生，无阴则阳无以化；从阳而引阴，从阴而引阳，各求其属而穷其根也。”（《医贯·阴阳论》）在赵献可看来，以上所论阴阳之间的关系是泛言阴阳之理，关键在于阴阳之间有互根之妙，不懂得这一道理，阴阳也就不存在了。一般人对阴阳的认识只局限于气血，但水火才是阴阳的根本。从日月与气候、潮汐的关系可以了解这一点。而且阴阳水火，又同出一根，而不相离。所以无阳则阴无以生，无阴则阳无以化。赵献可批评了世人局限于有形阴阳水火，以心肾为水火之真的错误。他指出只有无形之相火、无形之肾水才是真阴真阳，而其根则是先天太极之真；后天有形心肾，非真非根。他说：“世人但知气血为阴阳，而不知水火为阴阳之根；能知水火为阴阳，而误认心肾为水火之真。此道之所以不明不行也。试观之天上，金木水火土五星见在，而日月二曜，所以照临于天地间者，非真阴真阳乎？人身心肝脾肺肾五行俱存，而所以运行于五脏六腑之间者，何物乎？有无形之相火行阳二十五度，无形之肾水行阴二十五度，而其根则原于先天太极之真。此所以为真也，一属有形，俱为后天，而非真矣，非根矣。谓之根，如木之根而枝叶所由以生者也。”（《医贯·阴阳论》）在《内经》时代，讨论阴阳关系，虽然不能说没有阴阳互根的意思，但这种思想总体上是隐含着的。《内经》论阴阳主要还是从阴阳对待的关系着眼的。赵献可的阴阳互根思想是在理学太极阴阳动静思想的启发下，从其太极命门真主思想中自然推出的结论。

关于阴阳与水火，赵献可认为二者是名与实的关系。他说：“阴阳者，虚名也；水火者，实体也。寒热者，天下之淫气也；水火也，人之真元也。淫气凑疾，可以寒热药攻之；真元致病，即以水火之真调之。然不求其属，投之不入。先天水火，原属同宫，火以水为主，水以火为原。故取之阴者，火中求水，其精不竭；取之阳者，水中寻火，其明不熄。斯大寒火热之病，得其平矣。偏寒偏热之士，不可与言也。至于高世立言之士，犹误认水火为心肾，无怪乎后人之懵懵也。”（《医贯·阴阳论》）

对于外界的寒热淫气所造成的外感病，可以用简单的寒药治热证、热药治寒证的单向方法治疗。对于水火真元致病，必须以水火之真调之。这较之外感病的简单单向治疗，是复杂的双向治疗方法。因为先天水火，原属同宫，火以水为主，水以火为原。故取之阴者，火中求水，其精不竭；取之阳者，水中寻火，其明不熄。这样大寒火热之病，才得其平。赵献可的这一思想与张介宾的“善补阳者必于阴中求阳，则阳得阴助，源泉不竭；善补阴者，必于阳中求阴，则阴得阳助，生化无穷”（《景岳全书》），其大旨是一致的，可以说有异曲同工之妙。惜乎，这一思想并不如景岳思想广为人知。此外，赵献可特别批评了误认水火为心肾的高世立言之士。

其八，假阴假阳，偏阴偏阳。赵献可提出水火为人体真阴真阳的概念后，又提出了假阴假阳，偏阴偏阳的概念。所谓“假阴假阳”，是一对病机概念，指的是人体真阴真阳虚极，格阳格阴于外，出现的似阴似阳的假象。假阴假阳之证，往往容易使人作出错误诊断，造成难以挽回的损失。因此，赵献可认为对这种情况必须透过现象看本质，不为假象迷惑，施以正确的治疗。

他说：“既有真阴真阳。何谓假阴假阳。曰此似是而非，多以误人。不可不知？如人大热发躁，口渴舌燥，非阳证乎？余视其面色赤，此戴阳也。切其脉，尺弱而无力，寸关豁大而无伦。此系阴盛于下，逼阳于上，假阳之证。余以假寒之药，从其性而折之，顷刻平安。如人恶寒，身不离复衣，手足厥冷，非阴证乎？余视其面色滞。切其脉涩，按之细数而有力。此系假寒之证，寒在皮肤，热在骨髓。余以辛凉之剂，温而行之，一汗而愈。凡此皆因真气之不固，故假者得以乱其真。假阳者，不足而示之有余也；假阴者，有余而示之不足也。既已识其假矣，而无术以投其所欲，彼亦扞格而不入。经曰：伏其所主，而先其所因。其始则异，其终则同，可使去邪而归于正矣。”（《医贯·阴阳论》）

如“大热发躁，口渴舌燥”，为阳证。但全面诊察发现面色赤，此戴阳也。切其脉，尺弱而无力，寸关豁大而无伦。其实质是阴盛于下，逼阳于上的假阳之证。治疗上用些假寒之药，从其性而折之，则顷刻平安。又如“恶寒，身不离复衣，手足厥冷”，似乎是阴证，但面色滞。切其脉涩，按之细数而有力。这是假寒之证，寒在皮肤，热在骨髓，治以辛凉之剂。温而行之，一汗而愈。无论假阴还是假阳之证，都是因为真气之不固，才出现以假乱真的情况。假阴是实证而表现为虚象，假阳是虚证而表现为实象。识别出假阴假阳证，在施治上，一方面使用针对其本质的药物；另一方面，还要采用应对其假象的办法，才能达到治疗目的。否则，“无术以投其所欲，彼亦扞格而不入”。正如《内经》所云：“伏其所主，而先其所因。其始则异，其终则同，可使去邪而归于正矣。”

所谓“偏阴偏阳”，指的是人的先天禀赋体质。根据《内经》的理论，由于先天禀赋的不同，每个人的阴阳并非绝对相等，而是有差异的。按照量的差异，《灵枢·通天》将人分为太阴之人、少阴之人、阴阳平和之人、少阳之人和太阳之人五类。其中，以太阴和太阳之人禀赋之偏最严重。这两类人由于自身体质禀赋的局限，在养生、治疗上往往偏执于或阴或阳一端，造成伤害而误人。

赵献可说："有偏阴偏阳者，此气禀也。太阳之人，虽冬月身不须绵，口常饮水，色欲无度，大便数日一行。芩连栀柏，大黄芒硝，恬不知怪。太阴之人，虽夏月不离复衣，食饮稍凉，便觉腹痛泄泻。参术姜桂，时不绝口。一有欲事，呻吟不已。此两等人者，各禀阴阳之一偏者也。与之谈医，各执其性之一偏而目为全体。常试而漫为之，虽与之言，必不见信。是则偏之为害，而误人多矣。"（《医贯·阴阳论》）

问题是有的医生因顺患者不合理的要求，放弃了医学原则，配制的药物，不寒不热，根本达不到补偏救弊的目的，但却受到世人的欢迎。鉴于这一情况，赵献可特别强调不能丢弃"以寒治热，以热治寒"的根本原则。

他说："今之为医者，鉴其偏之弊，而制为不寒不热之方。举世宗之，以为医中王道。岂知人之受病，以偏得之。感于寒，则偏于寒；感于热，则偏于热。以不寒不热之剂投之，何以补其偏而救其弊哉？故以寒治热，以热治寒，此方士之绳墨也。"（《医贯·阴阳论》）对于那些过用寒凉与辛热之品，而伤害人体真阴真阳的情况，便不能再固守"以寒治热，以热治寒"的一般原则了，必须探究是水虚还是火虚，而补水以配火，或补火以配水。

他说："然而苦寒频进，而积热弥炽；辛热比年，而沉寒益滋者，何耶？此不知阴阳之属也。经曰：'诸寒之而热者，取之阴；诸热之而寒者，取之阳。所谓求其属也。'斯理也，惟王太仆能穷之。注云：'寒之不寒，是无水也；热之不热，是无火也。无水者，壮水之主，以镇阳光；无火者，益火之原，以消阴翳。'启玄达至理于绳墨之外，而开万世医学之源也。"（《医贯·阴阳论》）

综上所述，赵献可在理学太极阴阳动静理论思想的引领下，把源自《易经》《内经》的阴阳学说，从哲理和医理两个方面作了发展和运用。在哲理上，特别强调了阳统阴阳、阳生阴长的道理和阴阳互根、水火为本的思想。在人体生理上，提出了"阳实阴虚"为人体生理之常态。这是哲理阳统阴阳在医学上的发展。在医理上，提出了以阴阳升降消长论人体病理以及自然气候对人体发病的影响，并提出假阴假阳、偏阴偏阳之病理。在治疗学上，提出了扶阳抑阴、治未病、倡温补的学说，这是阳统阴阳思想的必然结论。

三、五行各有五，各具一太极的五行论

根据太极阴阳学说，赵献可对传统的五行学说作了进一步的发挥，深化了五行学说，使之能够更好地解释人体生理病理现象。《内经》时代的五行学说认为木、火、土、金、水之间存在着相生相克的关系，赵献可认为这样的理解太过肤浅。也有人认为五行中除火外都是一，只有火有二。他认为不独火有二，五行都有二，甚至五行各有五，五五二十五。五行又各具一太极，由此才成就了鬼神般的变化。他说："以木火土金水，配心肝脾肺肾，相生相克，素知之矣。诸书有云：五行惟一，唯火有二。此言似是而非。论五行，俱各有二，奚独一火哉？若论其至，五行各有五，五五二十五。五行各具一太极，此所以成变化而行鬼神也。"（《五行论》）

赵献可将五行二分、五分的思想与理学思维亦有密切关系。周敦颐《太极图说》云："五行，一阴阳也；阴阳，一太极也；太极，本无极也。"意思是五行来源于、统一于阴阳，阴阳来源于、统一于太极，而太极本源于无极。反之，"五殊二实，二本则一，是万为一，一实万分。"（《易通·理性命》）特殊的五行实质是阴阳之二，阴阳之二本于太极之一。这就是说万物本质上是统一的太极，统一的太极可以分化为不同的万物。邵庸也有"合一衍万"的思想。他说："太极既分，两仪立矣。阳上交于阴，阴下交于阳，四象生矣。阳交于阴，阴交于阳，而生天之四象。刚交于柔，柔交于刚，而生地之四象，于是八卦成矣。八卦相错，然后万物生焉。是故一分为二，二分为四，四分为八，八分为十六，十六分为三十二，三十二分为六十四。故曰分阴分阳，迭用柔刚。故易六位而成章也。十分为百，百分为千，千分为万，犹根之干，干之有枝，枝之有叶，愈大则愈少，愈细则愈繁。合之斯为一，衍之斯为万。"（《皇极经世·观物外篇上·先天象数上》）赵献可说："无极者，未分之太极，太极者已分之阴阳也。"依此赵氏将五行二分、五分，发展了中医五行学说。

（一）论五行各有二

从阴阳属性的不同，五行中之每一行都可以分为阴阳两类。根据天干地支，结合阴阳五行的生死消长规律，人体五脏（五行）的功能存在如下之衰旺（生死）关系。

今以五行之阴阳生死言之。

木有甲木属阳，乙木属阴。人身之胆是甲木，属足少阳。肝是乙木，属足厥阴。甲木生于亥而死于午，乙木生午而死于亥。

火有丙火属阳，丁火属阴。人身之相火，属手少阳。心火属手少阴。丙火生于寅而死于酉，丁火生于酉而死于寅。

水有壬水属阳，癸水属阴。人身之肾水，属足少阴。膀胱水属足太阳。壬水生于申而死于卯，癸水生于卯而死于申。

土有戊土属阳，己土属阴。人身之胃土，属足阳明。脾土属足太阴。戊土生于寅而死于酉，己土生于酉而死于寅。

金有庚金属阳，辛金属阴。人身之肺金，属手太阴，大肠金属手阳明。庚金生于巳而死于子，辛金生于子而死于巳。

（《五行论》）

根据中医理论五脏配属五行，传统上论人体五行主要是五脏之间的关系，但在中医脏腑系统中除了五脏之外还有六腑，六腑与五脏又存在表里关系。《内经》论人体五行对六腑有所忽略。加上六腑则脏腑五行的每一行实际上都包括阴阳表里的脏腑两行。这就是五行各有二。

五行各有阳阳不仅是一种理论学说，而且具有实践意义。赵献可指出，根据时日五行的衰旺与五脏六腑的关系，可以察知病情的衰旺。他说：“欲察病情者，专以时日之生旺休囚，而验其阴阳之属。如胆火旺，则寅卯旺而午未衰。肝火旺，则午未甚而亥子衰。五行各以其类推之。”

在五行中，土为火之子，金为水之子[①]。土、金随母寄生，所以补土、补金应从其寄生处而补其母。在赵献可看来，土、金惟寄生，所以其死为真死。只有水火从真生，故其死不死，绝处逢生。因此，赵献可在五行中独重水火。他说：“独土、金随母寄生。故欲补土、金者，从寄生处而补其母。是以东垣有隔二之治，是从母也。有隔三之治，又从母之外家也。土、金惟寄生，故其死为真死。惟水火从真生，故其死不死，绝处逢生矣。归库者，绝其生气而收藏也。返魂者，续其死气而变化也。况水火随处有生机。钻木可取，击石可取，圆珠可取。方诸取水，掘地取水，承露取水。若金死不救，土死不救，木死不救。是以余于五行中，独重水

① 传统五行说认为水为金之子，赵献可持相反之见。赵献可的这种认识是与其整个医学哲学思想有关的。赵献可依据太极阴阳理论提出阳统阴阳，火运水火的自然观模式。阴阳的后天表现为水火，所以在五行中赵献可最重视“水火”。因此，把传统的金水之间金生水的母子关系颠倒为水生金。

火，而其生克之妙用，又从先天之根，而与世论不同。”（《五行论》）“隔二之治”是指根据五行相生关系，推演出虚则补其母。如土生金，土为金母，肺金病则治其母脾土。“隔三之治”是指根据五行相生关系，推演出虚则补其母之母。如木生火，火生土，脾土病则治肝木。归库，原来是占卜的术语，指赚到的钱只有收入府库，才真正成为自己的财富。这里指水火的收敛潜藏状态。返魂，还魂的意思，指水火由潜藏状态而发用。方诸是古代在月下承露取水的工具。

（二）五行生克新解

传统的五行相生关系是木生火，火生土，土生金，金生水，水生木；而相克关系是木克土，土克水，水克火，火克金，金克木。对于水克火，金生水，土克水，木克土之说，赵献可提出，水养火，水生金，水中补土，升木以培土的相反看法。赵献可的反常之论，依然是以其先天太极阴阳水火说为根据的。

1. 水养火

赵献可说：“世人皆曰水克火，而余独曰水养火。世人皆曰金生水，而余独曰水生金。世人皆曰土克水，而余独于水中补土。世人皆曰木克土，而余独升木以培土。若此之论，颠倒拂常，谁则信之。讵知君相二火，以肾为宫。水克火者，后天有形之水火也。水养火者，先天无形之水火也。”（《五行论》）赵献可认为，水克火、土克水、木克土是后天有形的五行水火木土之间的关系，而其水养火、水生金、水中补土、升木以培土是先天无形的水火木金土之间的关系。总体看来，赵献可认为后天五行以相互之间的克罚为主，而先天的五行则以相互之间的滋生为主。

2. 水生金

五行中的金，克木、畏火，但“海中之金，未出沙土，不经锻炼，不畏火，不克木”。不经锻炼的海中之金是以水（海）为本的。这是黄钟（定声音）的根本。同样，人之声音，虽出自肺金，但其根源却在肾水。肺金之病，如果病情轻浅，未及根本，用一般的补肺、清肺、敛肺之法，或可取效。但如果是本原亏损，这些末法就完全没有用处了。必须从肾中的水火着眼，或壮水之主，或益火之源，以纳气归元。

赵献可说：“人之声音，出自肺金。清浊轻重，丹田所系。不求其原，徒事于肺，抑末也。今之言补肺者，人参、黄芪；清肺者，黄芩、麦冬；敛肺者，五味、诃子；泻肺者，葶苈、枳壳。病之轻者，岂无一效？若本原亏损，毫不相干。盖人肺金之气，夜卧则归藏于肾水之中。丹家谓之母藏子宫，子隐母胎。此一脏名曰娇脏，畏热畏寒。肾中有火，则金畏火刑而不敢归；肾中无火，则水冷金寒而不敢归。或为喘胀，或为咳嗽，或为不寐，或为不食，如丧家之狗。斯时也，欲补土母以益子，喘胀愈甚。清之泻之，肺气日消，死期迫矣。惟收敛者，仅似有理，然不得其门，从何而入？《仁斋直指》云：肺出气也，肾纳气也；肺为气之主，肾为气之本。凡气从脐下逆奔而上者，此肾虚不能纳气归元也。毋徒从事于肺，或壮水之主，或益火之源。火向水中生矣。”（《五行论》）赵献可不拘泥传统，变金生水为水生金，确实符合临床实际，具有重要的指导意义。

3. 火生土，水生土

传统上认为火生土，这与赵献可视火为根本的思想相吻合，但内容较简单抽象，赵献可将土随火寄生，随火补土的理论进行了发挥。他说：“若夫土者，随火寄生，即当随火而补。然而补火，有至妙之理。阳明胃土，随少阴心火而生。故补胃土者补心火，而归脾汤一方，又从火之外家而补之。俾木生火，火生土也。太阴脾土，随少阳相火而生。故补脾土者，补相火，而八味丸一方，合水火既济而蒸腐之。此一理也，至理也；人所不知，人所不信，余特申言之。盖混沌之初，一气而已，何尝有土，自天一生水，而水之凝成处，始为土。此后天卦位，艮土居坎水之次也。其坚者为石，而最坚者为金。可见水土金，先天之一原也。”（《五行论》）赵献可将土分为阳明胃土和太阴脾土，认为阳明胃土，随少阴心火而生，所以补胃土实际是补心火，代表方是心脾双补的归脾汤。而太阴脾土，随少阳相火而生，所以补脾土实际是补相火，代表方是水火既济的八味丸。赵献可认为这是人所不知不信的至理，故特别申述之。从宇宙发生上说，混沌之初，仅只一气，没有土，直到水生成后，才凝而为土，才有石、金之物。可见，水、土、金，在先天上是同一本原。赵献可这一认识依然是以周敦颐的“五行一阴阳，阴阳一太极，太极本无极”为根据的。

4. 金生土

针对土生金之论，赵献可提出金也能生土。金生土是通过补土之子——金来实现的。他说：“又有补子之义。盖肺为土之子，先补其子。使子不食母之乳，其母不衰。亦见金生土之义。”（《五行论》）

5. 木生土

赵献可认为，木不仅克土，也能生土。木生土是通过化生的途径实现的，即甲木与己土化合而生土。二者的化合是有条件的，即必须遇龙，遇龙则化，不遇龙则不化。这里，龙实为火的代名词。他说：“又有化生之妙，不可不知。甲木戊土所畏。畏其所胜，不得已以己妹嫁之，配为夫妇。后归外氏成家。此甲己化土，其间遇龙则化，不遇龙则不化。凡化物以龙为主。张仲景立建中汤，以建脾土。木曰曲直，曲直作酸。芍药味酸属甲木。土曰稼穑，稼穑作甘。甘草味甘属己土，酸甘相合。甲己化土，又加肉桂，盖桂属龙火，使助其化也。仲景立方之妙类如此。又以见木生土之义。”（《五行论》）十天干配属五行，甲乙为木，戊己为土。木克土，故云“甲木戊土所畏”。戊土因畏惧甲木，将自己的妹妹己土嫁给甲木配为夫妇。这就是甲己化土。其条件是遇龙，龙即火。赵献可以建中汤的芍药（甲木）与甘草（己土）配伍，说明甲己化土，又加肉桂（龙火）而实现甲己化土，木生土的目的。

上面提到了火生土，水生土，金生土，木生土。四行俱生土，其原因在于土旺四季。他说：“盖土无定位，旺于四季。四季俱有生理，故及之。”（《五行论》）

6．土生木

传统认为木克土，赵献可认为土生木。因为一般是木借土生，岂有反克之理。只有木郁于下，才其根下克。所以赵献可非常重视对生生之木气的养护。他说：“至于木也者，以其克土，举世欲伐之。余意以为木借土生，岂有反克之理。惟木郁于下，故其根下克。盖木气者，乃生生之气，始于东方。盍不观之为政者，首重农事，先祀芒神。芒神者，木气也，春升之气也，阳气也，元气也，胃气也，同出而异名也。我知种树而已。雨以润之，风以散之，日以暄之，使得遂其发生长养之天耳。及其发达既久，生意已竭，又当敛其生生之气，而归于水土之中，以为来春发生之本。焉有伐之之理。此东垣《脾胃论》中用升麻以疏木气，谆谆言之详也。但未及雨润风散，与夫归根复命之理。余于木郁论中备言之。”（《五行论》）

总之，赵献可申明五行之妙用，专重水火。水火即阴阳，赵献可能够深化五行之间相生关系的认识实受益于周敦颐的“二五之精，妙合而凝”之论。周敦颐的《太极图说》把原来各自独立的阴阳五行学说紧密地结合为一个整体，为深化对阴阳与五行及五行之间关系的认识提供了可能。

（三）论五行各有五

赵献可不仅认为五行各有二，甚至认为五行各有五。当然，他所着重论述的依然是水火之中的五行。他说：“以火言之，有阳火，有阴火。有水中之火，有土中之火，有金中之火，有木中之火。”（《五行论》）

1. 阳火、阴火

“阳火者，天上日月之火，生于寅而死于酉。阴火者，炳烛之火，生于酉而死于寅。此对待之火也。”（《五行论》）所谓阳火、阴火，是相互对待的天上日月之火和炳烛之火。前者主于寅至酉时；后者主于酉至寅时。

2. 水中之火

水中之火，即霹雳之火、龙雷之火。它无形而有声，不焚草木，得雨而益炽，出现于季春而隐伏于季秋。关于龙雷之火的成因，赵献可认为是春末夏初一阴初生，水底冷而天上热。龙为阳物，所以随阳而上升。而至冬一阳来复，所以龙亦随阳下伏，雷亦收声。他说：“原夫龙雷之见者，以五月一阴生，水底冷而天上热。龙为阳物，故随阳而上升。至冬一阳来复，故龙亦随阳下伏，雷亦收声。”（《五行论》）龙雷之火的发生，在赵献可的学术中有着重要的意义。在他看来，龙雷之火即人身中的相火。相火寄托于肾中，但是如果不能节欲，可致命门火衰，肾中阴盛。相火无藏身之位，所以游于上而不归，而出现各种病症。正确的治法是以温肾之药，从其性而引火归原。他说：“人身肾中相火，亦犹是也。平日不能节欲，以致命门火衰，肾中阴盛。龙火无藏身之位，故游于上而不归。是以上焦烦热咳嗽等证。善治者，以温肾之药，从其性而引之归原。使行秋冬阳伏之令，而龙归大海。此至理也。”（《五行论》）

对于那些妄用苦寒之品的人，赵献可提出了严厉的批评。他说：“奈何今之治阴虚火衰者，以黄柏知母为君，而愈寒其肾，益速其毙。良可悲哉！若有阴虚火旺者，此肾水干枯而火偏盛。宜补水以配火，亦不宜苦寒之品以灭火。壮水之主以镇阳光，正谓此也。如灯烛火，亦阴火也，须以膏油养之，不得杂一滴寒水，得水即灭矣。独有天上火入于人身，如河间所论六气暑热之病，及伤暑中暑之疾，可以凉水沃之，可以苦寒解之。其余炉中火者，乃灰土中无焰之火，得木则烟，见湿则灭，须以炭培，实以温烬。人身脾土中火，以甘温养其火，而火自退。经曰：‘劳者温之，损者益之。’甘能除大热，温能除大热。此之谓也。”（《五行论》）在他看来，除了六气暑热之病，即伤暑中暑之疾可以用苦寒外，其他火证均应用培养温补的办法。

3. 木中之火

木中之火，即所谓“空中之火”。因为生活着的树木，有水液滋润，所以火不会表现出来。只有干枯的树木生火，则燎原之势，不可止遏，力穷方止。这一道理，在人体即内炽的肝火，必须用辛凉之品发达，而不能以寒药下之。他说："空中之火，附于木中，以常有坎水滋养，故火不外见。惟干柴生火，燎原不可止遏，力穷方止。人身肝火内炽，郁闷烦躁，须以辛凉之品发达之。经曰：'木郁则达之，火郁则发之。'使之得遂其炎上之性，若以寒药下之，则愈郁矣；热药投之，则愈炽矣。"（《五行论》）

4. 金中之火

自然界中蕴含金银的矿山，夜必有火光。这是金郁土中，光辉外现。人体肺金气虚，也会有皮毛孔窍中自觉针刺蚊咬，及巅顶如火炎等症。治法宜依五行生克之理，不必直接治之。他说："金中火者，凡山中有金银之矿，或五金埋瘗之处，夜必有火光。此金郁土中而不得越，故有光辉发见于外。人身皮毛空窍中，自觉针刺蚊咬，及巅顶如火炎者，此肺金气虚，火乘虚而现，肺主皮毛故也。经曰：'东方木实，因西方金虚也。补北方之水，即所以泻南方之火。'虽曰治金中之火，而通治五行之火。无余蕴矣。"（《五行论》）

以上是对五行之中火的详细分梳。从水来说，也有阳水、阴水、火中之水、土中之水、金中之水、木中之水之别。

阳水者，坎水也，气也。希夷先生《阴阳消息论》曰：坎以一阳陷于二阴。水气潜行地中，为万物受命根本。盖润液也，气之液也。《月令》于《仲秋》云："杀气浸盛，阳气日衰，水始涸。是水之涸，地之死也。"于《仲冬》云："水泉动。是月一阳生，是水之动，地之生也。谓之火中之水，可也；谓之土中之水，可也。"

阴水者，兑泽也，形也，一阴上彻于二阳之上。以有形之水，普施万物，下降为资生之利泽。在上即可谓雨露之水，在下即为大溪之水。人之饮食入胃，命门之火，蒸腐水谷，水谷之气，上熏于肺，肺通百脉，水精四布，五经并行，上达皮毛，为汗、为涕、为唾、为津，下濡膀胱，为便、为液。至于血，亦水也，以其随相火而行，故其色独红。周而复始，滚滚不竭。在上即可为天河水，在下即为长流水。始于西北天门，终于东南地户。正所谓黄河之水天上来，奔流到海不复回。故黄河海水，皆同色也。

金中之水在自然界为矿中之水银，在人身为骨中之髓，是至精至贵的人身之宝。

木中之水由巽木入，于坎水上出而形成。其水，在自然界即木中的脂膏；在人身，足下有涌泉穴，肩上有肩井穴，这些都是暗水潜行的道路，凡津液分布于皮肤之内的都是井泉水。水虽有如此的不同，但总归于大海。天地之水，以海为宗；人身之水，以肾为源。之所以能昼夜不息，是因为有一元之乾为太极之根本。这是水中之五行。明了这水火之五行，则土木金可以此类推。正如《内经》曰：纪于水火，余气可知。

赵献可关于五行有二、有五及生克关系的新解，发展了传统的五行学说，克服了五行生克学说的机械性、简单性的不足，深化了对五行关系的认识，能够更好地解释复杂的人体生理、病理现象，这是赵献可对后期中医学发展做出的巨大贡献。显然，在五行中，赵献可最为重视的是水火，其论说都是以水火为中心，而少及其他，这与其太极命门说重视先天无形水火的观点是一脉相承的。

四、无形寓于有形，先天为主宰的先后天论

先天、后天概念见于古代文献，较早的如《周易·乾·文言》："夫大人者，与天地合其德，与日月合其明，与四时合其序，与鬼神合其吉凶。先天而天弗违，后天而奉天时。"见于《内经》，并举者，如："岐伯曰：本气位也。位天者，天文也。位地者，地理也。通于人气之变化者，人事也。故太过者先天，不及者后天，所谓治化而人应之也。"（《素问·气交变大论》）"高下之理，地势使然也。崇高则阴气治之，污下则阳气治之。阳胜者先天，阴胜者后天，此地理之常，生化之道也。"（《素问·五常政大论》）分言者，如："凡此太阳司天之政，气化运行先天。"（《素问·六元正纪大论》）"凡此阳明司天之政，气化运行后天。"（《素问·六元正纪大论》）

显然，无论《周易》还是《内经》，先天、后天概念都是先于天时或后于天时之意，与生命个体无关。宋代邵雍创先天象数学。邵雍认为，通行的《周易》六十四卦及其卦爻辞，是文王所演之《易》；而伏羲所画之《易》则先《周易》而有，蕴含了《周易》的基本原理。因此，他称伏羲之《易》为先天《易》而文王之《易》为后天《易》。那么伏羲的《易》为先天是什么呢？他认为是从没有卦爻之画到六十四卦之画齐备的全部内容。为此，邵雍创造了《伏羲始画八卦图》《经世衍易图》《经世天地四象图》《经世天地始终之数图》《经世天地四象体用之数图》等十余种图。

张行成《周易通变序》云："康节先生谓图虽无文，吾终日言而未尝离乎是，盖天地万物之理，尽在其中矣。"邵雍通过这些图及对这些图的解释，建构了先天象数学体系。邵雍说："先天之学，心也；后天之学，迹也；出入有无生死者，道也。"（《皇极经世书·观物外篇》）明确说明先天之学即心学，而"后天之学"则是由心所发之迹。至于"出入有无生

死”，就其外象而言，指万物隐显于运动之迹；而就其内象而言，则是“道”的发动与推进。《观物外篇》云：“《易》有内象，理数是也；有外象，指定一物而不变者也。自然而然不得而更者，内象、内数也；他皆外象、外数也。”故所谓“出入有无生死者，道也”，是就其“自然而然不得而更”之理数而言。

显然，邵雍的先天、后天概念已经不是《易传》或《内经》先于或后于天时的含义。所谓“先天”，“心”是无形的“内象内数”，是有形的“外象外数”即万物发生的根据或动力。这里的先天概指宇宙产生之前的混沌虚无状态，而后天则是指天地万物产生之后的现实世界。邵雍这一思想波及医学界，医家结合《内经》的先后天概念运用到中医学领域，先天即指先于有形的人体脏腑身形并成为其生命活动源泉或动力的本源性存在，而后天则指由先天生命之源所形成并推动的有形的人体存在。所以受邵雍这一思想影响，很多医家都非常重视对先天后天的分别，并特别强调先天之本对生命活动的重要作用。赵献可即其中的重要代表。今天我们熟悉或者说理解的先天、后天概念实际就是从邵庸的先后天概念而来，而不是《易传》《内经》时代的先后天概念。

赵献可极重先后天的分别，其《医贯》把与命门、肾有病机关联的疾病划归先天，把其余的划归后天。其对先天后天的强调为当时不明者所质疑。《后天论要》记载说：“或曰：余见先生动辄以先天、后天立论，余考之《易》中先天、后天之图，乾南坤北、离东坎西等卦位，于医道中甚无所合，而先生屡言之不已，其义云何?”赵献可回答说：“余所谓先天者，指一点无形之火气也；后天者，指有形之体，自脏腑及血肉、皮肤，与夫涕唾津液皆是也。既曰先天，此时天尚未生，何况有乾南坤北八卦对待之图乎?”质疑者追问道：“然则伏羲此图，何为所设也?”赵献可回答：“此非先天之图，乃中天八卦之图。天位乎上，地位乎下；日出乎东，水源乎西；风雨在天，山雷在地；人与万物位乎中。余尝见邵子排列如此。有先天八卦数。其当今所用者，止易文王后天图。”

这里明确提到邵雍，可见赵献可对邵雍先后天之学是非常熟悉的。赵献可认为画出来的图，虽然称为“先天图”，实则并不是“先天图”，最多是“中天图”，因为严格说“先天”是无法图画的。邵雍也认为先天图是无法画出的。邵雍诗“须信画前原有易”，其“画前”之易即指先天的形而上本体。邵雍自己说：“先天图者，环中也。”（《皇极经世·观物外篇下》）“先天学，心法也，故图皆自中起，万化万事生乎心也。”（《皇极经世·观物外篇上》）朱熹认为，“环中”就是指先天圆图中间的空白处。

可见真正的“先天”本体是无法表达的。而所谓“先天”诸图，虽无文字，犹有笔画，亦落行迹。邵雍先天易学的骨髓，乃非先天图，而在无图无言处，直指形而上本体，是所谓“先天”。赵献可的先天是“一点无形之火气”，与邵雍的先天之意通。赵献可认为：“先天者，无形可见，即《易》中‘帝出乎震’之‘帝’、‘神也者，妙万物而为言’之‘神’也。帝与神，即余《先天论要》中所称真君、真主。本系无形，不得已而强立此名，以为主宰先天之体，以为流行后天之用。”（《医贯·后天论要》）这里的“神”就是邵雍的太极之“神”。赵献可虽然把先天、后天明确地区别开，但又认为先天、后天不是彼此无关，而是密切相连的。有形的后天脏腑、人体的生理活动要依赖于先天无形相火的激发推动。这是以邵雍先天学本体论为依据的。由此，赵献可创立了“命门真主”说。

《内经》的《灵兰秘典论》提出：“心者，君主之官也，神明出焉。”以心为五脏六腑之大主。赵献可认为《内经》既然把心作为十二官之一，其地位就应该与其他脏腑是平等的，而不应该成为“主”。所以，人身应该别有一主，作为人身之主应该能够成为“气血之根，生死之关，十二经之纲维”。赵献可以《内经》用语的错误来否定“心”为人身之主是为了减轻崇古尊经的反对者的压力，实则其能够否定“心主”而提出别有一主的根据还是其源自邵雍的先天学本体论意识。赵献可和孙一奎一样，从太极为先天之本、人人有一太极的理论前提出发，认为命门为人体的太极，为一身之主。与孙一奎以“肾间动气”为人体之太极命门不同，赵献可深化了人体太极命门的内涵。赵献可认为命门的位置在两肾之间，这一点与孙一奎相同。“命门”“为真君、真主，乃一身之‘太极’，无形可见。两肾之中，是其安宅也。”（《内经十二官论》）孙一奎的命门仅仅是“肾间动气”，而赵献可则给出了命门的系统结构。人体先天太极命门的系统构成包括：命门（火）、右旁小白窍之三焦相火（火）、左旁小黑窍之真阴真水（水）。从医学上看，赵献可的命门说内容较孙一奎的命门说更为完善，但其能明确区别先后天概念，与孙一奎一样也是以邵雍的先天学本体论为理论前提的。

从写作形式上看，赵献可之《医贯》之卷四至卷六即命名为《先天论要》和《后天论要》，而且《先天论要》在前，并分为四、五两卷；《后天论要》在后，且仅一卷。从篇幅看，《先天论要》是《后天论要》的两倍。可见其对先后天的重视，并以先天为主。

其一，先天、后天的关系是有形、无形的关系。所谓先天，就人体的发生而言，是生命个体形成前的状态，此时人的形体尚不存在，所有的只是即将形成生命的始源性存在，即“一点无形之火气”；从人体的现实生命活动而言，是指人体生命活动的原动力，也是无形可见的，也可谓“一点无形之火气”；在自然界即天地生成前的“无极而太极”状态。所谓后天，就人体而言，即有形之体，包括“脏腑及血肉皮肤，与夫唾涕津液皆是”；在自然界即天地万物发生后的有形世界。先天无论在自然界还是人都是无形无名的。由此，赵献可反驳了《易》之先天、后天图与医道不合的说法。《补中益气汤论》云：

> 或问：余见先生动辄先天、后天立论。余考之《易》中之先天、后天图，乾南坤北离东坎西等卦位，于医道中甚无所合。而先生屡言之不已，其义云何？
>
> 曰：怪乎，子之问也！余所谓先天者，指一点无形之火气也。后天者，指有形之体。自脏腑及血肉皮肤，与夫唾涕津液皆是也。既曰先天，此时天尚未生，何况有乾南坤北八卦对待之图乎？
>
> 曰：然则伏羲此图何为而设也？
>
> 余曰：此非先天之图，乃中天八卦之图。天位乎上，地位乎下，日出乎东，水源乎西，风雨在天上，山雷在地下，人与万物位乎中。余尝见邵子排列如此，有中天八卦数。其当今所用者，止一文王后天图，出乎震，齐乎巽，相见乎离，致役乎坤。悦言乎兑，战乎乾，劳乎坎，成乎艮。以春秋昼夜十二时相配，因以定阴阳，决生死。推而天文、地理、星相、医卜，无一不以此图为则。至于先天者，无形可见，即易中帝出乎震之帝。神也者妙万物而为言之神是也。帝与神，即予《先天论要》中所称真君真主。本系无形，不得而强立此名。以为主宰先天之体，以为流行后天之用。

赵献可认为，可以用图像表示的实际上是后天八卦图，至多是中天八卦图。中天八卦图虽然有“天位乎上，地位乎下，日出乎东，水源乎西，风雨在天上，山雷在地下，人与万物位乎中”的排列方式，实际上与现实世界并不符合，而是处于由先天向后天发展的过渡状态，还不具有现实性，真正与现实相合的是“文王后天图”。人们由此定阴阳，决生死，甚至天文、地理、星相、医卜，都以此为准。至于先天，赵献可认为无形可见，即帝与神，及真君、真主。其为体主宰先天，其为用流行后天。

其二，先天之实为无形之水火。“无极而太极。无极者，未分之太极也；太极者，已分之阴阳也。”（《医贯·玄元肤论·内经十二官论》）太极即阴阳。在赵献可看来，人体之先天即先天阴阳，具体说就是无形之水火或真水真火。《绛雪丹书·论血症》云：

> 客曰：吐血可用辛热，为扶阳抑阴，始闻命矣。然复有真阴真阳之说，可得闻乎？
>
> 曰：世之言阴阳者，气血尽之矣。岂知火为阳气之根，水为阴血之根乎？吾所谓水火，又非心肾之谓。人身五行之外，另有一无形之火，无形之水。惟其无形，故人莫知。试观之天，日为火之精，故气随之；月为水之精，故潮随之。如星家看五行者，必以太阳、太阴为主。然此无形之水火，又有一太极为之主宰，则又微乎微矣。此天地之正气，而人得而生者，是立命之门，谓之元神。无形之火，谓之元气，无形之水，谓之元精，寄于两肾中间。故曰五脏之中，惟肾为真。此真水真火之说也。

赵献可特别强调先天无形水火与后天有形水火的不同。后天有形水火即心火和肾水，二者是相克关系，而先天无形水火是相互滋生的关系。其友人薛三省在《医巫闾子医贯序》中说："后天之火有形，而先天者无形。有形之火，水之所克；无形之火，水之所生。"

其三，无形之先天寓于有形之后天。赵献可虽然认为人体之先天是无形的，但人体之先天不是悬空的本体，无形之先天必借助有形之后天以显现，以发生作用。具体说就是寄于两肾的先天命门系统。《内经十二官论》云："命门即在两肾各一寸五分之间，当一身之中。《易》所谓一阳陷于二阴之中。《内经》曰：七节之旁，有小心是也。名曰'命门'，是为真君、真主，乃一身之'太极'，无形可见。两肾之中，是其安宅也。其右旁有一小窍，即三焦。三焦者，是其臣使之官，禀命而行，周流于五脏六腑之间而不息，名曰相火。相火者，言如天君无为而治，宰相代天行化，此先天无形之火，与后天有形之心火不同。其左旁有一小窍，乃真阴真水，气也，亦无形。上行夹脊，至脑中为髓海，泌其津液，注之于脉，以荣四支，内注五脏六腑，以应刻数，亦随相火而潜行于周身，与两肾所主后天有形之水不同。但命门无形之火，在两肾有形之中，为黄庭，故曰五脏之真，惟肾为根。"这里明确指出，先天的太极命门是无形的，寄托于两肾，内蕴无形之真水真火。

其四，先天与后天是先天生后天、先天主宰后天的关系。赵献可引褚齐贤的话说："人之初受胎，始于任之兆，惟命门先具。有命门，然后生心，心生血；有心然后生肺，肺生皮毛；有肺然后生肾，肾生骨髓；有肾则与命门合，二数备，是以肾有两岐也。”（《内经十二官论》）可见，在人体生成上是先具先天命门，由命门而生后天有形脏腑。在人体生成后的生命活动也由先天命门主宰，由其提供生命活动的原动力。他说：“可见命门为十二经之主。肾无此，则无以作强，而技巧不出矣；膀胱无此，则三焦之气不化，而水道不行矣；脾胃无此，则不能蒸腐水谷，而五味不出矣；肝胆无此，则将军无决断，而谋虑不出矣；大小肠无此，则变化不行，而二便闭矣；心无此，则神明昏，而万事不能应矣，正所谓主不明则十二官危也。余有一譬焉。譬之元宵之鳌山走马灯。拜者、舞者、飞者、走者，无一不具。其中间惟是一火耳。火旺则动速，火微则动缓，火熄则寂然不动，而拜者、舞者、飞者、走者，躯壳未尝不存也。故曰汝身非汝所有，是天地之委形也。”（《内经十二官论》）

其五，养生、治疗以先天为本。既然在人体的生成上是先天生后天，在现实的生命活动中是先天主宰后天，那么在养生、治疗方面必然是以治养先天为根本。

他说：“余所以谆谆必欲明此论者，欲世之养身者、治病者，的以命门为君主，而加意于火之一字。”（《内经十二官论》）赵献可对不知保养命门火之人多次予以严厉的批评。在他看来，伤害命门火最严重者即过度的房事。他说：“夫既曰立命之门，火乃人身之至宝。何世之养身者，不知保养节欲，而日夜戕贼此火？”（《内经十二官论》）赵献可的这一认识显然与宋明理学理欲之辨有关，是其在医学上的发展。如云：“人之死，由于生；人之病，由于欲。上工治未病，下工治已病。已病矣，绎其致病之根，由于不谨。急远房帏，绝嗜欲，庶几得之。”（《阴阳论》）又如：“世之人火旺致病者，十之八九，火衰成病者，百无一二。且少年肾水正旺，似不必补。然欲心正炽，妄用太过。至于中年，欲心虽减，然少年斲丧既多，焉得复实？及至老年，天真渐绝，只有孤阳。故补阴之药，自少至老，不可缺也。”（《滋阴降火论》）此等论说时时见之。他认为正确的做法是节制性欲，保养命门火。“世人服食以图长生，惑矣！甚者日服药，以资纵欲，则惑之甚也。”（《阴阳论》）

在治疗上，对于确因命门水火虚衰所致疾病，主张补命门水火，反对苦寒泻火之剂。他说：“既病矣，治病者，不知温养此火，而日用寒凉，以直灭此火，焉望其有生气耶？经曰：主不明则十二官危，以此养生则殃，戒之戒之！余今直指其归元之路而明示之。命门君主之火，乃水中之火，相依而永不相离也。火之有余，缘其水之不足也。毫不敢去火，只补水以配火。壮水之主，以镇阳光。火之不足，因见水之有余也，亦不必泻水，就于水中补火。益火之原，以消阴翳。所谓原与主者，皆属先天无形之妙。非曰心为火而其原在肝，肾为水而其主属肺。盖心脾肾肝肺，皆后天有形之物也。须有无形之火，配无形之水，直探其君主之穴宅而求之。是为同气相求，斯易以入也。所谓知其要者，一言而终。”（《内经十二官论》）

即使是外感之病，也应在平时注意人体正气的保养，才能避免疾病的发生。“若夫风寒暑湿燥火之入于人身，此客气也，非主气也。主气固，客气不能入。今之谈医者，徒知客者除之，漫不加意于主气，何哉?”（《内经十二官论》）赵献可又批评了只知顾护后天脾胃之气，而不知保养先天命门无形水火的弊病。他说：“纵有言固主气者，专以脾胃为一身之主。焉知坤土是离火所生，而艮土又属坎水所生耶？明乎此，不特医学之渊源有自，而圣贤道统之传，亦自此不昧。而所谓一贯也，浩然也，忠恕也，玄牝也，空中也，太极也。同此一火而已。为圣为贤，为佛为仙，不过克全此火而归之耳。小子兹论，阐千古之未明，慎勿以为迂。”（《内经十二官论》）

当然，先天后天并非截然划分，可以通过后天来补益先天。因此，赵献可特别推崇李东垣的补中益气汤。他说：“东垣先生独会其宗，而于补中益气方中，用柴胡升麻者，正以升发先天之气于脾土之中，真万世无穷之利。余所以谆谆为言也，盖人身以脾胃为主，人皆知之。而先天隐于无形者，举世置而弗论。故余既立《先天论要》矣，后于《后天论》中，发明东垣《脾胃论》，亦用先天无形者为主。读《脾胃论》者，读至‘人受水谷之气以生，所谓清气、营气、卫气、元气、谷气、春升之气，皆胃气之别名’，则可见矣。饮食入胃，犹水谷在釜中，非火不熟。脾能化食，全借少阳相火之无形者，在下焦蒸腐，始能运化也。此时若用寒凉之药，饮食亦不运化矣。盖脾胃中之火，土中之火，纳音所谓炉中火。养炉中火者，须频加煤炭。盖以热灰温养其火，而火气自存。一经寒水，便成死灰。将以何者蒸腐水谷，以何者接引灯烛？举目皆地狱光景，可不戒哉！经曰：劳者温之，损者温之，正取温养之义也。”（《补中益气汤论》）

第八章　张介宾对理学思想的全面吸收及对太极命门说的完善

张介宾（1563～1640年），字会卿，号景岳，别号通一子，明代著名医学家，生活在明代嘉靖至崇祯年间。张介宾因为晚年编著的《景岳全书》而闻名，后人多知其号。景岳祖籍四川绵竹，先世在明初以军功授绍兴卫指挥。景岳自幼抱负远大，读书不屑章句，喜兵法、岐黄之学。其父为定西侯客，时天下承平，侯门聚集了不少奇人异士。景岳与他们交往，识见大增。景岳好读书，自六经及诸子百家，无所不究。

景岳十三岁随父游学北京，拜名医金英为师，尽得其传。金英擅长大补元气，景岳重视补肾，与其师影响大有关系。景岳性情豪爽，壮岁好游任侠，游走各地，阅历丰富。1620年前后，景岳南返。时家境欠佳，尽弃兵法章句之学，专心一意，潜心医学。于岐黄经籍，穷年缕析，独有神悟，著成《类经》。

同时，景岳之医名大进，声名日彰，求医者盈门，时人比之仲景、东垣。景岳多才，除医道外，象数、星纬、堪舆、律吕，皆能究其底蕴。景岳著《类经》后，又将其平生治验编成《景岳全书》，晚年又著《质疑录》。景岳依《内经》《伤寒论》等典籍，对刘完素、张从正、李杲、朱丹溪等人的某些学术思想进行了批评，取先贤之经，辨前贤之误，并且对自己早年的看法做了一些修正。

景岳一生著述颇丰，现在存世的有：《类经》32卷，刊行于明天启四年（1624年）。该书把《素问》《灵枢》经文分类编排，加以注释，改编而成。其注释综核百家，剖析疑义，颇多发明。该书分为摄生、阴阳、藏象、脉色、经络、标本、气味、论治、疾病、针刺、汇通等12类。《类经附翼》4卷，刊行于明天启四年（1624年）。本书为景岳编纂《类经》的补充，阐发了景岳的心得与独特见解。《类经图翼》11卷，刊行于明天启四年（1624年）。本书以图解的方式对《内经》中意义较深，在《类经》中难以用语言文字说明的内容加以阐释。

《景岳全书》64卷，凡一百数十万言，清康熙三十九年（1700年）刊行。该书首为《传忠录》3卷，总论阴阳及前人得失；次为《脉神章》，论诊断以测病情；再为《伤寒典》《杂证谟》《妇人规》《小儿则》《痘疹诠》《外科钤》等41卷，论述有关各科临床问题。又有《本草正》2卷，取中药300味，以人参、附子、熟地、大黄为药中四维，人参、熟地为良相，附子、大黄为良将。又有《古方》9卷，《新方》2卷，把方剂分为补、和、寒、热、因、固、攻、散八阵。新方大多为景岳所创，临床多有良效。为补不足，又辑小儿、痘疹、外科方4卷。该书集中体现了景岳的学术思想和治疗经验，具有较高的学术水平和实践价值。

《质疑录》1卷，清康熙二十七年（1688年）刊行，为景岳晚年之作。该书收医论45篇，重在讨论前人医学的得失，对金元医家的偏执之处以理辩之，以正其失。重点论述多种疾病的论治，进一步发挥了温补学说，对自己早年的不当之言也作了辨析和纠正，颇具参考价值。

景岳博学多才，犹精岐黄之术。对宋明理学诸家及道家、道教之学颇多心得，并将其运用于医学研究，著成《内经》研究名著《类经》。在《类经》及其晚年集一生之临床经验撰成的《景岳全书》中，景岳融理学、易学、道家、道教思想于一炉，建立了博大而缜密系统的医学哲学体系。景岳在其著述中，频繁引用理学家周敦颐、张载、二程（程颢、程颐）、邵雍、朱熹等人的论述，《周易》以及老庄、道教的典籍。

在理学家中引用最多的是周敦颐、邵雍和朱熹的思想，尤其对邵、朱，景岳最为推崇。其称赞邵雍象数学的造诣是“自列圣而下，惟康节一人哉”。此二子对景岳医学哲学思想的形成影响最大。景岳的医学哲学思想除了散见于《类经》《景岳全书》的有关论述外，主要见于《类经图翼》的《太极图论》《阴阳体象》《五行生成数解》《五行统论》和《类经附翼》的《医易义》《求正录》（《三焦包络命门辨》《大宝论》《真阴论》）等篇章。本书主要分析理学与其医学哲学体系的关系，拟就理、气、心、数、太极、阴阳、五行等范畴及其医易学思想与理学之间的关系作出分梳。

一、明理之认识论

“理”在中国哲学史上成为重要的哲学范畴始于二程。程颢说：“吾学虽有所受，天理二字却是自家体贴出来。”（《外书》卷十二）朱熹继承了二程的理学思想，并加以发扬光大。由于朱熹理学后来成为宋明哲学（道学）的正统，人们又将宋明道学称为宋明理学。事实上我们知道，宋明道学至少还包括气学、数学、心学等学派。严格说来，称宋明理学并不科学，但习惯成自然，只要人们知其内涵也就可以了。

在二程那里，理（天理）是形而上者，具有至高无上的绝对性。理是“实”，是“诚”，是普遍的、永恒的、自足完满的。二程对理的这种理解，从根本上说就是要给人类的道德寻找最后的形而上学的绝对根据，为道德修养和成圣成贤的可能性提供绝对的依据。这一点为朱熹所继承，但朱熹并不是简单地重复二程的说法，而是以二程的思想为依据，兼收张载的气学、邵雍的数学思想，建立了一个博大精深的思想体系。简单说来，朱熹理学是以周敦颐的太极思想为外在骨架，以二程天理为内核，以张载气学、邵雍数学为辅翼的体系。

在包括朱熹在内的理学家的思想中，理的涵义主要有二项。一指天地万物的道理、规律；一指为人的道理，即人的道德原理，人的本性、本质。简单地说，一指“物理”，一指“人理”。理学家所关注的是后者，即“人理”，对“物理”的研求最终是为“人理”服务的。当然，在理学家看来，“人理”与“物理”原本是统一的，在根源处并没有区别。朱熹与二程一样，以理为其哲学的最高范畴。因此，他以理释周敦颐的太极，认为“无极而太极”即“无形而有理”。“太极之义，正谓理之极至耳。”（《答程可久》）“总天地万物之理，便是太极。”（《朱子语类》卷九十四）这个最根本的理是宇宙万物的根源。

他在解释太极时说：“上天之载，无声无臭，而实造化之枢纽，品汇之根柢也。”太极本身是无形迹、无动静、无生灭的，而现实世界中有形迹、有动静、有生灭的事物都是由它产生的。这个“太极”又是最高的价值，是人类道德的最高标准。他说：“太极只是个极好至善底道理……是天地人物万善至好底表德。”（《朱子语类》卷九十四）其主要内容就是仁义礼智。他说：“其中含具万里，而纲领之大者有四，故命之曰仁义礼智。”（《答陈器之》）太极之理赋予人及万物即人及万物之“性”，也就是人及万物的内在本质。人之“性”表现于外即“情”。“性”“情”总统于“心”，所谓“心统性情”。

在朱熹看来，理（太极）是事物的本性，但只有理，事物的存在还只有可能性，并没有现实性。具体事物的存在除了“理”（本性）之外，还要有“气”（材料），才可能具有现实性。他说：“天地之间，有理有气。理也者，形而上之道也，生物之本也；气也者，形而下之气也，生物之具也。”（《答黄道夫》）因此，在朱子哲学中，理气是一对非常重要的范畴。虽然程颐对理气已经作了形上、形下的区分，但直到朱熹才明确地将理气对举。

关于理气关系，朱熹有理先气后、理气不离等不同的说法。对“理先气后”论，朱熹说：“理与气本无先后之可言，但推上去，却如理在先，气在后相似。”对“理气不离”论，他说：“理未尝离乎气。然理，形而上者；气，形而下者。自形而上下言，岂无先后?”（《朱子语类》卷一）可见，在理气关系上，朱熹的说法给人以矛盾模糊的感觉，但以“理先气后”说为主。因此，过去的论者将朱熹判定为理一元论的客观唯心主义者。近有论者认为：“朱子的理气观既不是唯气的，也不是唯理的，更不是理气二元对立的，而是理气浑成一体的圆相论。”①

上述说法各有一定道理，如果把理理解为精神性的东西，由于朱熹对理的强调，将其判为唯心主义也不是没有一点道理。“理气浑成一体的圆相论”说，忽视了朱熹对“理”的至上性的强调。笔者认为，在理气观上，朱子之所以说法矛盾模糊令人难解，源于理学主观诉求与客观事实的矛盾。朱熹讲“理先气后”的主观目的是为人的道德理性寻求形而上学的根据，强调道德理性对感性欲求的统帅性。朱熹讲“理气不离”是因为现实的人并非是纯粹的道德理性的存在，而是感性与理性、肉体与精神的双重存在。气是生物的材料，就人来说，即其肉体，所以不能不讲“理气不离”。天理赋予人为人性，是道德理性的根据，善的根据；而在道德上的不善，即恶只能归属于气。虽然朱熹说：“禀气之清者，为圣为贤……禀气之浊者，为愚为不肖。”（《朱子语类》卷五）但人类在道德上的恶的根源终归是气。这样在价值判断上，理是积极的肯定性的，而气则是消极的否定性的。

上面我们提到朱熹有“心统性情”之说。朱子认为天理赋予人为性，性在心中。但是心作为现实的思维器官，现实的事物也是有理有气的。所以朱子说“心包理气”。虽然朱熹有“心具众理”“心包万理”之说，但心有气的一面，虽然这种气是精爽之气。朱子云：“心者气之精爽。”（《朱子语类》卷五）只要是气，就有蒙蔽理的可能，理就不能自然显现出来，必须用格物穷理的功夫。

“格物致知”是《大学》中的一句话，原意是研究物理获得知识。其本来可能没有特别深奥的含义，但是到了宋儒却成了认识论的重要话题。程颐将《大学》的“格物”与《易传》的“穷理”结合起来。他说：“格

① 冯达文、郭齐勇：《新编中国哲学史》，北京，人民出版社，2004，第71页。

犹穷也。物犹理也。犹曰穷其理而已也。”把“格物”解释为“穷理”，是他在理学史上的一大贡献。二程认为，格物必须在一事一物上见理。程颐认为，“一草一木皆有理，须是察”（《遗书》卷十八），因此要“随事观理”（《遗书》卷二十五），但并不是要穷尽天下事物。如果能在一事一物上见理，则其他可以类推；如果在一事上不能见理，则换一物来格，先易后难，直至有一道入理便可。而格物之所以能如此是因为万物皆是一个理。程颐在格物上强调“遍求”“多识”，强调“积累”“涵养”。程颐的这一思想为朱熹所继承与发扬光大。

朱子认为《大学》一书之要在于“格物”二字。致知在格物，朱子说：“只是推及我所知，须要就那事物上理会。致知是自我而言，格物是就物而言，若不格物，何缘得知？而今人也有推极其知者，却只泛泛然竭其心思，都不就事物上穷究。如此则终无所止。”（《朱子语类》卷十五）当然程朱作为追求成圣成贤的理学家，其格物穷理的目的并非是认识客观世界，追求自然科学知识，而是服务于其圣贤目标的。因此，格物的最终目的是体认天地万物之根本的理，即太极。但程朱理学在宋明道学中毕竟是重视研究物理的一派，宋明理学的格物穷理思想对包括中医学在内的古代科技的发展起到了重大的推动作用。

程朱“理”的思想对景岳医学哲学思想的形成有着重要的影响。在《类经图翼·太极图论》中，景岳说：“夫太极者，理而已矣。朱子曰：象数未形，理已具。又曰：未有天地之先，毕竟先有此理。”这里景岳把“太极”理解为“理”似乎与朱子相同，并且引用了朱子的话，“象数未形，理已具”，“未有天地之先，毕竟先有此理”。因此，有论者认为：“张介宾所谓太极是指精神性的本体。”[①] 又说张介宾“又将太极解释为物质性的气。由此可以看出，张介宾的太极理论存在着内在矛盾”[②]。笔者认为，张介宾作为受程朱理学熏陶成长起来的学者，主观上对朱子学说极为折服，引用朱子思想来阐发自己的医学哲学思想，但是医学与理学毕竟不同。我们说医学与理学都是关于生命的学问，但是理学所关注的是人的道德，人的精神生命；而医学所关注的是人的形体，人的肉体生命。精神生命可以用理作为本体，精神对肉体、理对气具有绝对的优先性，具有统帅作用；而肉体生命只能以气作为本体。所以无论景岳在主观上如何崇拜朱熹，“理”也不能成为其医学哲学的本体。因此，虽然景岳在其论著中多次提到理，但并没有本体论上的意义，能够成为天地宇宙本体的只有气。

---

① 徐仪明：《性理与岐黄》，北京，中国社会科学出版社，1997，第102页。

② 徐仪明：《性理与岐黄》，北京，中国社会科学出版社，1997，第102页。

景岳在引用了朱子的话后接着说："先儒曰：天下无理外之气，亦无气外之理。故理不可以离气，气不可以外理，理在气亦在，气行理亦行。"这里核心的意思是说理、气的不可分离性。当然朱子也有这种思想，我们说过，朱子虽然在主观上强调理的优先性，但客观实际是人毕竟首先是感性的肉体的存在。在景岳的医学哲学体系中，理是气之理，是认识论意义上的理。他说：

> 夫既有此气，则不能无清浊而两仪以判；既有清浊，则不能无老少而四象以分。故清阳为天，浊阴为地，动静有机，阴阳有变。由此而五行分焉，气候行焉，神鬼灵焉，方隅位焉。河洛布生成之定数，卦气存奇偶之化几。有死有生，造化之流行不息；有升有降，气运之消长无端。体象有常者可知，变化无穷者莫测。因而大以成大，小以成小。大之而立天地，小之而悉秋毫。浑然太极之理，无乎不在。所以万物之气皆天地，合之而为一天地；天地之气即万物，散之而为万天地。故不知一，不足以知万；不知万，不足以言医。理气阴阳之学，实医道开卷第一义，学者首当究心焉。
>
> （《类经图翼·太极图论》）

在这里，景岳显然将气看成是本原性的东西，由气而分化出两仪、四象、阴阳、五行。清浊、动静、生死、造化、流行、升降、气运、体象、气候、神鬼、方隅、卦气、河洛等皆由气化。"所以万物之气皆天地，合之而为一天地；天地之气即万物，散之而为万天地。"这里自然就包含无穷无尽之理，"浑然太极之理，无乎不在"。不能认识这一气之理，就不能认识万物之理，同样不知理更无法研究医学。理气阴阳之学，是医学之首义。这里景岳将"理气阴阳"并举，强调它们之间的统一性、不可分割性，所以"浑然太极之理"不能是超越于气独立存在的本体，只是气之理。因此，明理、格物穷理成为景岳要着力阐发的思想。

景岳受程朱影响多次讲到格物致知、格物穷理。景岳对穷理之学极为重视。在他看来，"医者，理也。理透心明，斯至矣。"（《类经图翼·序》）在《景岳全书》首篇《传忠录》首列《明理》一文。他说：

> 万事不能外乎理，而医之于理为尤切。散之则理为万象，会之则理归一心。夫医者，一心也；病者，万象也。举万病之多，则医道诚难，然而万病之病，不过各得一病耳。譬之北极者，医之一心也；万

星者，病之万象也。欲以北极而对万象则不胜其对，以北极而对一星则自有一线之直，彼此相照，何得有差？故医之临证，必期以我之一心，洞病者之一本，以我之一对彼之一，既得一真，万疑俱释，岂不甚易？一也者，理而已矣。苟吾心之理明，则阴者自阴，阳者自阳，焉能相混。阴阳既明，则表与里对，虚与实对，寒与热对，明此六变，明此阴阳，则天下之病，故不能出此八者。是编也，列门为八，列方亦为八。盖古有兵法之八门，予有医家之八阵，一而八之，所以神变化，八而一之，所以溯渊源，故予于此录首言《明理》以统阴阳诸论，详中求备，用帅八门。夫兵系兴亡，医司性命，执中心学，孰先乎此？是即曰传中，可也；曰传心，亦可也。然传中、传心，总无非为斯世斯人谋耳。故命为《传忠录》。

（《景岳全书·明理》）

景岳认为万事皆有理，医学与理的关系尤为密切。分之理有万千，合之总归一心。这一思想显然深受朱子“理一分殊”的影响。朱子认为天地万物的理从根本上说就是太极一理，但由于气质的影响，在具体事物中理的显现又是各个不同，这就是“理一分殊”。景岳以北极与万星为喻，说明“医之一心”与“病之万象”的关系，认为“以北极而对万象则不胜其对”而“以北极而对一星则自有一线之直，彼此相照，何得有差”，同样“医之临证，必期以我之一心，洞病者之一本，以我之一对彼之一”，这样“既得一真，万疑俱释，岂不甚易？”

那么“一”是什么呢？“一也者，理而已矣。”景岳是非常重视“一”的，在《类经》的很多篇章中反复申明“一”之理。景岳认为一理而明，则一而多，多而一，复杂之医理尽在掌握之中矣。“苟吾心之理明，则阴者自阴，阳者自阳，焉能相混。阴阳既明，则表与里对，虚与实对，寒与热对，明此六变，明此阴阳，则天下之病，故不能出此八者。是编也，列门为八，列方亦为八。盖古有兵法之八门，予有医家之八阵，一而八之，所以神变化，八而一之，所以溯渊源，故予于此录首言《明理》以统阴阳诸论，详中求备，用帅八门。夫兵系兴亡，医司性命，执中心学，孰先乎此？”（《景岳全书·明理》）

景岳明确提出“明理以统阴阳诸论”，可见景岳的理从根本上说不是先验的道德理性之理，而是有着丰富的具体内容的经验中的形而下的医理。当然我们在景岳的论述中也看到了似乎在强调理为第一性的论述。

景岳在注《本神》“岐伯答曰：天之在我者德也，地之在我者气也，德流气薄而生者也”时说：“人禀天地之气以生。天地者，阴阳之道也。自太极而生两仪，则清阳为天，浊阴为地；自两仪而生万物，则乾知大始，坤作成物。故《易》曰：‘天地之大德曰生。’《宝命全形论》曰：‘人生于地，悬命于天。’然则阳先阴后，阳施阴受，肇生之德本乎天，成形之气本乎地，故天之在我者德也，地之在我者气也。德流气薄而生者，言理赋形全，而生成之道斯备矣。”景岳把“德流气薄”理解为“理赋形全”显然是受朱子影响，朱子有理赋万物而为万物之性的说法。不过这句话是在生成论的意义上讲的，景岳这样讲是其深受朱子影响不知不觉的结果，是其个人主观喜好的结果。但从理学与医学各自的本性来说，理学以理为本犹可①，而医学以理为本则不可。总体来说，张介宾的“理”概念受到理学特别是程朱的巨大影响，但由于医学与理学的根本目的不同，张介宾的“理”是认识论的，而不是本体论的。

二、宝气之本体论

气是中国文化、中国哲学的核心概念。气的思想在先秦时代就已经成熟，先秦诸子特别是儒、道两家对气都有独到的认识。古代哲学把气看作天地万物的本原。在人体，气就是生命的本原、动力。在这一思想指导下，《内经》建立了我们民族独特的迥异于世界其他民族的医学理论体系。可以说，气是中医学理论体系的基石。气学思想在后来为儒、道、医进一步发展。特别是道教，把气作为练养的基础，视精、气、神为人之三宝。在气的问题上，张介宾远绍《内经》，近承道教与张载的气学，形成了自己的气学理论。

在景岳看来，“人之所赖，惟此气耳。气聚则生，气散则死”（《类经·五过四德》）。气是人的生命最宝贵的东西。景岳在注释《素问·疏五过论》“治病之道，气内为宝，循求其理，求之不得，过在表里”时说：“气内者，气之在内者也，即元气也。凡治病者，当先求元气之强弱，元气既明，大意见矣。求元气之病而无所得，然后察其过之在表在里以治之，斯无误也。”认为元气是人的生命的根本，治病当首察元气，如果元气无伤，则病情虽重亦可治愈；如果元气受伤，则病情即使轻微也难痊。在注释之后，景岳以为意蕴未尽，做了按语进一步发挥其思想。他说：

---

① 所谓“理学以理为本犹可”，是因为理学还可以气为本，如张载将清虚之气看成人类道德理性的根据。

> 气有外气，天地之六气也。有内气，人身之元气也。气失其和则为邪气，气得其和则为正气，亦曰真气。但真气所在，其义有三，曰上中下也。上者所受于天，以通呼吸者也；中者生于水谷，以养荣卫者也；下者气化于精，藏于命门，以为三焦之根本者也。故上有气海，曰膻中也，其治在肺；中有水谷气血之海，曰中气也，其治在脾胃；下有气海，曰丹田也，其治在肾。人之所赖，惟此气耳。气聚则生，气散则死，故帝曰气内为宝，此诚最重之辞，医家最切之旨也。即如本篇始末所言，及《终始》等篇，皆惓惓以精气重虚为念，先圣惜人元气至意，于此可见。奈何今之医家，但知见病治病，初不识人根本。凡天下之理，亦焉有根本受伤而能无败者，伐绝生机，其谁之咎？所以余之治人，既察其邪，必观其正，因而百不失一，存活无算。故于诸章之注，亦必以气为首务，实本诸此篇，非亿见也。凡心存仁爱者，其毋忽于是焉。

景岳明确将气分为外气与内气。外气即天地之气，内气即人身之元气。元气也就是正气、真气。真气在人体的分布有上中下三个不同区域。在上者受于天，通呼吸；在中者生于水谷，以养荣卫；在下者化于精，藏于命门，为上中下三焦的根本。所以，在人体有三个气海，即上气海——膻中，其治在肺；中气海（也叫“水谷气血之海”）——中气，其治在脾胃；下气海——丹田也，其治在肾。当然，人体内气与天地外气是不可能截然分离而是相互交流融为一体的。他说：

> 人之生由乎气，气者所受于天，与谷气并而充身者也。故谷食入胃，化而为气，是为谷气，亦曰胃气。此气出自中焦，传化于脾，上归于肺，积于胸中气海之间，乃为宗气。宗气之行，以息往来，通达三焦，而五脏六腑皆以受气。是以胃为水谷血气之海，而人所受气者，亦唯谷而已。故谷不入，半日则气衰，一日则气少矣。
>
> （《类经·经络类二十三·营卫三焦》）

景岳指出人的生命由气来维持，气的来源有二，一个是自然界的空气，一个是粮食中的谷气。这两种气结合在一起，上归于肺，即宗气。宗气分布全身维持生命活动。宗气又分化出营气、卫气，此二气盛衰取决于宗气。他说：

谷气出于胃而气有清浊之分。清者水谷之精气也，浊者水谷之悍气也。诸家以上、下焦言清浊者皆非。清者属阴，其性精专，故化生血脉而周行于经隧之中，是为营气。浊者属阳，其性慓疾滑利，故不循经络而直达肌表，充实于皮毛分肉之间，是为卫气。然营气卫气，无非资借于宗气，故宗气盛则营卫和，宗气衰则营卫弱矣。

（《类经·经络类二十三·营卫三焦》）

以上是人体生命活动的后天之气的情况。人类的生命源于天地的阴阳二气，而就人类个体生命形成来说，要依赖于作为父精母血的先天之气。景岳说：

人禀天地之气以生。天地者，阴阳之道也。自太极而生两仪，则清阳为天，浊阴为地；自两仪而生万物，则乾知大始，坤作成物。故《易》曰：天地之大德曰生。《宝命全形论》曰：人生于地，悬命于天。然则阳先阴后，阳施阴受，肇生之德本乎天，成形之气本乎地，故天之在我者德也，地之在我者气也。德流气薄而生者，言理赋形全，而生成之道斯备矣。

（《类经·藏象类九·本神》）

在景岳看来，人的生命是禀受天地之气而来，人类生命的形成与天地万物的形成是一样的。由太极（元气），而分出两仪（阴阳二气），进而生成万物。万物当然包括人类。人类生成是阴阳二气交合的结果，所以说“乾知大始，坤作成物”。具体说天赋予人以德，地赋予人以气，德流气薄而生人，所谓“理赋形全而生成之道斯备”。这里讲理与气，理气结合生人，显然是受朱子的影响。

在具体谈到人类个体的生成时，就不能只谈气不谈“精”了。景岳说：“人生之本，精与气耳。精能生气，气亦生精，气聚精盈则神旺，气散精衰则神去，故修真诸书，千言万语，无非发明精气神三字。”（《类经·运气类四十一·刚柔失守三年化疫之刺》）他说：

太极动而生阳，静而生阴，阴阳二气，各有其精。所谓精者，天之一、地之六也。天以一生水，地以六成之，而为五行之最先。故万物初生，其来皆水，如果核未实犹水也，胎卵未成犹水也，即凡人之有生，以及昆虫草木，无不皆然。易曰：“男女构精，万物化生。”此之谓也。

（《类经·藏象类九·本神》）

精者，人之水也。万物之生，其初皆水。故易曰："天一生水。"道家曰："水是三才之母，精为元气之根。"《本神篇》曰："故生之来谓之精。"《决气篇》曰："两神相搏，合而成形，常先身生，是谓精。"故人始生，先成精也。

（《类经·经络类一·人始生，先成精，脉道通，血气行》）

景岳认为从河图易数来说，在五行最早发生的是水，因为天一生水，地六成之。水即"精"。这是从理论上说。从实际来看，万物初生都来源于水，所以精是生成万物的本原物质。《易传》说："男女构精，万物化生。"这里的男女泛指动植物的雌雄两类，并非单指人类。

景岳认为，《内经》的天癸即"精"，当然天癸之精即生殖之精，属于狭义的精。中医学的精，除了指狭义的生殖之精外，还包括人体一切精微物质。景岳在《类经·藏象类十三》中说：

天癸之义，诸家俱即以精血为解；然详玩本篇谓女子二七天癸至，月事以时下，男子二八天癸至，精气溢泻，是皆天癸在先，而后精血继之，分明先至后至，各有其义，焉得谓天癸即精血，精血即天癸？本末混淆，殊失之矣。夫癸者，天之水，干名也。干者支之阳，阳所以言气，癸者壬之偶，偶所以言阴。故天癸者，言天一之阴气耳，气化为水，因名天癸，此先圣命名之精而诸贤所未察者。其在人身，是为元阴，亦曰元气。人之未生，则此气蕴于父母。是为先天之元气；人之既生，则此气化于吾身，是为后天之元气。第气之初生，真阴甚微，及其既盛，精血乃旺，故女必二七、男必二八而后天癸至。天癸既至，在女子则月事以时下，在男子则精气溢泻。盖必阴气足而后精血化耳。阴气阴精，譬之云雨，云者阴精之气也，雨者阴气之精也，未有云雾不布而雨雪至者，亦未有云雾不浓而雨雪足者。然则精生于气，而天癸者，其即天一之气乎，可无疑义。《列子》曰："有生者，有生生者；有形者，有形形者。"其斯之谓。

景岳认为天癸就是元阴、元气，人未出生时天癸蕴于父母，是先天元气，人出生后化于自身，为后天元气。这种真阴之气起初极少，必待到一定年龄才能充盛，具备生殖能力。但最终精生于气，正如《列子》说："有生者，有生生者；有形者，有形形者。”所谓“生生者”“形形者”，指的就是能生精的气。可见景岳是以气为本的。

人一旦由精聚而成形，有了生命，同时也就有了精神活动——神。景岳说：

> “两精相搏谓之神。”两精者，阴阳之精也。搏，交结也。《易》曰：“天数五，地数五。五位相得而各有合。”周子曰：“二五之精，妙合而凝。”是皆两精相搏之谓。凡万物生成之道，莫不阴阳交而后神明见。故人之生也，必合阴阳之气，构父母之精，两精相搏，形神乃成。所谓“天地合气，命之曰人”也。
>
> （《类经·藏象类九·本神》）
>
> 《本神》曰：“两精相搏谓之神。”而此曰：“两神相搏，合而成形，常先身生，是谓精。”盖彼言由精以化神，此言由神以化精，二者若乎不同，正以明阴阳之互用者，即其合一之道也。
>
> （《类经·藏象类二十五·精气津液血脉，脱则为病》）

在景岳看来，精是神的物质基础，而神又能主导精的生成。这就是阴阳互用的合一之道。

总之，在景岳看来，气既是天地万物之本，也是人生之本。气具体化为精气神三者，为人之三宝。三者的关系是“人生之本，精与气耳。精能生气，气亦生精，气聚精盈则神旺，气散精衰则神去”。在三者中，气最重要。“然三者之用，尤先于气。”由于气对人的生命具有如此之重要性，当然就要“宝气”“保气”“养气”。“养气”已非药物所能达到，景岳引入了道教的练养术。

景岳作为医家，虽然吸收了道教养气说的积极因素，但对道教神仙不死的宗教信仰进行了深刻的批判。他说：“人之气数，固有定期；而长短不齐者，有出于禀受，有因于人为。故惟智者不以人欲害其天真，以自然之道，养自然之寿，而善终其天年，此圣智之所同也。今之人非惟不能守其所有，而且欲出尘逃数，解脱飞升，因人惑己，因己惑人，是焉知无则无极，有则有尽，而固窃窃然自以为觉，亦何异梦中占梦，其不觉也亦甚矣。”（《类经·藏象类十四·天年常度》）景岳认为人的寿命是有一定限度的。他提出了“气数”的概念，即人体生命有一个自然的产生、发展、壮大、衰老至结束的过程。这是自然规律，人力是不能改变的，即“欲出尘逃数，解脱飞升”是不可能的。但其同时认为，通过积极养生是可以达到天赋寿命的。

景岳反对道教长生不死的宗教信仰，这一思想显然受到了张载以及二程等理学家的影响。张载认为天地万物皆由太虚之气所化，气聚为万物，万物毁坏复散归于太虚之气。这是宇宙的自然法则，不依人的意志而转移。他说："太虚不能无气，气不能不聚而为万物，万物不能不散而为太虚。循是出入，是皆不得以而然也。然则圣人尽道其间，兼体而不类者，存神其至矣。彼语寂灭者往而不反，徇生执有者物而不化，二者虽有间矣，以言乎失道则均焉。"（《正蒙·太和》）"语寂灭者"指佛教徒脱离人事苦海，摆脱六道轮回，进入永生佛国的出世追求；"徇生执有者"指的是道教徒长生不死的神仙追求，因道教徒妄图个体生命永在，就是"物而不化"。在张载看来，这都违背了天地万物气聚气散的自然本性，因而是虚诞的。二程认为适当的养生可以延长寿命，但反对道教的长生不死之说。伊川说："修养可以引年，国祚之所以祈天永命，常人之至于圣贤，皆工夫到这里，则有此应。"（《二程遗书·伊川先生语一》）又说："若说白日飞升之类则无，若言居山林间，保形炼气以延年益寿，则有之。"（《二程遗书·伊川先生语一》）

三、格心之修养论

在宋明理学中与程朱理学相对立的除了气学外，尚有心学一派。心学一派肇始于南宋的陆九渊兄弟。现在有些学者认为，二程兄弟中，大程子颢具有心学倾向，为心学之发端，小程子颐为理学之开创者。此说见出二者之异，有一定道理，但最早明确倡导心学的还是陆氏兄弟。朱熹认为太极之理遍在万物，学者当格物穷理，最后体认心中之理。陆九渊认为朱熹教人支离，反对朱熹逐物穷理，认为理就在心中，当于心中求理。陆九渊说："人皆有是心，心皆具是理，心即理也。"（《陆九渊集》卷十一《与李宰》二）南宋亡国后，随着朱学的崛起，陆学就衰微了。直到明中叶，阳明子出，心学复光大于天下，成为与朱学相对的一大学派。

阳明继承陆九渊的"心即理"说，反对朱子的"心外求理"，认为朱学的最大错误就是"心外求理"。他说："夫物理不外吾心，外吾心而求物理，无物理矣。遗物理而求吾心，吾心又何物也?"（《答顾东桥书》）认为心与理本来就是合一不可分割的。因此，阳明的"格物致知"就不是"格物穷理"，而是把"格物"理解为"格心"，格心中之理。他说："所谓致知格物者，致吾心之良知于事事物物也。吾心之良知即所谓天理也。致吾心之良知于事事物物，则事事物物皆得其理矣。是合心与理为一者也。”（《答顾东桥书》）

张介宾生当明季，其时阳明心学风靡天下，景岳也深受心学的影响，这在其著述中有所表现。在其著述中，多有“心学”“格心”“吾心”等提法，如“执中心学”“诚能格心，故可以转运周旋，而无往弗神矣”“宇宙吾心”等。

在阳明哲学中，“心”与朱熹哲学的“理”一样，是最高的本体，是人类道德善性的根据。阳明晚年也将其称为“良知”。阳明心学虽然对景岳的医学哲学发生了很大影响，但就如程朱的“理”一样，“心”在景岳的医学哲学体系中，主要也不是本体论，而是认识论的。

他说：“心为一身之君主，禀虚灵而含造化，具一理以应万机，脏腑百骸，惟所是命，聪明智慧，莫不由之，故曰神明出焉。”（《类经·藏象类一·十二官》“心者，君主之官也，神明出焉”注。）可见，景岳认为“心”的作用是具“一理”而“应万机”，“聪明智慧，莫不由之”。这样的心显然是认识的心。这里景岳将心与理的概念结合在一起讨论，又是受朱熹的影响。朱子说：“心包万理，万理具于一心。不能存得心，不能穷得理；不能穷得理，不能尽得心。”（《朱子语类》卷五）

景岳在《景岳全书·传忠录·明理》中说：“万事不能外乎理，而医之于理为尤切。散之则理为万象，会之则理归一心。”这种说法颇有阳明“心外无理”、朱子“心包万理”的味道。即便说“理”在心外，但认识理的主体之心却是内在的。在这样的意义上，可以说理不离心，景岳的认识当是如此。因为他说：“善诊者，必能察此阴阳脏象之精微，而合于吾心，庶神理明而逆从变化遁情矣。”（《类经·藏象类四·五脏之应各有收受》“故善为脉者，谨察五脏六腑，一逆一从，阴阳表里，雌雄之纪，藏之心意，合心于精”注。）

景岳论心论理又离不开“一”。他说：“盖道统之传，载由经籍，妙出吾心。使必欲按图索骥，则后先易辙，未有不失者矣，故精神不能专一者，以中无主而杂合也。”（《类经·论治类十九·四失》“所以不十全者，精神不专，志意不理，外内相失，故时疑殆”注。）这里借儒家的“道统”说来说明医道的传续，虽然有赖于经籍，但终究对医道的明了要靠学者之心。如果学者心中无主，只是“按图索骥”，必致失误，而不失的前提是“精神专一”。所以，“人能得一，则宇宙在乎手；人能知一，则万化归乎心。”（《类经·论治类十七·治之要极，无失色脉，治之极于一》“一者因得之”注。）反之“心不明而纷乱”，则“志意不分条理”；“彼我之神不交，心手之用不应”则“外内相失”，这样就会“时有疑惑，致乎危殆”。因此，正如“孟子曰：梓匠轮舆，能与人规矩，不能使人巧。”（《类经·论治类十九》）

所以在景岳看来，研习医道不能只是徒诵经书，必须用心，只有“理头心明”，才能妙手回春。这就需要医家有以一统万，提纲絜领的执一之功。“以我之一心，洞病者之一本，以我之一对彼之一，既得一真，万疑俱释，岂不甚易？一也者，理而已矣。苟吾心之理明，则阴者自阴，阳者自阳，焉能相混？阴阳既明，则表与里对，虚与实对，寒与热对。明此六变，明此阴阳，则天下之病，故不能出此八者。是编也列门为八，列方亦为八。盖古有兵法之八门，予有医家之八阵，一而八之，所以神变化，八而一之，所以溯渊源。”①

之所以可以用“执一之功”，在景岳看来，事物在现象上无论如何复杂，在本质上其发生的原因却是简单明了的。他说：“大必由于小，著必始于微，是以变化虽多，原则一耳。故但能知一，则无一之不知也；不能知一，则无一之能知也。正以见人之安危休咎，亦惟心君为之源耳。”（《类经·藏象类一·十二官》“毫氂之数，起于度量，千之万之，可以益大，推之大之，其形乃制”注。）能够理解本质上的“一”，则现象上的每个“一”皆可知；相反，不能理解本质上的“一”，则现象上的“一”也就不能理解。这一切都要以心为本源。

心对于理的认识是如此重要，那么，心是不是自然而然地就能够认识理呢？显然没有那么容易，要获得对于理的正确认识是需要一定条件的。这就是修心。我们知道，先秦的荀子在《解蔽》中论述“心何以知道”时说“虚壹而静”。“修心”“养心”成为中国哲学的传统。

阳明“心即理”命题的提出，并不是逻辑推演的结果，而是在静坐修心中悟出的。这就是所谓的“龙场悟道”。据记载，阳明在政治上失意，被贬谪龙场时，“自计得失荣辱，皆能超越，惟生死一念，尚觉未化，乃为石椁，自誓曰：‘吾惟俟命而已。’日夜端居澄默，以求静一。久之胸中洒洒……因念圣人处此，更有何道？忽中夜大悟格物致知之旨。……始知圣人之道，吾性自足，向之求理于事物者误也”（《王文成公全书》卷三十二）。阳明悟道后就以“静处体悟”的“静坐”方式教人。后来阳明也发现了“静坐”的弊端，又倡导“事上磨炼”，最终阳明主张将动静结合起来。

① 张介宾：《景岳全书·传忠录·明理》，上海，上海科学技术出版社，1959，第18页。

景岳受心学影响，非常重视对认识器官——心的修养，将修心看作获得正确认识的条件。他说："夫禀受者，先天也；修养者，后天也。先天贵在父母，后天责在吾心。"（《类经·藏象类十四·天年常度》"中寿而尽也"注。）人的认识能力的形成固然需要先天条件，但更为重要的是后天的修养。先天条件秉受于父母，是不可改变的，而后天条件取决于自身的修养。相对而言，后天有着更重要的意义。只要努力修为，认识能力就能不断提高。

"修心"的首要条件是排除杂念，使心志专一。景岳将此称为"洗心"，意思是将心打扫干净。《素问·灵兰秘典论》说："黄帝曰：善哉！余闻精光之道，大圣之业，而宣明大道，非斋戒择吉日，不敢受也。"景岳注释说："洗心曰斋，远欲曰戒。盖深敬大道，而示人以珍重之甚也。"将古人具有宗教味道的"斋戒"仪式理解为"洗心"亦即认识主体的修养，认识到认识主体的状态对认识成果的取得具有重要影响。而"洗心"的具体方法就是使认识主体心处于"虚静"状态。

《素问·脉要精微论》说："是故持脉有道，虚静为保。"景岳注曰："凡持脉之道，一念精诚，最嫌扰乱，故必虚其心，静其志，纤微无间，而诊道斯为全矣。"这里以诊脉为例，说明要诊得正确的脉象，心必须虚静。只有虚静，心才能一念精诚，排除干扰，无微不识。景岳认为以虚静之功养心，就可能达到"动天""神明"的认识境界。《素问·方盛衰论》说："出入有行，以转神明。"景岳注曰："行，德行也。医以活人为心，其于出入之时，念念皆真，无一不敬，则德能动天，诚能格心，故可以转运周旋，而无往弗神矣。"医家能够以儒家的济世救人之心立身，时时刻刻，无论动静都能"念念皆真"，也就是阳明提倡的"动静结合"之功，"无一不敬"则是程朱倡导的修心功夫。

程颐说："敬只是主一也。主一，则既不之东，又不之西，如是则只是中；既不之此，又不之彼，如是则只是内。存此自然天理明。"（《遗书》卷一）又说："所谓敬者，主一之谓敬；所谓一者，无适之谓一。且欲涵泳主一之义，一则无二三矣。"（《遗书》卷一）"主一"就是专心于一处，"无适"就是在用心于一事物时不要同时三心二意。周敦颐在《太极图说》中说："圣人定之以中正仁义而主静（自注：无欲故静），立人极焉。"后来程朱以为"静"之佛道色彩太浓，与儒家圣人之道有所不同，遂改"主静"为"主敬"。当然，虽然程颐倡导"主敬"，但并不反对"主静"，只是不以"主静"为主，认为"敬"中含"静"，单讲"静"则易流入释老空寂之嫌。

据记载，程颐见人静坐，“便叹其善学”（《外书》十二），同时他强调注意与佛道划清界限。《遗书》记载：“问：敬还用意否？曰：其始安得不用意？若不用意，却是都无事了。又问：敬莫是静否？曰：才说静便入释氏之说也。不用静字，只用敬字，才说著静便是忘也。”（《遗书》卷十八）“用意”是指人的行为指向性，佛教认为这种指向性属于“执着”，是一切烦恼的根源。程颐则认为主敬在开始阶段必须着意用力，在他看来，强调不着意和主静都是释氏修养方法的特征。

程颐主敬的修养方法为朱熹所发扬光大，在宋明理学中产生了巨大影响。朱熹“主敬涵养”说主要是收敛身心，使内心始终处于谨畏、警觉、警醒、主一专一的状态。朱熹的“主敬”说也是贯彻动静的。

主敬思想也是景岳医学哲学的重要观念。景岳注《素问·四气调神大论》“去寒就温，使气亟夺”说：“冬气闭藏不密，温暖无霜雪，则来年阳气无力，五谷不登；人身亦是如此，静时纷扰，则动时安能中节？故周子以主静为本，程子以主敬为本，其理一也。”中医学与儒学都是关乎人的生命的学问，但儒学以提升人的精神境界为最终目标，具有强烈的价值选择性；医学以保证人的身体健康为根本目标，价值选择性不是很明显。因此，景岳并没有明辨“敬”“静”之异。按理说，中医学作为“治未病”的积极医学，作为“价值中立”的科学，在修养上更应接近于佛、道，而以主静为主。景岳却以为主敬与主静其理则一，可见程朱理学对其影响之深。

景岳将人身摄养皆视为敬身之道，在注《天元纪大论》“敬之者昌，慢之者亡，无道行私，必得夭殃”时说：“敬者如摄生类诸章所载，凡合于道者皆是也。设或无道行私，而逆天妄为，夭殃必及之矣，可不慎哉？”敬身之道当然不仅限于保养身体，同时也是修养认识主体之心的重要方法。不过由于医学的保健科学的本性，在实质上，景岳还是以主静为主。景岳注《素问·方盛衰论》“必清必静，上观下观”说：“必清必净，则心专志一而神明见，然后上观之以察其神色声音，下观之以察其形逆顺。”心只有处于清静状态，才能专一，而发挥神奇的神明功能，对人体生理病理的状况有正确的了解。

上面所论心之修养，还是就认识主体自身来说的。事实上，认识主体并不是独立存在的实体，而是人脑的机能，在古人看来是心的机能，因为“心藏神”。因此，认识主体心之功能的正常发挥还取决于心的生理健康状况。《灵枢·邪客》曰：“心者，五脏六腑之大主也，精神之所舍也，其脏坚固，邪弗能容也，容之则心伤，心伤则神去，神去则死矣。”认为心是五脏六腑的主宰，是不能有邪气侵入的，一旦邪入心伤，人的生命就停止了。只有心处于健康状态，才能统帅人体，包括认识活动在内的人的生命活动才能进行。因此，保证心的生理健康是认识活动的前提。

在《类经·疾病类二十六·情志九气》的《愚按》中，景岳说："情志之伤，虽五脏各有所属，然求其所由，则无不从心而发。故《本神》篇曰：'心怵惕思虑则伤神，神伤则恐惧自失。'《邪气脏腑病形》篇曰：'忧愁恐惧则伤心。'《口问》篇曰：'悲哀忧愁则心动，心动则五脏六腑皆摇。'可见心为五脏六腑之大主，而总统魂魄，兼赅志意。故忧动于心则肺应，思动于心则脾应，怒动于心则肝应，恐动于心则肾应，此所以五志惟心所使也。设能善养此心而居处安静，无为惧惧，无为欣欣，婉然从物而不争，与时变化而无我，则志意和，精神定，悔怒不起，魂魄不散，五脏俱安，邪亦安从奈我哉?"能以安静养心，则五脏安定，外邪无由得入。如《灵枢·本脏》篇所云："志意和，则精神专直，魂魄不散，悔怒不起，五脏不受邪矣。"这就为包括认识在内的心的机能活动提供了必要条件。

保证心处于健康状态的另一条件是合理地汲取天地之气。所谓天气指的是清气，即现在的空气。当然清气与空气并不完全相同。清气是清洁新鲜的空气，而空气却有可能是污染的。即使古代没有污染，古人也认为空气有清气与浊气之分。当然只有清气才能有益于人的健康，使人思维清晰；而浊气使人萎顿、思维迟钝。地气是指大地出产的五谷、水果及飞禽走兽、鱼鳖虾蟹等一切可食之物。食物与人体健康关系尤其密切，举凡食物的品质、食物间的调配、烹饪的法度、饮食的节度等都能影响健康。在古人看来，食物应选取精品，合理配比，按法烹调，合理食用，这样才能保证水谷之气化为清气，使人身心俱佳。心的生理健康状态是保证认识主体进行认识活动的一般条件，而更积极的条件则是养气。只有将作为认识主体的心修养好，才能认识活动，不为外在形迹所迷惑，洞达内在无形之本原。就疾病来说，透过纷纭之病象，洞穿血气之变化。

总之，景岳充分吸收了中国哲学史上心学的思想资源，在阳明心学大盛的时代背景的影响下，根据《内经》的理论，特别强调发挥了心作为认识主体的作用，以及这种作用发挥的条件。一方面扩大了阳明心学的运用范围，另一方面使中医学对心的认识更加深刻和丰富。

四、察数之规律论

数，在现代人眼中，不过是数字、数学，是计数、计算之学；而在古人眼中，数不仅是数字、计算之学，还有更神秘、神圣的意味。这一点无论是我国人民还是世界其他民族概莫能外。古希腊的毕达哥拉斯学派就认为数形成这个世界，主宰这个世界。我国古经《周易》将一至十这十个自然数看作天地之数，天地万物的变化发展就取决于这十个数的配合变化。《易传·系辞上》说："天数五、地数五，五位相得而各有合。天数二十有五，地数三十，凡天地之数五十有五。此所以成变化而行鬼神也。"这样的数在古人眼中就不是普通的计算之数，而是决定天地万物生成发展的先验之数。天地之数按照一定的规则配合而形成的结果成为世界的本质结构，数是世界本质的决定者。这种"数"学思想，在古代成为一种占统治地位的世界观，影响到各个学科。中医学也非常重视"数"。《素问·三部九候论》说："天地之至数，始于一，终于九焉。"

中国哲学发展到宋明理学时代，与气学、理学并峙，数学（象数学）也得到了新的发展。代表人物就是邵雍。邵雍以《易·系辞》"是故易有太极，是生两仪，两仪生四象，四象生八卦"为依据，认为由太极"一分为二，二分为四，四分为八"，"于是八卦成矣"；进而"八分为十六，十六分为三十二，三十二分为六十四"，于是而六十四卦齐备。（《观物外篇》）他的八卦次序图以及六十四卦次序图，都是以这种"加一倍"的办法绘制出来的。由于数在邵雍哲学体系中占据着最重要的地位，所以人们将邵雍哲学称为数学。邵雍认为八卦与六十四卦的形成过程也就是宇宙的演化发展过程，或者说八卦与六十四卦的形成过程是宇宙演化过程的模拟。他说：

> 太极一也，不动；生二，二则神也。神生数，数生象，象生器。
>
> 太极不动，性也；发则神，神则数，数则象，象则器，器则变，复归于神也。
>
> （《观物外篇》）

这是说太极是不变的本体，是未分化的一。太极生二，有了阴阳双方的对待，就会发生神奇的作用。在这种神奇的作用中，有着数的规定。由数而生成各种形象，由形象而生成具体的器物。这就是世界的演化总则。在邵雍看来，世界演化的总则是由太极生成二，二即神，有神妙的功能，由神生出具体的数，数产生各种形象，形象最终形成具体的器物、事物。具体事物经过一定阶段的发展变化，最后毁坏，重新回归到太极。这就是宇宙循环往复的演化过程。在太极演化生成世界这一总的观点上，邵雍与其他思想家并没有什么不同。他的特点是特别强调数在宇宙演化生成中的作用，认为这其中有着严格的数学规定。

至于宇宙的具体演化程序，他认为“阴阳分而生两仪，两仪交而成四象，四象交而成八卦，八卦交而成万物”。这种逐级推进的过程，表现为“类”与“象”的不断分化。他说：“两仪生天地之类，四象定天地之体；四象生日月之类，八卦定日月之体；八卦生万物之类，重卦定万物之体。”推衍程序的每一级次中的类，都会分解出两个不同的象，如在天地之类中，阴阳之象为天，刚柔之象为地，阴阳刚柔四象定天地之体。由此他提出：“类者，生之序也；体者，象之交也。”主张推求事物类别应依据其生成之序，而观察事物体性则应根据其阴阳之象，即所谓“推类者，必本乎生；观体者，必由乎象。”（以上均见《观物外篇》）邵雍的阴阳刚柔四象对景岳有重要影响。

在确定了宇宙是按照由一而多，依据数的规则发生发展变化后，邵雍提出了“元会运世”的宇宙终始之数，来具体说明宇宙、天地、万物及人类社会的发生发展演化过程。“元会运世”是邵雍用以计算宇宙终始之数的时间单位。他根据一年十二月，一月三十日，一日十二辰，一辰三十分的计量时间的数据，认定“元之元一，元之会十二，元之运三百六十，元之世四千三百二十”（《观物内篇》）。一世为三十年，四千三百二十世即十二万九千六百年，此为一元之数。一元之数是宇宙终始之数的一个周期。一元为十二会，一会为一万零八百岁。十二会依次为子、丑、寅、卯、辰、巳、午、未、申、酉、戌、亥。一元中的前三会为开天辟地生人之时，即所谓“天开于子，地辟于丑，人生于寅”，至十一会万物灭绝，十二会天地消灭。此一元之数终了，另一个一元之数开始复起，宇宙生生不息的运行又出现了新的循环。

邵雍以宇宙终始之数推衍世界的具体发展变化过程，从科学角度看没有什么价值。但从自然哲学角度看，其中还是蕴含着一定的哲学智慧。其一，任何一个宇宙都是有限的过程，一个天地消灭了，另一个天地又产生了。其二，宇宙中存在着阴阳消长的普遍规律。但是邵雍的机械数学推衍、对数的过分强调也招至他人的诟病。如与其同时的张载与二程就反对他的象数之学。从易学学派来说，张载与二程属于义理学派，而邵雍属于象数学派。二程说：“某与尧夫（邵雍字）同里巷居三十年，世间事无所无论，惟未尝一字及数耳。”（《二程外书》卷十二）他们反对邵雍“易之义，起于数”的观点，认为“有理而后有象，有象而后有数。易因象以得其数，得其义，则象数在其中矣。必欲穷象之隐微，尽数之毫忽，乃寻流逐末，术家之所尚，非儒者之所务也。”（《二程外书》卷九）因此其论数则从义理出发，深究数道，也有精彩的论述。张载提出“一故神，两故化”的命题，二程有“天地万物之理，无独必有对”“万物莫不有对”的说法，都包含有辩证思维的因素。

邵雍的象数学虽然招致了其他理学家的反对，却受到了景岳的极大推崇，赞其象数学为“自列圣而下，惟康节一人哉”。并且在《气数统论》文后，景岳附录了邵雍的元会运世总数。景岳受邵雍的启发，综合《内经》《周易》的“象数”学思想，建立了自己的象数学体系。其象数学思想主要体现在《五行生成数统论》《医易义》及散见于《类经》注中。

景岳将“数学”称为“数道”。他在注《素问·三部九候论》“天地之至数”时说：“天地虽大，万物虽多，莫有能出乎数者，数道大矣，故曰至数。”认为宇宙万物虽多，但皆有数的规定性，受数道支配。他注释《素问·三部九候论》“天地之至数，始于一，终于九焉”说：“数始于一而终于九，天地自然之数也。如易有太极，是生两仪，两仪生四象，四象生八卦，而太极运行乎其中，阳九之数也。又如四象之位，则老阳一，少阴二，少阳三，老阴四；四象之数，则老阳九，少阴八，少阳七，老阴六。以一二三四，连九八七六，而五居乎中，亦阳九之数也。故以天而言岁，则一岁统四季，一季统九十日，是天数之九也。以地而言位。则戴九履一，左三右七，二四为肩，六八为足，五位中宫，是洛书之九也。以人而言事，则黄钟之数起于九，九而九之，则九九八十一分，以为万事之本，是人事之九也。九数之外是为十，十则复变为一矣，故曰天地之至数，始于一终于九焉。”在景岳看来，从一至九是天地自然之数。从理论上说，太极生八卦，而运行其中，八卦合太极亦为阳九之数。从四象来看，其位为一、二、三、四，而其数则为九、八、七、六，而五居其中，也是阳九之数。从实际看，一年四季，一季九十日，是天数九。从地言，则有洛书九数。从人事言则有黄钟九数。总之，天地自然之数普遍存在于万物之中。

景岳在《五行生成数解》《气数统论》中将其数学思想作了集中发挥。他说：“五行之理，原出自然，天地生成，莫不有数，圣人察河图而推定之。”认为“五行之理”源于自然，而非人造，天地万物的生成之中都蕴含着数的规定性。这样就把“五行”与“理”“数”联系了起来，即说这里的数不是数量的数，而是数理的数，数代表着某种原理，所以这种数学可以称为数理哲学。这种数是圣人通过对河图的观察研究而确定的。自然之数与五行的生成关系如下：

其序曰：天一生水，地六成之；地二生火，天七成之；天三生木，地八成之，地四生金，天九成之；天五生土，地十成之。夫五行各具形质，而惟水火最为轻清，乃为造化之初。故天以一奇生水，地以二偶生火。

这里奇数为阳属天，偶数为阴属地。其顺序是水由天一生，地六成；火由地二生，天七成；木由天三生，地八成；金由地四生，天九成；土由天五生，地十成。五行中的每一行都是由间隔五位的奇偶之数生成，体现了阴阳和合生物的思想。《易传》说："一阴一阳之谓道。"

那么奇偶相合的五组数与五行的配属关系是根据什么确定的呢？景岳认为，一至十的天地自然之数是一个自然增长发展的过程，奇偶相合所生成的五行也应该按照由隐微到显著的顺序形成。因为水火在五行中最为轻清，为造化之初，所以天以一奇生水，地以二偶生火。木、金、土随其次。这是从数理上作的理论推导。如果从客观世界来看，也是如此。景岳又从物理、方位阴阳之理两方面作了论证。这里景岳用了十二地支与五方来论证自己的观点，初看难解，实则二者是相通的。因为在古人眼中，方位与时间存在着对应关系。子时对应于北方，午时对应于南方。方位与时间和阴阳的消长存在密切关系。子时北方为阴尽阳生，所以说"一者阳起之数，故水曰一"。午时南方为阳极阴生，所以说"二者阴起之数，故火曰二"。至于"木旺东方"，因为东方为阳位，三为奇数亦为阳，所以"木曰三"。"金旺西方"，因为西方阴位，四为偶数亦为阴，所以"金曰四"。土旺中宫（中央）而统主四维（四方），五为数中，所以"土曰五"。

景岳总结说，这就是"五行生数之祖（根本）"，其规律是"先有生数而后有成数"，这样才形成"一阴一阳生成之道"，这是"天地自然之理"。在河图排列的五行次序中，实际上已经分别了五行的阴阳属性。阴阳次序既定，天地阴阳之气数必有盛衰。景岳举例，"如《六元正纪大论》云：寒化一，寒化六、灾一宫、灾三宫之类"，都是由数而定。又举例："岐伯曰：太过者，其数成；不及者，其数生。土常以生也。"这是说："如甲丙戊庚壬五太之年为太过，其数应于成；乙丁己辛癸五少之年为不及，其数应于生。惟土之常以生数者，盖五为数之中，土居位之中，而兼乎四方之气，故土数常应于中也。虽《易系》有天十成之之谓，而《三部九候论》曰：天地之数，始于一，终于九焉。此所以土不待十而后成也。"景岳认为，"先圣察生成之数以求运气"的目的是要根据数的变化考察气化之盛衰，从而提示人们"以法阴阳、和术数、先岁气、合天和也"。这对于养生之道有着非常重要的意义，希望学习的人不要忽视这个问题。

景岳对数学的作用作出了高度评价。“惟是数之为学，圆通万变，大则弥纶宇宙，小则纤悉秋毫，若夫拆一为二，拆二为四，拆四为八，拆八而十六，拆之到底，何有穷已。譬之因根而干，因干而枝，愈多则愈细，愈细则愈繁，固茫然莫可测其徼，而实则各得其一耳。故凡象之在天下，形之在地上，鬼神居幽冥之间，无不丽乎数。而先王所以察河洛之图书，垂奇偶之名目，数天以度，数地以里，数神鬼以阴阳，数气候以律吕，轻重者数以权衡，方圆者数以规矩，长短者数之以度，浅深者数之以量，归除可以数消，因乘可以数长。然而仰而观，俯而察，上而苍天，下而黄泉，大含元气，细入无伦，亦有能逃于数之外者否乎？故以天地而观人，则人实太仓之一粟；以数而观天地，则天地特数中之一物耳。数之为学，岂易言哉！苟能通之，则幽显高下，无不会通，而天地之大，象数之多，可因一而推矣。明乎此者，自列圣而下，惟康节先生一人哉。”（《气数统论》）万物不能逃于数，天地只是数中一物，“数”学难明，但掌握了“数”学，就把握了造化的规则。

景岳在邵雍影响下，极其重视“数”学的意义，对气候变化与数学的关系作了深入详细的阐发。其所论大部分符合当时气候变化的情况，具有科学价值。当然从景岳的论述中可以感到其对数字的崇拜，有一种数学神秘主义的因素在其中，应当注意消除其负面影响。

五、太极三说

太极是宋明理学的本体概念。“太极”在中国哲学文献中最早见于《易传·系辞上》：“易有太极，是生两仪，两仪生四象，四象生八卦。”至理学开山周敦颐将老子的无极与《易传》的太极结合起来，作《太极图说》，说明天地宇宙的起源发展问题。后来几乎所有的理学家都使用过太极概念。张载说：“一物两体，其太极之谓与？”（《正蒙·大易》）邵雍说：“太极不动，性也；发则神，神则数，数则象，象则器，器则变，复归于神也。”（《观物外篇》）至理学的集大成者朱熹更是对太极之义作了深入的阐发。朱熹以太极为宇宙的最根本的理。理学家的太极说对当时的中医学产生了重要影响，特别是朱熹“人人有一太极”“物物有一太极”之说，启发了很多医学家去寻找人体的太极。

景岳作为深谙理学的医学家，对太极有着独到的理解。景岳的太极说有三方面的含义：元气太极说、心君太极说和命门太极说。为了深入阐发其太极思想，景岳受周子影响，仿其《太极图说》作《太极图论》，阐述了太极元气思想。他说：“太极者，天地万物之始也。”肯定太极是天地万物的本源。接着引用了《内经》《老子》《易传》以及邵雍、朱熹的思想加以发挥。

> 《太始天元册》文曰：太虚寥廓，肇基化元。
> 老子曰：无名天地之始，有名天地之母。
> 孔子曰：易有太极，是生两仪。
> 邵子曰：若论先天一事无，后天方要着工夫。

景岳引出“太虚寥廓，肇基化元”一语，认为“太虚”即“太极”，是寥廓空虚的本体，由此化生阴阳二气，继而生成天地万物。引老子、孔子、邵子所要说明的是同一道理。肯定天地万物产生之前，有一个寥廓空虚的本体，这个本体是气还是理呢？景岳说：

> 由是观之，则太虚之初，廓然无象，自无而有，生化肇焉，化生于一，是名太极，太极动静而阴阳分。故天地只此动静，动静便是阴阳，阴阳便是太极，此外更无余事。

景岳在这里明确指出“阴阳便是太极”，阴阳即阴阳二气，也就是肯定了太极是气。而程朱明确反对以气为太极。程颐说：“一阴一阳之谓道，道非阴阳也，所以一阴一阳，道也。”（《遗书》三）这是说道不是阴阳，而是阴阳的所以然者。又说：“离了阴阳更无道，所以阴阳者，是道也。阴阳，气也。气是形而下者，道是形而上者。”（《遗书》十五）朱熹说：“天地之间，有理有气，理也者，形而上之道也，生物之本也；气也者，形而下之器也，生物之具也。”（《答黄道夫》）

程朱认为，理是形而上之道，气是形而下之器，理、气，形上、形下是截然不同的。景岳接着引朱熹的话说：“朱子曰：太极分开，只是两个阴阳，阴气流行则为阳，阳气凝聚则为阴，消长进退，千变万化，做出天地间无限事来，以故无往而非阴阳，亦无往而非太极。夫太极者，理而已矣。朱子曰：象数未形，理已具。又曰：未有天地之先，毕竟先有此理。”引文中的前半部分，讲太极分为阴阳，与景岳太极便是阴阳，可以互相发明，而后边的引文完全是在强调理作为太极的先在性。与太极元气论是矛盾的。之所以出现这种情况，是因为景岳毕竟不是哲学家，而是一位医学家，对理气先后的重要意义认识得不是特别深刻。加之对程朱理学的崇拜，在没有澄清理论基础的前提下就引用了朱子的思想。从医学作为研究人体生理病理，维护人体健康的科学这一医学目的来说，无论医学家个人主观的好恶如何，只能以气为本体。

因为在中国古代文化中，只有气是标志天地万物的本体、生命本体及生命本质的概念。所以，我们虽然看到景岳在比较抽象的意义上谈太极为理，但绝没有看到如程朱一样将理与气做形上、形下的决然划分，而是将太极看作阴阳之气。所以景岳的太极说应该是元气太极说，绝不是理太极说。不过其太极论是深受程朱的理太极论的影响的。景岳的理主要是医理，绝不是程朱作为至善本体的道德理性的理。景岳在引用了朱子思想后马上又引用了先儒的思想，强调理气不离。朱子也有理气不离的思想，景岳之所以说是先儒，没有提朱子，讲这话的人应该是反对离气言理，理本气末的朱学后劲如罗钦顺之流。“先儒曰：天下无理外之气，亦无气外之理。故理不可以离气，气不可以外理，理在气亦在，气行理亦行。”在肯定了太极元气、理气不离之后，景岳具体论述了太极元气化生天地万物的过程。

> 夫既有此气，则不能无清浊而两仪以判；既有清浊，则不能无老少而四象以分。故清阳为天，浊阴为地，动静有机，阴阳有变。由此而五行分焉，气候行焉，神鬼灵焉，方隅位焉。河洛布生成之定数，卦气存奇偶之化几。有死有生，造化之流行不息；有升有降，气运之消长无端。体象有常者可知，变化无穷者莫测。因而大以成大，小以成小，大之而立天地，小之而悉秋毫，浑然太极之理，无乎不在。所以万物之气皆天地，合之而为一天地；天地之气即万物，散之而为万天地。故不知一，不足以知万，不知万，不足以言医。理气阴阳之学，实医道开卷第一义，学者首当究心焉。
>
> （《类经图翼·太极图论》）

两仪、四象、五行、气候、神鬼、方隅等皆一气所化。“浑然太极之理，无乎不在”“万物之气皆天地，合之而为一天地；天地之气即万物，散之而为万天地”，所以“理气阴阳之学，实医道开卷第一义，学者首当究心焉”。可见，景岳强调“理气阴阳之学”，强调理气的不可分离性。在自然本体论上，景岳的太极论是强调理气不离的元气太极论。

在景岳的思想中，太极的第二个含义是心君为太极。他说：“心同太极。”（《类经·摄生类三·古有真人至人圣人贤人》）景岳以心为太极，其根据有以下几方面。在主观上，是自己多年认识经验的总结；客观上，主要受到《内经》和邵雍的影响。首先，《内经》以心为君主。《素问·灵兰秘典论》说：“心者君主之官，神明出焉。”《灵枢·邪客》说：“心者，五脏六腑之大主也。”其次，受邵雍影响。《观物外篇》云：

天地之本，其起于中乎！是以乾坤变而不离乎中。人居天地之中，心居人之中，日中则盛，月中则盈，故君子贵中也。

天地之心者，生万物之本也。

先天图者，环中也。

先天之学，心法也。故图皆自中起，万化万事生于心也。

可见，邵雍以心为中，为生物之本，含有心为太极的意思。当然，邵雍的心不仅是个体的心，也是天地的心。景岳说“太极独运乎其中，象心为一身之主也”“天之北辰为群动之本，人之一心为全体之君也”。（《医易义》）以太极为中为心的观点显然受启于邵雍。不过景岳的心不是“天地之心”，主要是个体的心，是认识的心。景岳说：“人能得一，则宇宙在乎手，人能知一，则万化归乎心。”（《类经·治之要极，无失色脉，治之极于一》）这里的“得一”“知一”都是指心对于万物之理的认识，所以景岳的心君太极说主要是在认识论的意义上说的，是认识主体。认识当然是在认识主体与认识客体之间发生的，但认识之所以发生、认识结果的高低、认识的层次终究是取决于认识主体。所以，景岳的心君太极说是认识论意义上的。他说：

万事不能外乎理，而医之于理，为尤切。散之则理为万象，会之则理归一心。夫医者一心也，病者万象也。举万病之多，则医道诚难，然而万病之病，不过各得一病耳。譬之北极者，医之一心也；万星者，病之万象也。欲以北极而对万象则不胜其对，以北极而对一星则自有一线之直，彼此相照，何得有差，故医之临证，必期以我之一心，洞病者之一本，以我之一对彼之一，既得一真，万疑俱释，岂不甚易？一也者，理而已矣。苟吾心之理明，则阴者自阴，阳者自阳，焉能相混？阴阳既明，则表与里对，虚与实对，寒与热对，明此六变，明此阴阳，则天下之病，故不能出此八者。

（《景岳全书·明理》）

可见，无论如何复杂的病情，只要以心寻其病源，就如同以北极对万星一样不会有差错。所以医者之心就如北极一般，是明了医理，洞彻病源的最后根据。所以心为太极。景岳又以卦图说明心为太极。他说：

> 前阅圆图，即其精义，是图虽象乎万有，尤切夫人之一身。故曰先天图者，环中也；环中者，天之象也。六十四卦列于外，昭阴阳交变之理也，太极独运乎其中，象心为一身之主也。
>
> （《类经附翼·医易义》）

这里“先天图者，环中也；环中者，天之象也。”显然是取自邵雍。景岳以六十四卦围成的圆图之中空处当太极，象征心。“太极独运乎其中，象心为一身之主也”，六十四卦象征人体及其生命历程。

> 乾南坤北者，象首腹之上下也；离东坎西者，象耳目之左右也。自复至同人，当内卦震离之地，为阴中少阳之十六，在人为二八，自临至乾，当内卦兑乾之地，为阳中太阳之十六，在人为四八；自姤至师，当内卦巽坎之地，为阳中少阴之十六，在人为六八，自遁至坤，当内卦艮坤之地，为阴中太阴之十六，在人为八八。阳生于子而极于午，故复曰天根，至乾为三十二卦，以应前之一世；阴生于午而极于子，故姤曰月窟，至坤为三十二卦，以应后之半生。前一世始于复之一阳，渐次增添，至乾而阳盛已极，乃象人之自少至壮；后半生始于姤之一阴，渐次耗减，至坤而阳尽以终，乃象人之自衰至老。
>
> （《类经附翼·医易义》）

这里，我们来探讨太极的第三义——命门太极说。以命门为太极是宋明以来很多医家的共同认识，景岳的命门太极说有不同于他人的独特内涵。其命门太极说的内容主要见于《类经附翼·求正录·三焦包络命门辨》《景岳全书·命门余义》等文。

“命门”为中医学藏象概念之一，最早见于《内经》。《素问·阴阳离合论》说：“太阳根起于至阴，结于命门。”王冰注曰：“命门者，藏精光照之所，则两目也。太阳之脉，起于目而下至于足，故根于指端，结于目也。《灵枢经》曰：命门者，目也。此与《灵枢》义合。”《灵枢·卫气》说：“足太阳之本，在跟以上五寸中，标在两络命门。命门者，目也。”可见，在《内经》时代“命门”只是“目”的别名而已，并没有太多的深意。

秦越人之《难经》三十六难曰："肾有两者，非皆肾也，左者为肾，右者为命门。命门者，精神之所舍，原气之所系，男子以藏精，女子以系胞。"指右肾为命门，而且是"精神之所舍，原气之所系"，具有"男子以藏精，女子以系胞"的重要功能。"命门"的所指发生了重大变化。我们不管其外延所指的内容为何，首先考察一下"命门"的内涵。"命门"顾名思义就是"生命的门户"之意，《内经》之所以称"目"为"命门"，因为双目内联大脑，为至命之门。《难经》以右肾为命门，也是认为其有"精神之所舍，原气之所系，男子以藏精，女子以系胞"的重要功能。"命门"内涵是指"生命之门户"，而其外延所指则不一。在《内经》《难经》之后，宋元之前，"命门"学说在中医理论体系中并没有特别重要的意义，因为中医理论是以五脏理论为核心的。

但是到了宋元之后，情况发生了变化，很多医家都喜谈"命门"，大谈"命门"。究其原因，显然与宋明理学的影响有关。理学自周敦颐之后，虽然有以太虚之气为太极者，有以理为太极者，有以心为太极者，其具体所指不一，但太极成为人们公认的本体概念。特别是朱熹提出"物物有一太极""人人有一太极"，这一思想波及医界，医家纷纷寻找人体的太极。"太极"在理学家那里指的是世界的本源、本体的存在，那么人体的太极应该就是人体的本源、生命的本源。

然而"太极"本身并不是中医学原有的概念，医家们就要寻找与太极相当的概念。在中医学的五脏概念中，五脏各有自己的特殊功能，属于后天生成之物，与太极作为先天之本的意义难以相当，所以人们就很自然地将目光注意到"命门"这一概念上。首先，命门从内涵上说有生命之门户的含义，与太极的本原含义相合；其次，虽然《内经》指"目"为命门，《难经》以右肾为命门，但后来没有受到医家的特别关注与阐发，在中医学理论体系中没有特别重要的功能。这就给宋明医家发挥命门太极说提供了条件。为此景岳写作了《三焦包络命门辨》来阐发自己的命门太极说。

事实上，三焦与包络（心包络）和命门一样，在中医学藏象理论体系中本来并不重要。因为三焦与包络概念在机能上与其他脏腑比较，有笼统、重复之嫌，关于三焦与包络历来存在不统一甚至矛盾的说法。这种现象的存在恰好为医家发挥自己的学术观点提供了理论前提。在景岳看来，三焦与包络和命门一样是人体脏腑的大纲，医家的要领。景岳是以问难答疑的方式写作《三焦包络命门辨》的。他开篇就说：

客有问曰：三焦包络命门者，医者之要领，脏腑之大纲。或言其有状，或言其无形；或言三焦包络为表里，或言三焦命门为表里；或言五脏各一，惟肾有两，左为肾，右为命门，命门者，男子以藏精，女子以系胞。若此数者，弗能无疑，千载而下，议论不定。夫理无二致，岂容纷纷若是哉？果亦有归一之义否？

虽然在写作形式上采取“客问”的方式，但实质上当然是景岳本人的观点。认为“三焦包络命门是医者之要领，脏腑之大纲”，但奇怪的是如此重要的三个脏腑，在认识上却异常混乱。因此，景岳决心力辨诸谬，以得到确解。景岳认为医理必以《内经》为依据，《内经》的脏腑命名“必因形而生”，明确否定了关于“三焦包络命门”的无形说，指出其责任主要在于《难经》。在他看来：“夫三焦者，五脏六腑之总司；包络者，少阴君主之护卫也。”

《难经》之二十五难曰：“心主与三焦为表里，俱有名而无形。”景岳认为三焦包络是表里关系是对的，而二者皆属无形则是错误的。因为“名从形立”，如果确实是“有名无形”，则《内经》之言为凿空矣。无奈“叔和、启玄而下，悉皆宗之，而直曰三焦无状空有名。自二子不能辨，此后孰能再辨？及至徐遁、陈无择，始创言三焦之形，云有脂膜如掌大，正与膀胱相对，有二白脉自中出，夹脊而上贯于脑。”景岳遍考两经，发现《内经》中关于三焦、心包有形的证据比比皆是。这样景岳否定了《难经》关于“三焦包络无形”及“徐陈二子所言三焦之状，指为肾下之脂膜”的观点。

景岳接着以客问的形式进一步申明其关于三焦之形的认识。景岳从字义上阐明“外自皮毛，内至脏腑，无巨无名，无细无目，其于腔腹周围上下全体，状若大囊”者，即三焦之形。并引经文及虞天民之说为证：

如《五癃津液别论》曰：“三焦出气，以温肌肉，充皮肤。”固已显然指肌肉之内，脏腑之外为三焦也。又如《背腧篇》曰：“肺腧在三焦[1]之间，心腧在五焦之间，膈腧在七焦之间，肝腧在九焦之间，脾腧在十一焦之间，肾腧在十四焦之间。”岂非以躯体称焦乎？惟虞天民曰：“三焦者，指腔子而言，总曰三焦，其体有脂膜在腔子之内，

① 焦：这里的“焦”及以下“五焦”“七焦”“九焦”“十一焦”“十四焦”之“焦”是“椎”之假借字。郭靄春编著《黄帝内经灵枢校注语译》：“焦：《素问·血气形志篇》王注引作‘椎’。按《太素》卷十一《气穴》、卷二十五《五脏热病》杨注引《九卷》《甲乙》卷三第八并作‘椎’。与王注合。”

包罗乎五脏六腑之外也。”

（《三焦包络命门辨》）

在景岳看来：“至其相配表里，则三焦为脏腑之外卫，心包络为君主之外卫，犹夫帝阙之重城，故皆属阳，均称相火，而其脉络原自相通，允为表里。”并引“《灵枢·经脉篇》曰：心主乎厥阴之脉，出属心包络，下膈历络三焦。手少阳之脉，散络心包，合心主。《素问·血气形志篇》曰：手少阳与心主为表里。”认为这些都是显明的道理，无须深辨。景岳认为三焦、包络为表里是《内经》之定论。命门三焦表里之配，起于《难经》三十六难，而且是错误的。接着以客问形式解明“命门”含义。景岳虽然否定了《难经》关于命门的观点，但又认为《难经》之说不会是空穴来风，可能有所来历，不过历史久远难以考证罢了。所以景岳对“命门”作了深入的研究。

“唯是右肾为命门，男子以藏精之所，则左肾将藏何物乎？女子以系胞，则胞果何如而独系右肾乎？此所以不能无疑也。”景岳通过对《黄庭经》《梁丘子注》及《脉经》的研究，体会出“子户”即子宫，“男精女血，皆存乎此，而子由是生”，道家之丹田以及医家之血室、气海，其实都是“子宫”，这里是生命的源头。子宫之下有一门，景岳认为此即命门也。并进一步申说：

夫身形未生之初，父母交会之际，男之施由此门而出，女之摄由此门而入，及胎元既足，复由此出，其出其入，皆由此门，谓非先天立命之门户乎？及乎既生，则三焦精元，皆藏乎此。故《金丹大要》曰：“炁聚则精盈，精盈则炁盛。”梁丘子曰：“人生系命于精。”《珠玉集》曰：“水是三才之祖，精为元炁之根。”然则精去则炁去，炁去则命去，其固其去，皆由此门，谓非后天立命之门户乎？再阅“四十四难”有七冲门者，皆指出入之处而言。故凡出入之所，皆谓之门。而此一门者，最为巨会，焉得无名？此非命门，更属何所？既知此处为命门，则男之藏精，女之系胞，皆有归着，而千古之疑，可顿释矣。

（《三焦包络命门辨》）

景岳认为命门在男子为施精之门，在女子为摄精之门，又为胎儿出生之门，故为“先天立命之门户”。人出生后，“三焦精元，皆藏乎此”为“后天立命之门户”。“命门”之义在景岳看来已得确解。以“子宫”为“命门”，否定右肾命门说，可能有人就会有以命门为一府，而出现经脉配属问题，景岳借客问作了回答，否定了“命门”有经脉配属的疑问。

> 客曰：若夫然，则命门既非右肾，而又曰子宫，是又别为一府矣，所配何经？脉居何部？
>
> （《三焦包络命门辨》）

景岳认为：“十二经之表里阴阳，固已配定，若以命门而再配一经，是肾脏唯一而经居其两，必无是理。”如果以命门配经脉的话，就是肾一脏两经，没有这个道理，可见，这里景岳将“肾”与“命门”联系了起来。因为“命门者，子宫之门户也”；而“子宫者，肾脏藏精之府也”；“肾脏者，主先天真一之炁，北门锁钥之司也”。可见，“命门”“子宫”“肾脏”之间是密切相关的，其核心为肾，肾是“主先天真一之炁，北门锁钥之司”，而其所以“为锁钥者，正赖命门之闭固，蓄坎中之真阳，以为一身生化之源也”。所以“命门与肾，本同一气”，道经认为“此当上下左右之中，其位象极，名为丹田”。“丹者奇也，故统于北方天一之脏，而其外腧命门一穴，正是督脉十四椎中，是命门原属于肾，非又别为一府也。《难经·三十九难》亦曰：命门其气与肾通。则亦不离乎肾耳。”所以景岳认为，“命门”属肾，非独立的一脏。景岳又讨论了肾脏有二的原因，他说：

> 唯是五脏各一，独肾有二，既有其二，象不无殊。譬以耳目一也，而左明于右；手足一也，而右强于左。故北方之神有蛇武，蛇主阳而武主阴；两尺之脉分左右，左主水而右主火。夫左阳右阴，理之常也，而此曰左水右火，又何为然？盖肾属子中，气应冬至，当阴阳中分之位，自冬至之后，天左旋而时为春，斗构建于析木，日月右行合在亥，辰次合于娵訾，是阳进一月，则会退一宫，而太阳渐行于右，人亦应之，故水位之右为火也。且人之四体，本以应地，地之刚在西北，亦当右尺为阳，理宜然者。故《脉经》以肾脏之脉配两尺，但当曰左尺主肾中之真阴，右尺主肾中之真阳。而命门为阳气之根，故随三焦相火之脉，同见于右尺则可；若谓左肾为肾，右肾为命门则不可也。
>
> （《三焦包络命门辨》）

景岳认为肾脏既然有二，则有阴阳之异，左主水而右主火。“命门为阳气之根，故随三焦相火之脉，同见于右尺”，这是分而言之，因为“左属水，右属火，而命门当附于右尺”。所谓“分而言之”，实际上是从后天有形之迹说的。如果“合而言之”，从人体生命的先天本原说，则“命门象极，为消长之枢纽，左主升而右主降，前主阴而后主阳”。以“命门”为主升主降，主阴主阳的消长之枢纽。景岳以水之象外暗而内明，坎卦内奇而外偶来说明命门与肾的关系。他说：

> 故水象外暗而内明，坎卦内奇而外偶。肾两者，坎外之偶也；命门一者，坎中之奇也。一以统两，两以包一。是命门总主乎两肾，而两肾皆属于命门。
>
> （《三焦包络命门辨》）

命门相当坎卦☵中间的一阳爻，肾脏相当坎卦的二阴爻。一统两，两包一。命门总主两肾，而两肾皆属命门。所以景岳的结论是命门：

> 为水火之府，为阴阳之宅，为精气之海，为死生之窦。若命门亏损，则五脏六腑皆失所恃，而阴阳病变无所不至。其为故也，正以天地发生之道，终始于下；万物盛衰之理，盈虚在根。
>
> （《三焦包络命门辨》）

水火之府、阴阳之宅、精气之海、死生之窦是对命门作为人体生命本原的集中概括。所以我们看到，景岳从以命门为人体生命之门户开始，将其与肾联系起来，认为“命门与肾，本同一气”，最终又超越了这一看法，以为命门为先天之本，主两肾，而两肾皆属命门。

作为“施精之门”“摄精之门”及“出生之门”的后天有形“命门”在人的生命中的意义并不是特别重要，景岳借助这有形命门通过肾而上达先天无形的“命门”，意义则非常巨大了。命门成为了人体的先天之本，生命之源。人体的健康与疾病全赖乎命门，命门成为人体的太极。景岳写作《三焦包络命门辨》之后认为，命门之义，尚未完全阐发清楚，又在《景岳全书·传忠录下》中，作《命门余义》，以竟其说。

> 命门为精血之海，脾胃为水谷之海，均为五脏六腑之本。然命门为元气之根，为水火之宅，五脏之阴气，非此不能滋；五脏之阳气，

> 非此不能发；而脾胃以中州之土，非火不能生。然必春气始于下，则三阳从地气，而后万物得以化生。岂非命门之阳气在下，正为脾胃之母乎？吾故曰脾胃为灌注之本，得后天之气也；命门为化生之源，得先天之气也。此其中固有本末之先后。观东垣曰补肾不若补脾，许知可补脾不若补肾。此二子之说，亦各有所谓，固不待辨而可明矣。

他认为“命门为元气之根，为水火之宅”，其作用为“五脏之阴气，非此不能滋，五脏之阳气，非此不能发”。景岳认为，“命门”还有火候、生气、门户之义。“命门有火候即元阳之谓也。即生物之火也”，“命门有生气，即乾元不息之机也”，“命门有门户，为一身巩固之关也”。

六、先后天不同之阴阳论

阴阳是中国传统思想中的基本观念之一，也是中医学的基本观念之一。在中医学的奠基之作《内经》当中，阴阳学说已经成为一种内容丰富而深刻的思想体系。到了景岳，受理学影响，其阴阳思想更加细密深刻。阴阳成为景岳医学哲学核心思想之一，他曾经说：“医道虽繁，一言以蔽之者，曰阴阳而已。”其阴阳思想主要体现于《类经图翼》的《阴阳体象论》《大宝论》《真阴论》及《景岳全书·传忠录》的《阴阳》篇。

景岳认为，阴阳是医家认识疾病最基本的思维工具。“凡诊病施治，必先审阴阳，乃为医道之纲领。阴阳无谬，治焉有差？医道虽繁，以一言蔽之者，曰阴阳而已。”（《景岳全书·传忠录·阴阳》）在认识疾病时可以运用阴阳对证、脉、药三个方面进行划分，以获得最基本的认识。他说：

> 故证有阴阳，脉有阴阳，药有阴阳。
>
> 以证而言，则表为阳，里为阴；热为阳，寒为阴；上为阳，下为阴；气为阳，血为阴；动为阳，静为阴；多言为阳，无声为阴；喜明者为阳，欲暗者为阴。阳微者，不能吸；阴微者，不能呼；阳病者，不能俯；阴病者，不能仰。
>
> 以脉而言，则浮、大、滑、数之类皆阳也，沉、微、细、涩之类皆阴也。
>
> 以药而言，则升散者为阳，敛降者为阴；辛热者为阳，苦寒者为

阴；行气分者为阳，行血分者为阴；性动而走者为阳，性静而守者为阴。

（《景岳全书·传忠录·阴阳》）

以上都是医学的“大法”，在实际的医学实践中，阴阳并不是如上述那样截然分明，而是错综复杂的，需要认真辨析，但不外乎前述总则的变化运用。如果认错阴阳，在治疗上，必然导致误治而危及生命；相反，阴阳之理了然胸中，则抓住了医道之关键。

至于阴中复有阳，阳中复有静，疑似之间，辨须的确，此而不识，极易差讹，是又最为紧要，然总不离于前之数者。但两气相兼，则此少彼多，其中便有变化，一皆以理测之，自有显然可见者。若阳有余而更施阳治，则阳愈炽而阴愈消；阳不足而更用阴方，则阴愈盛而阳斯灭矣。设能明彻阴阳，则医理虽玄，思过半矣。

（《景岳全书·传忠录·阴阳》）

在临床上强调辨析阴阳重要性的基础上，景岳进而认为，从生命的本源处看，阴阳原出一气，相生相济，不可分离。“道产阴阳，原同一气。火为水之主，水即火之源，原不相离也。何以见之？如水为阴，火为阳，象分冰炭，何谓同原？盖火性本热，使火中无水，其热必极热，热极则亡阴，而万物焦枯矣。水性本寒，使水中无火，其寒必极寒，寒极亡阳，而万物寂灭矣。此水火之气，果可呼吸相离乎？其在人身即元阴元阳，所谓先天之元气也。欲得先天，当思根柢，命门为受生之窍，为水火之家，此即先天之北阙也，舍此他求，如涉海问津矣。学者宜识之。”（《景岳全书·传忠录·阴阳》）生命本源处的阴阳即“元阴元阳”，所谓“先天之元气”源于命门。所以，景岳对《内经》阴阳学说的一个重大发展是在理学影响下强调以先后天划分阴阳。

“凡人之阴阳，但知以气血脏腑为言，此特后天有形之阴阳耳。至若先天无形之阴阳，则阳曰元阳，阴曰元阴。曰元阴元阳者，即无形之火，以生以化，神机是也。性命系之，故亦曰元气。元阴者即无形之水，以长以立，天癸是也。强弱系之，故亦曰元精。元精元气者即化生精气之元神也。生气通天，惟赖乎此。经曰：‘得神者昌，失神者亡。’即此之谓。今之人，多以后天劳欲，戕及先天；今之医，只知有形邪气，不知无形元气。夫有形者，迹也。盛衰昭著，体认无难；无形者，神也，变幻倏忽，挽回非易。故经曰：'粗守形，上守神。'嗟乎！又安得有通神明，而见无形者，与之共谈斯道哉！"（《景岳全书·传忠录·阴阳》）先天阴阳即人体的元阴元阳、元精元气，二者合化生元神，为生命之根本。知此根本，方可言医。景岳的这种思想认识与赵献可类似，都是对周敦颐《太极图说》在宇宙生成论意义上论阴阳的发展。这里的阴阳不是形而下的有形阴阳，而是形而上的无形阴阳，也就是无形之水火。无形水火的交互作用即周敦颐所谓的"阳变阴合而生水火木金土"，进而衍生万物。

阴阳之间不仅是相生相济，不可分离的，而且是和谐平衡的。但在景岳看来，阳为生之本，阴为死之机。因此，他激烈地批评了刘河间和朱丹溪的寒凉治法。

> 天地阴阳之道，本贵和平，则气令调而万物生，此造化生成之理也。然阳为生之本，阴实死之机。故道家曰：'分阴未尽则不仙，分阳未尽则不死。'华元化曰：'得其阳者生，得其阴者死。'故凡欲保生重命者，尤当爱惜阳气。此即以生以化之元神，不可忽也。曩自刘河间出，以暑火立论，专用寒凉，伐此阳气，其害已甚。赖东垣先生，论脾胃之火，必须温养，然尚未能尽斥一偏之谬。而丹溪复出，又立阴虚火动之论，制补阴大补等丸，俱以黄柏知母为君，寒凉之弊，又复盛行。夫先受其害者，既去而不返，后习而用者，犹迷而不悟。嗟乎！法高一尺，魔高一丈。若二子者谓非轩岐之魔乎？余深悼之，故直削于此，实冀夫尽洗积陋，以苏生民之厄，诚不得不然也。观者其谅之察之，勿以诽谤先辈为责也幸甚！
>
> （《景岳全书·传忠录·阴阳》）

以上所论阴阳，还是在医学领域，而在《类经图翼·阴阳体象》中所论阴阳则不限于医学，而是深入天地自然，是其宇宙观的反映。在这篇文章中，景岳广泛引用了邵子、朱子、程子等理学家的论述，从天地、人体、动植物各个方面，全面阐述了阴阳思想。

他说："体象之道，自无而有者也。无者，先天之气；有者，后天之形。"（《类经图翼·阴阳体象》）"体"指万物之形体，"象"为万物之形象。"体象"总属后天有形之物，而其来源则是先天之无。所以说"体象之道，自无而有者也"。"无"就是先天之气，"有"就是后天有形之物。景岳引邵雍的话说："邵子曰：天依形，地附气；气以造形，形以寓气。"指明了先天、后天，形、气的关系。天为无形之气，又要依附有形之物；

地为有形之物，又要依附于无形之气。气创造有形之物，有形之物之中蕴含着无形之气。所以景岳认为："开物者为先天，成物者为后天；无极而太极者先天，太极而阴阳者后天；数之生者先天，数之成者后天；无声无臭者先天，有体有象者后天。"肯定了先天后天的区别。

"先天者太极之一气，后天者两仪之阴阳。阴阳分而天地立，是为体象之祖，而物之最大者也。由两仪而四象，由四象而五行。"这里景岳对先后天区别的强调，显然受到邵雍和朱熹的影响。先后天之名，虽然见于《内经》，如《素问・气交变大论》说"太过者先天，不及者后天"，但其含义与宋明时期完全不同。这里的"先天""后天"指的是气候变化先于天时，或后于天时。同样，《周易》乾卦九五爻《文言》之"先天而天弗违，后天而奉天时"中的先天后天含义与《内经》中的含义相同。而邵雍对先天后天的理解则不是先于或后于天时，而是宇宙生成论意义上的。

邵雍对伏羲与文王之《易》作了先后天的区别。伏羲《易》为先天，文王《易》为后天。邵雍又说："先天之学，心学也；后天之学，迹学也；出入有无生死者，道也。"（《皇极经世书・观物外篇》）我们知道，景岳汲取了朱熹的理气学说，强调理气的不可分离性，而朱熹本人是强调理、气，形上、形下的严格区别的。朱熹一方面讲理气不可分离，一方面又强调理先气后。这取决于其哲学为道德理性寻求形上根据的内在要求。这样的理解显然是与以促进与保证人体健康为目的的医学在本性上是相违背的。医学的本性要求必须以气为生命之本源，必然重气，这与朱熹的理气观是矛盾的，所以我们看到虽然景岳十分推崇朱熹，大谈理气阴阳之学，但不能接受其关于理气的理解，以气为末，以理为本。此外，朱熹的形上、形下思想也对景岳产生了重要影响，这就形成了其先天、后天思想。先天为生命之本源，属于形上；后天为现实的生命活动，属于形下。景岳对先后天之别的强调，对命门之于人体生命意义之关注，无疑是朱熹理与气、形上与形下思想在医学中的折射。可以说，景岳的先后天思想在形式上继承自邵雍，在实质上继承于朱熹，《景岳全书》专作《先后天论》阐发之。接着景岳引用了程子、朱子、邵子之说，叙说天地万物之生成。

> 程子曰：四象者，阴阳刚柔也。阴阳生天，刚柔生地。朱子曰：天之四象，日月星辰是也；地之四象，水火土石是也。邵子曰：天生于动，地生于静。动之始则阳生，动之极则阴生；静之始则柔生，静之极则刚生。阴阳之中，又有阴阳，故有太阴太阳，少阴少阳；刚柔之中，又有刚柔，故有太刚太柔，少刚少柔。太阳为日，太阴为月，

> 少阳为星，少阴为辰，日月星辰交而天体尽。太柔为水，太刚为火，少柔为土，少刚为石，水火土石交而地体尽。又曰：物之大者，莫若天地。天之大，阴阳尽之；地之大，刚柔尽之。阴阳尽而四时成，刚柔尽而四维成。四象既分，五行以出，而为水火木金土。五行之中，复有五行，阴根于阳，阳根于阴，阴阳相合，万象乃生。本乎阳者亲上，本乎阴者亲下。在天为风云雷雨，在地为河海山川，在方隅为东南西北，在气候为春夏秋冬。东有应木之苍龙，西有属金之白虎，南方赤鸟，得火气而飞升；北陆玄龟，得水性而潜地。
>
> （《类经图翼·阴阳体象》）

在宇宙生成论上，景岳汲取了邵雍的动静阴阳刚柔太少思想。以天动生阳，阳极阴生；地静柔生，柔极刚生。最后太少阴阳刚柔生天地万物。

在景岳看来，“凡万物化生，总由二气。得乾道者，于人为男，于物为牡；得坤道者，于人为女，于物为牝。乾类属阳者多动，坤类属阴者多静。方隅岁月，气有不同，万物适值其气，随所受而成其性。气得中和，则天为至粹，地为至精，人为至德，飞为鸾凤，走为麒麟，介为龟龙，草为芝兰，木为松柏，石为金玉；气得偏驳，则天有至眚，地有至幽，人有至戾，飞有鸱鸟，走有狼虎，介有虺蜴，草有毒吻，木有枳棘，石有礓砾，孰非阴阳之体象。”（《类经图翼·阴阳体象》）

景岳认为阴阳体象之理，既是“根出于一而化则无穷”的客观法则，又是可以识之在心的。“易曰：大哉乾元，万物资始；至哉坤元，万物资生。夫始者天地之立心，生者天地之作用。惟其以无心之心，而成不用之用，此所以根出于一而化则无穷。故有是象则有是理，有是理则有是用。孰非吾道格致之学，所当默识心通者哉？余尝闻之滑伯仁云：至微者理也，至著者象也，体用一原，显微无间，得其理则象可得而推矣。使能启原而达流，因此而识彼，则万化之几，既在吾心，而左右逢源，头头是道矣。孰谓阴阳体象之理为迂远，而可置之无论哉？”（《类经图翼·阴阳体象》）这里需要说明的是，“至微者理也，至著者象也，体用一原，显微无间”为程颐的基本思想，见于《伊川易传》之《易传序》，恐曾为医家滑伯仁所引而致误。

为了进一步阐述阴阳，特别是人体之真阳真阴的重要意义，景岳又著《大宝论》与《真阴论》二文。

《大宝论》指出必须讨论阴阳的原因在于“为人不可不知医，以命为重也。而命之所系，惟阴与阳，不识阴阳，焉知医理？此阴阳之不可不论也”。对于阴阳，景岳从体、用、化几个方面作了详细的区别，并且指明了阴阳之间相互依存、不可分离的关系。而目的则是“察阴阳，保生气”。

他说：“故《内经》于阴阳之理，惟恐人之不明，而切切谆谆，言之再四。奈何后学，犹未能明，余请先言其二，而后言其一。夫二者阴也，后天之形也；一者阳也，先天之气也。神由气化，而气本乎天，所以发生吾身者，即真阳之气也；形以精成，而精生于气，所以成立吾身者，即真阴之气也。”（《类经附翼·求正录·大宝论》）景岳认为人体的真阴之气仅充盛于二八至四旬之间，真阴实易虚，而阴虚之源又在于气虚。气则为阳，所以阴以阳为根据。由此景岳申论阳气于“造化”“性命”的重要意义。

> 何谓其一？一即阳也。阳之为义，大矣。夫阴以阳为主，所关于造化之原，而为性命之本者，惟斯而已。何以见之？如举其最要者，有三义焉：一曰形气之辨，二曰寒热之辨，三曰水火之辨。
>
> （《类经附翼·求正录·大宝论》）

景岳从形气、寒热、水火三方面，论证了阳气与人体生命及自然造化的意义。特别是水火之作用，景岳认为其理犹深，所以采用与客问难的形式进一步申述。景岳的结论是：“可见天之大宝，只此一丸红日；人之大宝，只此一息真阳。孰谓阳常有余，而欲以苦寒之物，伐此阳气，欲保生者，可如是乎？”（《类经附翼·求正录·大宝论》）在文中，景岳详述了“万物之生由乎阳，万物之死亦由乎阳”的观点。其一，以太阳的运行变化，引起的四季寒热之异，论证阳气对生命的重要意义。其二，又以“伏羲作易”“文王衍易”“乾之象”“坤之初六”以及《系辞》《内经》之言，反复申明阳气的意义。结论是“天之大宝，只此一丸红日；人之大宝，只此一息真阳”。

确立了“人之大宝，只此一息真阳”的思想观念后，自然就会有如何保养这“一息真阳”之问。景岳再次指出人体“一息真阳”即“命门”。《内经》云治病必求其本。景岳认为“五脏之本，本在命门，神气之本，本在元精”（《类经附翼·真阴论》），此即“真阴之治”。景岳对于后期中医学发展的重大贡献是从命门为水火之脏、阴阳之宅，阴阳互根互含的哲学高度，悟出“善补阳者必于阴中求阳，则阳得阴助，源泉不竭；善补阴者，必于阳中求阴，则阴得阳助，生化无穷”的道理，创制了一系列阴阳双补的名方，其中以左右归饮（丸）为代表。这是宋明理学影响中医学发展取得的典型成果。

七、生而克、克而用与互藏之五行论

五行与阴阳一样，是中国传统思想文化同时也是中医学的基本观念之一。在《内经》中就有着对五行学说的娴熟运用。《内经》的五行学说已经是其完全成熟的形态了。五行与阴阳结合在一起成为中医学的基本思维工具，为中医学的发展做出了巨大贡献。不过在《内经》中，阴阳与五行还是相对独立，各自分别使用的。如对人的体质性情，不同学派根据阴阳或五行分别做出了不同的划分。《灵枢·阴阳二十五人》根据五行学说将人的体质性情分为“木形人”“火形人”“土形人”“金形人”及“水形人”五类。并且说：“天地之间，六合之内，不离于五，人亦应之。故五五二十五人之政，而阴阳之人不与焉。”而《灵枢·通天》也说：“天地之间，六合之内，不离于五，人亦应之。非徒一阴一阳而已也。”但其具体内容却是“太阴之人，少阴之人，太阳之人，少阳之人，阴阳和平之人”。其“五”不是木火土金水之五，而是阴阳之太、少以及和平之五。可见在《内经》时代对阴阳与五行的使用，不同学派是有着不同的习惯与选择的。

在《内经》的大多数篇章中我们看到的是阴阳与五行学说的独立运用。当然，我们也不能否定二者之间的可能联系。如作为与经脉学说配合的阴阳和与脏腑配合的五行之间应该存在着联系。即足少阳胆与足厥阴肝木，手少阳三焦与手厥阴心包，手太阳小肠与手少阴心火，手阳明大肠与手太阴肺金，足太阳膀胱与足少阴肾水，足太阳胃与足太阴脾土。通过脏腑经脉的表里配合，暗含着阴阳与五行的关系。《内经》专论运气学说的七篇大论以阴阳论天之六气，以五行论地之五气，也含有阴阳与五行之间的配合问题。《素问·天元纪大论》说：“天地者，万物之上下也；左右者，阴阳之道路也；水火者，阴阳之征兆也；金木者，生成之终始也。”也谈到了阴阳与五行的关系问题，指明“水火者，阴阳之征兆也”，但在《内经》中毕竟没有对阴阳与五行关系的明确说明与论证。

景岳则对阴阳与五行的关系在理论上给出了解说。他在《五行统论》中说：“五行者，水火木金土也。五行即阴阳之质，阴阳即五行之气，气非质不立，质非气不行。行也者，所以行阴阳之气也。”明确指出阴阳与五行是质与气的关系，“气非质不立，质非气不行”。这样二者之间的关系就成为一种内在的必然关系。并引用朱熹的话说：“朱子曰：五行，质具于地而气行于天。其实元初，只一太极，一分为二，二分为四。天得一个四，地得一个四，又各有一个太极行乎其中，便是两其五行而已。故河洛图书具阴阳之象，分左右中前后以列五行生成之数焉。”五行源于阴阳，阴阳源于太极，并且都与“河洛图书”的天地之数有关。

我们知道在理学中是周敦颐最早把阴阳与五行联系在一起的。周子《太极图说》云：“五行，一阴阳也；阴阳，一太极也；太极，本无极也。”可见景岳对阴阳与五行关系的阐发，在理论上是以宋儒为渊源的。景岳复引先儒的话说：“先儒曰：天地者，阴阳对待之定体；一二三四五六七八九十者，阴阳流行之次序。对待非流行不能变化，流行非对待不能自行，此五行所以流行于天地中而为用也。”肯定了阴阳五行之气的流行是客观实在的，故此人类就可以根据这种实际存在的客观法则，建立一套学术体系。这就是干支阴阳五行学说。他说：

> 故大挠察天地之阴阳，立十干十二支，以著日月之象。十干以应日，天之五行也。甲阳乙阴为木，丙阳丁阴为火，戊阳己阴为土，庚阳辛阴为金，壬阳癸阴为水。十二支以应月，地之五行也。子阳亥阴曰水，午阳巳阴曰火，寅阳卯阴曰木，申阳酉阴曰金，辰戌阳丑未阴曰土。干支出而六甲成，运气分而时序定。所谓天地相临，阴阳相合，而生成之道，存乎其中。
>
> （《五行统论》）

在景岳看来，五行的变化形态，千差万别，表现在各个方面。

> 故五行之化无乎不在，精浮于天则为五星：水曰辰星，火曰荧惑，木曰岁星，金曰太白，土曰镇星。形成于地则为五方：水位于北，火位于南，木位于东，金位于西，土位于中。其为四时：则木旺于春，火旺于夏，金旺于秋，水旺于冬，土旺于四季。其为六气：则木之化风，火之化暑与热，土之化湿，金之化燥，水之化寒。其为名目：则水曰润下，火曰炎上，木曰曲直，金曰从革，土爰稼穑。其为功用：则水主润，火主熯，木主敷，金主敛，土主溽。其为形体：则水质平，火质锐，木质长，金质方，土质圜（音 huán）。其为赋性：则水性寒，火性热，木性温，金性清，土性蒸。其为五帝：则木曰太皞，火曰炎帝，土曰黄帝，金曰少皞，水曰颛顼。其为五神：则木曰勾芒，火曰祝融，土曰后土，金曰蓐收，水曰玄冥。其为五则：则火

以应衡，水以应权，木以应规，金以应矩，土以应绳，至若五谷、五果、五畜、五音、五色、五臭、五味、五脏之类，无非属于五行也。

（《五行统论》）

此外，景岳对五行的气数、变化之道也有明确的理解。他说：

又如五行气数之异，阴阳之辩，亦有所不同者。若以气言时之序，则曰木火土金水。如木当春令为阳穉（音 zhì），火当夏令为阳盛，金当秋令为阴穉，水当冬令为阴盛。是木火为阳，金水为阴也。若以数言生之序，则曰水火木金土。如天一生水为阳穉，天三生木为阳盛，地二生火为阴穉，地四生金为阴盛，是水木为阳，而火金为阴也。此外如《洛书》《乐律》，刘向、班固等义，序各不同，无非变化之道，而运用之机，亦无过生克之理耳。

（《五行统论》）

不过在景岳看来，这些变化总不外乎“生克之理”。

故自其相生者言，则水以生木，木以生火，火以生土，土以生金，金以生水。自其相克者言，则水能克火，火能克金，金能克木，木能克土，土能克水。自其胜复者言，则凡有所胜，必有所败。有所败，必有所复。母之败也，子必救之。如水之太过，火受伤矣，火之子土，出而制焉；火之太过，金受伤矣，金之子水，出而制焉；金之太过，木受伤矣，木之子火，出而制焉；木之太过，土受伤矣，土之子金，出而制焉；土之太过，水受伤矣，水之子木，出而制焉。

（《五行统论》）

景岳对五行学说发展的另一大贡献是已经不像在《内经》时代只是简单地讲五行之生克，而是看到了生克之间的复杂关系及其对天地万物存在的重要意义。景岳有一段很有名的话，他说：“盖造化之机，不可无生，亦不可无制。无生则发育无由，无制则亢而为害。生克循环，运行不息，而天地之道，斯无穷已。第人知夫生之为生，而不知生中有克；知克之为克，而不知克中有用；知五之为五，而不知五者之中，五五二十五，而复有互藏之妙焉。”（《五行统论》）“生”与“制”是造化不可缺少的两个方面。具体生克之间的复杂关系，景岳论述如下：

所谓生中有克者，如木以生火，火胜则木乃灰烬；火以生土，土胜则火为扑灭；土以生金，金胜则土无发生；金以生水，水胜则金为沉溺；水以生木，木胜则水为壅滞。此其所以相生者，实亦有所相残也。

所谓克中之用者，如火之炎炽，得水克而成既济之功；金之顽钝，得火克而成煅炼之器；木之曲直，得金克而成芟削之材；土之旷墁，得木克而见发生之化；水之泛滥，得土克而成堤障之用。此其所以相克者，实又所以相成也。

而五常之德亦然，如木德为仁，金德为义，火德为礼，水德为智，土德为信。仁或失于柔，故以义断之；义或失于刚，故以礼节之；礼或失于拘，故以智通之；智或失于诈，故以信正之。是皆生克反用之道也。

所谓五者之中有互藏者，如木之有津，木中水也；土之有泉，土中水也；金之有液，金中水也；火之熔物，火中水也。

夫水为造化之原，万物之和，其初皆水，而五行之中，一无水之不可也。

火之互藏，木钻之而见，金击之而见，石凿之而见；惟是水中之火，人多不知，而油能生火，酒能生火，雨大生雷，湿多成热，皆是也。且火为阳生之本，虽若无形，而实无往不在，凡属气化之物，非火不足以生，故五行之中，一无火之不可也。

土之互藏，木非土不长，火非土不荣，金非土不生，水非土不畜，万物生成，无不赖土，而五行之中，一无土之不可也。

木之互藏，生于水，植于土，荣于火，成于金。凡发生之气，其化在木。即以人生而言，所衣所食皆木也，得木则生，失木则死，故曰人生于寅，寅者阳木之位也。由人而推，则凡动植之类，何非阳气？而又何非木化？此五行万物之中，一无木之不可也。

金之互藏，产于山石，生诸土也；淘于河沙，隐诸水也；草有汞，木有镴，藏于木也；散可结，柔可刚，化于火也。然金之为用，坚而不毁，故易曰乾为金。夫乾象正圆，形如瓜卵，柔居于中，刚包乎外。是以天愈高而愈刚，地愈下而愈刚。故始皇起坟骊山，深入黄泉三百丈，凿之不入，烧之不毁。使非至刚之气，真金之体，乃能若是其健而运行不息乎？故凡气化之物，不得金气，无以坚强。所以皮壳在外而为捍卫者，皆得乾金之气以固其形。此五行万物之中，一无金之不可也。

（《五行统论》）

景岳总结说：“由此而观，则五行之理，交互无穷。故甲丙戊庚壬，天之阳干也，而交于地之子寅辰午申戌；乙丁己辛癸，天之阴干也，而交于地之丑亥酉未巳卯。天地五行挨相交配，以天之十而交于地之十二，是于五行之中，各具五行，乃成六十花甲，由六十花甲而推于天地万物，其变可胜言哉？然而变虽无穷，总不出乎阴阳；阴阳之用，总不离乎水火。所以天地之间，无往而非水火之用。欲以一言而蔽五行之理者，曰乾坤付正性于坎离，坎离为乾坤之用耳。”指出阴阳五行虽然表现不同，在实质上是有着密切联系的，而归结到最后总不外水火阴阳、乾坤坎离之理。仍然可见“五殊二实，二本则一，是万为一，一实万分”（《太极图说》）的理学旨趣。

结　语

宋明理学与中医学的互动问题属于哲学与自然科学关系的范畴。从世界范围看，医学普遍受哲学自然观的指导，特别是在古代，哲学自然观更成为古代医学的基本理论构架。古希腊的四元素说成为希波克拉底液体病理学的基石，而以气论为核心的中国传统自然哲学概念，包括阴阳、五行、天人、形神、动静、象数以及中和等范畴成为中医学理论体系的基本骨架和组成元件。没有这些自然哲学的成果，就不可能有以《黄帝内经》为代表的古典中医学理论的建立。可见，自然哲学对于包括中医学在内的古代医学具有多么强的范导作用。

从古希腊医学和中医学的例子可知，不同的自然哲学会塑造出不同的传统医学，而自然哲学的衍变总会使医学理论的面貌发生某些改变。《四库全书总目·医家类》说："儒之门户分于宋，医之门户分于金元。"对于这句话可以有不同的理解，但其中也蕴含着儒学的变化影响到了医学的变化的意味。儒学之所以从宋代开始分出明显的派别是因为宋明理学（道学）的产生并且形成了不同的派别，而医学从金元开始的明显分派不仅与儒之门户分于宋有某种外在的对应关系，而且在实质上也具有某种内在的关联。宋明理学的自然哲学成就促进了医学门户的形成。

从客观实际说，哲学与科学、宋明理学的自然哲学与中医学理论之间，一定是存在着双向的互动关系。当然，这种互动关系不一定是等量的，也可能是一方强些而另一方弱些。本书的论述可能会给读者造成这样的印象，在自然哲学（哲学）面前，中医学（科学）似乎只是完全被动地接受其成就，接受其指导，完全没有对哲学的反作用。

这里要做一说明，中国古代的哲学并不是某些被称为哲学家的人在象牙塔中的独创，而是各个领域的学者都或多或少地参与了哲学思想的创造，都对于哲学的形成有所贡献。由于中国古代哲学思想主要被保存在诸子百家以及儒释道文献中，遂使很多人产生了只有诸子百家、儒释道才是哲学的误解。其实，医家也是"哲学家"中的一部分，也对哲学思想的形成有所贡献，但医学毕竟只是诸多学术领域中的一个领域。这样看来，就显得哲学对医学的影响要大于医学对于哲学思想发展的贡献。如《黄帝内经》中，中医理论的主要自然哲学概念很难说是医家的独家发明，更多的时候人们说是医学对哲学的吸收。而从历史实际看，在中医学两千多年发展的历史长河，其主要理论的形成及明显的衍变均发生于两个哲学高峰即先秦诸子学与宋明理学之后，这就证明哲学对于医学之影响大于医学对哲学的作用。正是循着这一思路，我们对宋明理学哲学特别是其自然哲学思想对金元明以来中医学理论的嬗变作了较为详尽的梳理。

随着宋代理学的兴起，理学的质疑学风、创新精神、科学的研究方法开始波及医界，理学首先在学术形式方面对医界发生影响。金元四大医学家之所以能够突破前人限制，自创新说，固然有医学内部自身的原因，但理学的治学风格也对其产生了影响。刘完素就明确把儒教、易教、医教看成源于伏羲大道的三个支脉。理学重视对天地万物之理的探究，激发了金元医家探究医理的兴趣。宋元之后的医学从传统的重视经验积累的方证医学向重视医理分析的辨证医学发展。

很多医家把医学看作儒学的一部分，把理学看作医学的哲学基础。朱丹溪以为“医为吾儒格物致知之一事”（《格致余论》），张从正将其医书命名为《儒门事亲》，赵献可之书名为《医贯》（取孔子“一以贯之”之意），李时珍的《本草纲目》被看作“性理之精微，格物之通典”等，可见医家是自觉地把儒学、理学作为自己的学术基础。在唐以前，医学与道家的关系要远远密切于儒家。因为先秦儒家关注的主要是道德与政治，而道家更关注人自身。中医学最早的经典命名为《黄帝内经》，就反映了其道家的精神旨趣。由于医家的自觉努力，医学与理学这两种原来相对独立的学问开始融合，理学的自然观以及各种哲学概念渗入医学，促进了医学理论的衍变。

任何事物之间的相互作用都遵循着从外在的、局部的相互交融到内在的、整体的相互融会之演变规律。宋明理学作为古代中国社会的主导文化，对作为支流文化的中医学的影响也是如此。理学对后期中医学产生影响是一个逐渐的由浅入深的过程。较早受到理学影响的是宋金时期的成无己，他的著作有《注解伤寒论》《伤寒明理论》《明理论》。其中两部著作均以“明理”命名，显然是理学影响的结果。因为在理学之前，表示自然及人事规律的概念多用“道”字。不过，我们研读成无己的著作，发现其中并没有直接引用理学的思想观念来解释医学的内容。可知，这时理学对医学的影响还是外在的，表面的。

理学渐次波及医界，首先引起医家注意的是理学研易之风。由于易学揭示了天地万物的基本运行规律，可以成为各个学科的理论基础，医家也像理学家一样研易以确立医学坚实的自然观基础。这种仿效，开始似乎只是形式上的，随着研究的深入，理学家对易学的理解就逐渐渗入医学，为医家所接受。因此，从形式上看，理学影响医学首先是医家引易入医，形成了医易学；其次才是包括易学在内的理学自然哲学的概念、范畴渗入医学，引发了中医学理论在某种程度上的嬗变。

所以说，真正从治学方法、思想观念方面自觉接受理学影响的就是金元四大医学家之首的刘完素。刘氏阐发火热病机，善治火热病的学术思想渊源于《内经》的五运六气学说，此外还受到了易学思维的重要影响。易学思维不但对刘氏火热病机理论的形成产生了重要的作用，而且对其整个医学思想体系的建立都起到了至关重要的奠基作用。攻下派的代表张子和提出了汗、下、吐三法为治疗一切疾病的根本方法。子和对中国传统哲学造诣颇深，于易学也深有体悟，并与医学结合，形成了自己的医易学思想。易学的三才之道和“通论”成为子和汗、下、吐三法治病的思维模式来源，子和并且善于引用具体的易理卦象来解释医理，为医易学的发展做出了初步的贡献。李杲“内伤脾胃，百病由生”学术思想的形成除了有战乱频仍、人民生活艰难、饮食失节的现实背景之外，从理论方面说，既有《内经》、仲景学术的远源，又有其师易水及河间学派的近流；此外，《易》学复构成其学术的更为深刻的哲理根据，成为其学术思想的侧源。从李杲的著作中，我们也可以发现易理在其思想中的重要地位以及其对易理的熟练运用。李杲医易学最重要的贡献是根据《周易》与《内经》的“象”理创立了药象学，对中医之药学的发展影响重大而深远。

朱丹溪是理学中人，戴良说朱丹溪“乃以三家之论，去其短而用其长，又复参之以太极之理，《易》《礼记》《通书》《正蒙》诸书之义，贯穿《内经》之旨，以寻其指归”，肯定了丹溪医学是建立在“太极之旨”基础之上的，是以此为发端的。丹溪依据理学特别是朱子的“太极之理”创立了“相火论”和“阳有余阴不足论”两个基本理论观点，由此建立起滋阴派的理论基础。理学的理气、理欲之辩成为丹溪医学的内在指引，在《格致余论》中首列《饮食》《色欲》二箴，继列《养老论》《慈幼论》，最后列《房中补益论》，体现了其理学家的理学思维特色。丹溪医易学的最大理论成果是汲取周敦颐的《太极图说》《通书》之说与朱熹的太极之理创作的《相火论》。《相火论》一方面对后来中医病理学的发展产生了重要影响，另一方面成为引理学入科学、引易理入医理，创造新医学理论的最初尝试，成为明代汲取理学太极之理创建命门新说的先导。

总之，在金元四大医学家中，刘完素、张从正、李杲虽开始有意识地接引理学思想入医学，但只是初步地形成了各自的医易学思想，还没有自觉地把理学自然哲学的概念、范畴引入医学，而朱丹溪则是把理学自然哲学思想引入医学的第一人。

到了明代，经过孙一奎、赵献可、张介宾等人的努力才把理学自然哲学的概念、范畴与中医理论结合，创新了中医学基本理论。孙一奎最先在朱熹“物物有一太极”“人人有一太极”思想启发下，仿照周敦颐的《太极图说》作《命门图说》，认为两肾之间的“动气”就是“命门”。命门是人体的太极，其内涵是禀受于先天的原气、动气，是人体生命活动开展的根本。

赵献可继承了理学太极论和孙一奎的命门说，也认为命门是人体先天的太极，命门的位置在两肾之间。但赵献可并不像孙一奎那样笼统地以肾间动气为太极，而是给出了命门太极的详细构成及功能说明。赵献可的人体先天太极命门的系统构成即命门（火）、右旁小白窍之三焦相火（火）、左旁小黑窍之真阴真水（水）。这就是火统水火的先天太极命门系统模式，也就是生成人体的模式。赵献可认为，在先天，命门是人体胚胎发育的始基，由命门而心而肺而肾，肾在胚胎发育过程中最后形成而复归于命门，构成一个循环；在后天，命门是五脏六腑发挥生理功能的基础和前提，是人体生命活动的源泉和动力。

张介宾是古典中医太极理论的集大成者。张介宾继承了孙一奎、赵献可太极命门理论的合理因素，并作出了发展。其太极说有三方面的含义：元气太极说、心君太极说和命门太极说。元气太极是宇宙论上的，心君太极是认识论上的，而命门太极则是人体生命本体论上的。张介宾认为，命门是水火之府、阴阳之宅、精气之海、死生之窦，是人体的先天之本、生命之源，人体的健康与疾病全赖乎命门，命门是人体的太极。此外，张介宾和赵献可还在理学思维启导下，发展了中医的阴阳五行理论，特别是张介宾对理学中的“理”“数”“气”“心”各派思想都有深刻的理解，并能将之运用到其医学理论的建构中。明代医家的太极命门思想不仅引发了中医基础理论一定程度的质变，而且具有改变中医临床实践的现实意义，如张介宾依据其太极命门理论创制出左右归饮（丸），对命门虚损一类病症的治疗具有重要意义，取得了很好的疗效。

理学与中医学长达几百年之久的互动关系是颇为复杂和特殊的文化现象。对此，各家褒贬不一。有人以中国哲学史的研究成果为根据，分析理学对中医学的影响，往往得出消极的结论。按照过去以唯心与唯物、辩证法与形而上学这两个对子为研究哲学史的基本框架，中国古代哲学家及其哲学思想往往首先被划分为或唯心或唯物，或辩证法或形而上学的不同阵营。而属于唯心与形而上学阵营者，往往被认为是代表了剥削阶级利益，在历史上起了反动的作用。依此认识，宋明理学史上很多重要的哲学家都被归属于唯心主义阵营。这样，必然得出其哲学阻碍了医学进步，对医学发展起到的是消极影响的结论。这样的看法，实际上是依据自己预设的前提推出的结论，未必符合理学与医学互动的历史实际。从现在学术的发展看，传统上以唯心与唯物、辩证法与形而上学作为研究中国哲学史的基础框架，本身就是有问题的，并不完全符合中国哲学史的实际，由此而形成的结论自然也是站不住脚的。当然，我们也不能由此而走向完全相反的一面，认为理学对中医学完全是积极的作用，看不到二者的差异及由此带来的不利影响。

我们认为，数百年之久的理学与中医学的互动，促进了中医学的发展与繁荣，也相当程度地改变了中医学基本理论的面貌。很多医家热衷于引易入医，以儒理说医理，以为医学为儒学之一事。这样就抹杀了儒学（理学）与中医学的根本差异，对医学发展是不利的。中医学与古代的道学、儒学及后来的理学能够发生关系是因为古代医学与古代哲学有着共同的世界观、自然观及方法论，而不是学者本人的主观偏好。古代哲学与古代医学虽然都关注人，但二者终究有巨大差异。哲学关注的是人的主体方面，特别是道德主体，而医学关注的则是人的客体方面，即作为自然之一部分的身体。儒学的重心在主体之道德属性，则理学可以把“理”作为其哲学的本体范畴。虽然程朱理学在后来的发展中遭到了各方面的诟病，但医学因为其学问的重心在作为人的自然身体的客体方面，则无论医家如何推崇理学之“理”，大倡“理气合一”之旨，终究不可能把“理”作为其医学宇宙观的本体。因此，中医学对理学的引入与运用必然有其源自医学本性的限制，否则医学将被破坏。认清理学与医学的本质差异，合理评价理学与中医学互动的得失，是未来理学与中医学关系研究的重要方面。这对理学史、中医学术史和中国哲学史的研究都具有重要意义。笔者在此提出这一问题，希望能引起方家之关注。

参考文献

一、古医籍

1.（汉）张仲景著，重庆市中医学会编注：《新辑宋本伤寒论》，重庆，重庆人民出版社，1955。

2.（晋）皇甫谧著：《针灸甲乙经》，北京，人民卫生出版社，1962。

3.（南齐）褚澄撰，许敬生、马鸿翔校注：《〈褚氏遗书〉校注》，郑州，河南科技出版社，2017。

4.（唐）孙思邈撰，张作记、张瑞贤等辑注：《药王全书》，北京，华夏出版社，1995。

5.（唐）王冰注：《重广补注黄帝内经素问》，北京，人民卫生出版社，1963。

6.（唐）王焘撰：《外台秘要》，北京，人民卫生出版社，1955。

7.（唐）杨上善撰注，王洪图、李云增补点校：《黄帝内经太素》，北京，科学技术出版社，2000。

8.（金）成无己著，张国俊主编：《成无己医学全书》，北京，中国中医药出版社，2004。

9.（元）滑寿编辑，（明）汪机续注，王绪鳌、毛雪静点校：《读素问钞》，北京，人民卫生出版社，1998。

10.（明）陈实功编著：《外科正宗》，北京，人民卫生出版社，1973。

11.（明）李濂撰：《李镰医史》，厦门，厦门大学出版社，1992。

12.（明）李梴著，金嫣莉等校注：《医学入门》，北京，中国中医药出版社，1995。

13.（明）楼英著：《医学纲目》，北京，中国医药科技出版社，2011。

14.（明）缪希雍撰：《神农本草经疏》，北京，中医古籍出版社，2017。

15.（明）张介宾著：《景岳全书》，上海，上海科学技术出版社，1959。

16.（明）张介宾原撰，郭教礼等主编：《类经评注》，西安，陕西科学技术出版社，1996。

17.（明）张介宾原撰，王玉生主编：《类经图翼·类经附翼评注》，西安，陕西科学技术出版社，1996。

18.（明）赵献可著，陈永萍校注：《医贯》，北京，学苑出版社，1996。

19.（清）陈梦雷等编：《古今图书集成·医部全录》，北京，人民卫生出版社，1964。

20.（清）黄奭辑：《神农本草经》，北京，中医古籍出版社，1982。

21.（清）沈金鳌辑：《伤寒论纲目》，上海，上海科学技术出版社，1959。

22.（清）吴瑭著：《温病条辨》，北京，人民卫生出版社，2005。

23. 包来发主编：《李中梓医学全书》，北京，中国中医药出版社，1999。

24. 郭霭春、郭洪图编：《八十一难经集解》，天津，天津科学技术出版社，1984。

25. 韩学杰、张印生主编：《孙一奎医学全书》，北京，中国中医药出版社，1999。

26. 姜典华主编：《刘纯医学全书》，北京，中国中医药出版社，1999。

27. 柳长华主编：《李时珍医学全书》，北京，中国中医药出版社，1996。

28. 盛增秀主编：《王好古医学全书》，北京，中国中医药出版社，2004。

29. 田代华、刘更生整理：《灵枢经》，北京，人民卫生出版社，2005。

30. 叶川、建一编纂：《金元四大医学家名著集成》，北京，中国中医药出版社，1995。

31. 郑洪新主编：《张元素医学全书》，北京，中国中医药出版社，2015。

32.〔日〕丹波元胤著：《医籍考》，郭秀梅、〔日〕冈田研吉译，北京，学苑出版社，2007。

二、其他古籍

1.（汉）司马迁撰：《史记》，北京，中华书局，1999。

2.（晋）陈寿撰：《三国志》，北京，中华书局，1999。

3.（宋）蔡沈撰：《书经集传》，北京，中国书店，1994。

4.（宋）程颢、程颐著：《二程集》，北京，中华书局，1981。

5.（宋）陆九渊著：《陆九渊集》，北京，中华书局，1980。

6.（宋）欧阳永叔著：《欧阳修全集》，北京，中国书店，1986。

7.（宋）邵雍著，陈明点校：《康节说易全书·伊川击壤集》，上海，学林出版社，2003。

8.（宋）邵雍撰，王从心整理，李一忻点校：《康节说易全书·皇极经世》，北京，九州出版社，2003。

9.（宋）司马光原著，朱熹编撰：《资治通鉴纲目》，北京，长征出版社，1996。

10.（宋）宋慈著：《洗冤集录》，上海，上海科学技术出版社，1981。

11.（宋）王应麟撰，栾保群、田松青校：《困学纪闻》，上海，上海古籍出版社，2015。

12.（宋）张载著，章锡琛点校：《张载集》，北京，中华书局，1978。

13.（宋）周敦颐著，陈克明点校：《周敦颐集》，北京，中华书局，1990。

14.（宋）朱熹撰：《四书章句集注》，北京，中华书局，1983。

15.（宋）朱熹、吕祖谦撰，严佐之导读：《朱子近思录》，上海，上海古籍出版社，2000。

16.（宋）朱熹撰，朱杰人、严佐之、刘永翔主编：《朱子全书》，上海，上海古籍出版社，合肥，安徽教育出版社，2002。

17.（元）陈澔注：《礼记集说》，北京，中国书店，1994。

18.（元）李道纯撰：《中和集》，上海，上海古籍出版社，1889。

19.（元）脱脱等撰：《金史·方伎》，北京，中华书局，1999。

20.（元）脱脱等撰：《宋史·艺文志》，北京，中华书局，1999。

21.（元）脱脱等撰：《宋史·儒林传》，北京，中华书局，1999。

22.（明）宋濂等撰：《元史·儒学》，北京，中华书局，1999。

23.（明）王守仁著，张立文主编：《王阳明全集》，北京，红旗出版社，1996。

24.（清）黄宗羲著，全祖望补修：《宋元学案》，北京，中华书局，1986。

25.（清）皮锡瑞著，周予同注释：《经学历史》，北京，中华书局，2004。

26.（清）王先谦撰：《庄子集解》，北京，中华书局，1987。

三、现代著作

1. 陈邦贤著：《中国医学史》，上海，上海书店，1984。

2. 陈鼓应著：《老子注译及评介》，北京，中华书局，1984。

3. 陈来著：《宋元明哲学史教程》，北京，生活·读书·新知三联书店，2010。

4. 恩格斯著：《自然辩证法》，北京，人民出版社，2018。

5. 黄寿祺、张善文撰：《周易译注》，上海，上海古籍出版社，1989。

6. 姜广辉著：《理学与中国文化》，上海，上海人民出版社，1994。

7. 李良松著：《甲骨文化与中医学》，福州，福建科学技术出版社，1994。

8. 刘长林著：《中国象科学观——易·道·兵·医》，北京，社会科学文献出版社，2008。

9. 刘时觉、林乾良、杨观虎编著：《丹溪学研究》，北京，中医古籍出版社，2004。

10. 徐仪明著：《性理与岐黄》，北京，中国社会科学出版社，1997。

11. 张岱年著：《中国哲学大纲》，北京，中国社会科学出版社，1982。

12. 张立文著：《宋明理学研究》，北京，中国人民大学出版社，1985。